怀孕40周全程指导

艾贝母婴研究中心

编著

四川科学技术出版社

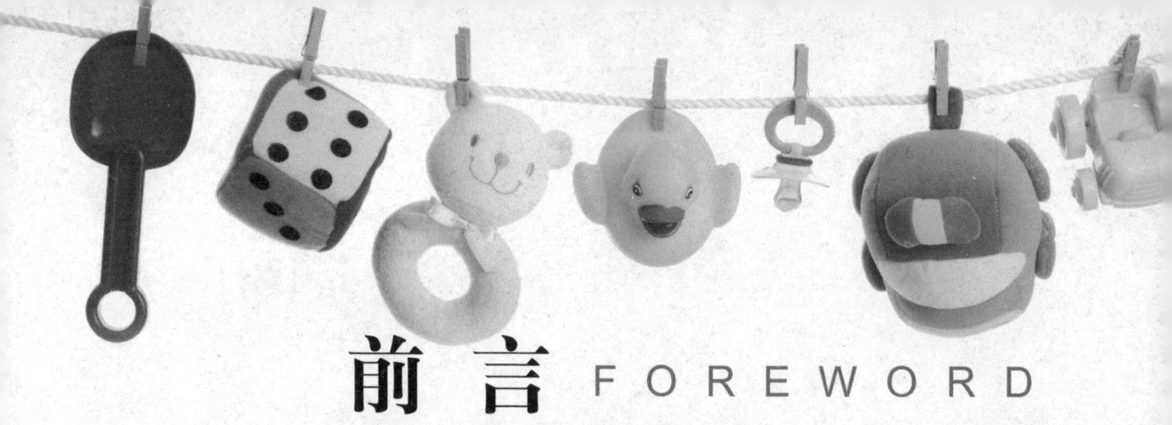

前言 FOREWORD

大街上骄傲又神气的孕妈妈挺着肚子从容地走过，向路人传递着一份希望和甜蜜。孕育是女人一生中最幸福的时光，无限的憧憬和爱意怎能不感染身边的每一个人！

世界上最美好的事情，莫过于创造一个新生命，并期待他的降生。当得知生命的种子在体内生根发芽时，准爸妈会有什么样的感受呢？激动、欣喜、无助、担心、惶惑？我想，你们同我一样，都是以一种复杂的心情面对这一切：欣喜中交织着无助，激动里混杂着惶惑。我们恨不得有位妇产科医生天天伴随左右，随时指点自己的衣食住用行，以便给腹中胎儿创造最佳的发育环境。

怀孕不仅是胎儿成长和发育的过程，对准爸妈来讲，这是一个走进父母阶段的准备过程。如果在怀孕前就准备好了去面对所有的事情，那么一切就会很顺利。因此孕妈妈需要从怀孕前就开始学习一些有关孕育的知识。

本书详细介绍了准备怀孕和孕期女性在孕前、孕期和分娩过程中所遇到的各种问题，包括去医院检查、饮食营养、疾病防治、孕期保健、胎教教程以及临产、产后注意事项、准爸爸在妻子怀孕前后需要了解和参与的事情。更可贵的是，本书按妊娠40周的顺序，讲述胎儿的发育、孕妈妈的变化，哪些是正常的生理现象，哪些是值得注意的异常情况。了解了这些知识，孕妈妈就能够安全地度过孕期，顺利地生下健康的宝宝。

本书的编写宗旨：为孕妈妈40周孕期生活全程护航！包括胎儿每周变化、孕期营养指导、生活护理指导、孕检指导、胎教指导、“孕动”指导……翻开本书，你会惊喜地发现，全书编排合理、内容实用、语言生动，配有大量精美彩图！

当你手中捧着这本书时，你一定沉浸在孕育的喜悦中。你一定希望自己未来的宝宝是健康、聪明、可爱的。这并不难办到，如果你按照本书中的方法科学孕育，你的愿望一定会实现。

目录 CONTENTS

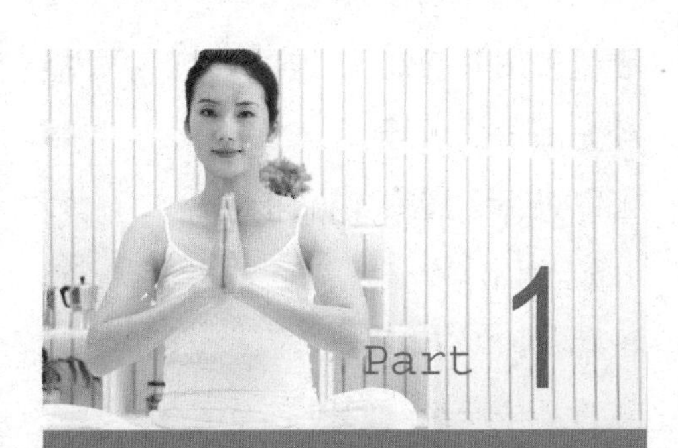

孕育宝宝，你准备好了吗

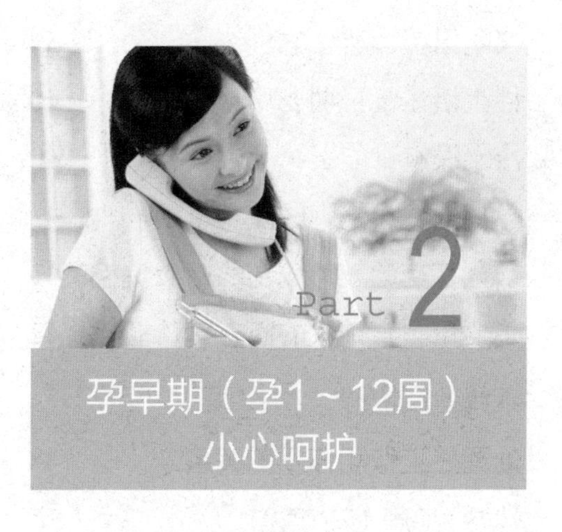

孕早期（孕1～12周）小心呵护

Part 3

孕中期（孕13～28周）快乐度孕

Part 4

孕晚期（孕29～40周）
期待与幸福

Part 5

产妇及坐月子护理保健

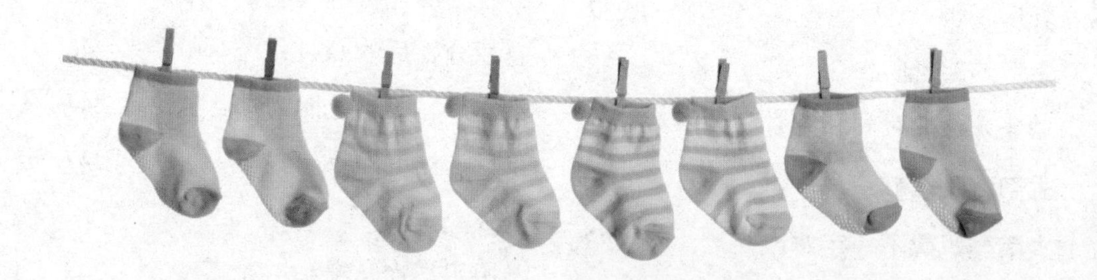

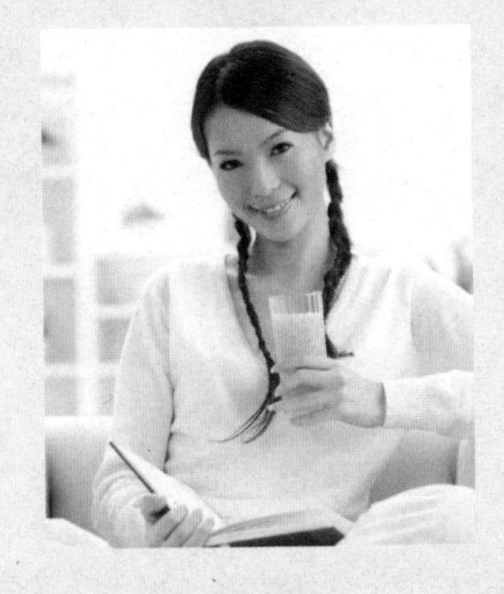

Part 1 孕育宝宝，你准备好了吗

“妈妈，我是你和爸爸共同创造的精灵，虽然现在你还无法看到我、摸到我，可我就在你们身边，等你们为我创造了最好的条件后，我就会来到的。”

“宝宝，我和你爸爸为打造最优秀的你，在努力准备着、期盼着……”

——妈妈宝宝心灵相约

省时阅读

读完本章，你将能够：

● 了解到孕前补充叶酸能防止胎儿畸形；为提高受孕质量，需注意补充维生素C、维生素E、锌等营养素；哪些不良的饮食习惯需改变；补益卵子和“杀精”食物有哪些。

● 了解最佳的受孕年龄、季节；怎样制订怀孕计划；要进行孕前检查、接种疫苗和优生咨询；合理锻炼身体，将体重调整到正常范围；少喝咖啡、可乐，戒除烟酒；谨慎用药等。

● 了解怎样布置居家环境；远离宠物；调整生活节奏；改掉对精子和卵子不利的生活习惯等。

● 了解不孕不育症的原因及预防方法；避孕方式的选择；受孕前如何调整性生活的频率；哪些姿势有助于受孕；需避开哪些“黑色”受孕期。

孕前期之饮食营养准备

叶酸：预防胎儿神经管畸形

什么是叶酸，对怀孕有什么作用？

叶酸是B族维生素中的一种，因为最早是从菠菜叶中提取纯化的，故而命名为叶酸。它的主要作用是预防胎儿出生缺陷。同时，叶酸还是胎儿大脑神经发育必需的一种营养素，对胎儿的细胞分裂、增殖和各种组织的生长也有着重要的作用。孕前及孕期坚持补充叶酸，可将新生儿神经管畸形发生率降低70％，还可防止新生儿体重过轻、早产以及婴儿唇腭裂（兔唇）等。

/温馨提示/

胎儿神经管畸形主要表现为无脑儿、脑膨出、脑脊髓膜膨出、隐性脊柱裂、唇裂及腭裂等。

从孕前就开始补充

准备怀孕的女性最好从孕前3个月开始科学地补充叶酸，为什么这么早就开始补充呢？因为孕早期是胎儿中枢神经系统生长发育的关键时期，而当你知道自己妊娠时，月经已过期1～2周，这时胎儿的脊索也已形成，心脏已开始跳动，许多预防神经管畸形的措施已经无效。所以，备孕女性最好从孕前3个月就开始补充叶酸，最早至孕早期结束，有条件的话，建议整个孕期都坚持补充。

每天补充0.4毫克

叶酸的摄入并非越多越好，世界卫生组织推荐备孕女性每日摄入叶酸400微克，即0.4毫克。如果过量摄入叶酸（每天超过1毫克），反而会干扰孕妈妈的锌代谢，锌一旦摄入不足，就会影响胎儿的发育。

建议备孕女性从孕前3个月开始，直到怀孕后3个月，每天坚持补充0.4毫克叶酸。

需要注意的是，如果你在孕前有过长期服用避孕药、抗惊厥药史，或是曾经生下神经管缺陷宝宝，则需在医生指导下，适当调整每日的叶酸补充量。

选择哪种叶酸补充剂呢？

如今市面上有很多叶酸增补剂，要购买得到国家卫生部门批准的、预防胎儿神经管畸形的叶酸增补剂，一般每片0.4毫克。每天只需要服用1片就能满足1天的叶酸需求量。

除了叶酸片，还有不少专门针对备孕女性的营养素制剂以及孕妇奶粉等，也含有适量的叶酸。建议备孕女性认真查看营养素制剂、孕妇奶粉中的叶酸含量，以避免重复补充叶酸，导致叶酸摄入过量。

巧用食物补叶酸

富含天然叶酸的食物有很多，包括动物肝脏、豆类、绿叶蔬菜（如西蓝花、菠菜、芦笋等）、坚果、柑橘类水果和果汁、豆奶和牛奶等。你可以多摄入以上含叶酸较丰富的食物，保证每天所需的叶酸量。

此外，长期服用叶酸会干扰体内的锌代谢，也会影响胎儿的发育。所以，孕妈妈在补充叶酸的同时，还要注意补锌。

/温馨提示/

叶酸容易受光和热的影响而失去活性，使得食物中叶酸的成分大大损失。因此，蔬菜要尽量吃新鲜的，储存得越久，叶酸损失就越多；烹调方式最好采用蒸、微波、大火炒的方式，避免长时间炖煮或高温油炸。

准爸爸也要注意补充叶酸

对正在备孕的男性来说，多摄入叶酸能降低染色体异常精子的比例，降低宝宝出现染色体缺陷的概率，使宝宝长大后患癌症的危险性降低。不过，由于精子的形成周期长达3个月，所以想要优生优育，准爸爸也要提前补充叶酸。

当然，准爸爸补充叶酸不必像备孕女性那样按计划服用叶酸片，只需要在日常饮食中注意多吃一些富含叶酸的食物即可。

维生素E：提高精子活力

在所有维生素中，维生素E与男性生殖系统关系最为密切，主要有防止性器官老化，以及增强精子活力的多种作用。男性可在妻子备孕阶段多摄入含维生素E的食物，以提高精子活力，利于受孕。

如何补充维生素E

植物油是维生素E最好的食物来源，如麦胚油、玉米油、花生油、芝麻油等。此外，含维生素E丰富的食物还有芝麻、核桃、瘦肉、乳类、蛋类、花生、莴笋、大豆、动物肝脏、蛋黄、玉米及黄绿色蔬菜等。

一般来说，正常饮食就能满足一天所需的维生素E。准爸爸可适当增加摄入量，以每天摄入10毫克为宜。如有必要，还可在医生的指导下服用维生素E制剂，如维生素E胶囊等。但是不可过量服用。

其他有助于提高精子质量的维生素与食物

准爸爸除了要补充维生素E外，还应适量补充其他同样有利于提高精子质量的维生素。

维生素A：只存在于动物的组织中，蛋黄、奶、鱼肝油及动物肝脏中含量较多。

维生素C：新鲜蔬果，如青菜、韭菜、菠菜、橙子、大枣、山楂、猕猴桃等含维生素C较多。

维生素B_{12}：富含维生素B_{12}的食物包括动物肝脏、牛肉、猪肉、蛋、牛奶、奶酪等。

/温馨提示/

食物中的维生素E在加工过程中容易被破坏，要想尽可能多地获取食物中的维生素E，就必须调整烹调方式，烹调时温度不宜过高，时间不宜过久。烹调方式越简单、烹调时间越短，保留的维生素E就越多。

维生素C：清除体内毒素

由于我们每天都会通过呼吸、饮食及皮肤接触等方式从外界吸收“毒物”，时间一长，这些毒物便会在体内堆积。女性怀孕后，活动量减少，容易患上便秘，不利于毒素的排出。

过多的毒素堆积在体内会使孕妈妈身体感到沉重不适，也会影响胎儿的生长发育，所以，孕妈妈要注意将体内的毒素清除掉，为宝宝的生长发育打造一个健康干净的体内环境，也更有利于整个孕期的轻松生活。

让维生素C帮你清理体内毒素

维生素C可清除毒素，促进胶原蛋白合成，具有较强的抗氧化作用，可以降低黑色素生成与代谢，还能保持皮肤洁白细嫩，防止衰老。

哪些备孕女性急需补充维生素C

1. 吸烟、酗酒及爱吃肉食的备孕女性需适量补充维生素C。

2. 服用避孕药、抗生素、阿司匹林的备孕女性要增加维生素C的摄取量。

3. 一氧化碳会破坏维生素C，所以住在都市的备孕女性要增加维生素C的摄入。

每天需补充多少维生素C，如何补充

一般认为，成人每天摄入100毫克维生素C即可。按这个标准，我们完全可从日常饮食中得到补充，因为水果和蔬菜中的维生素C含量一般都很丰富，如柑橘类、莓类、绿叶蔬菜、西红柿、菜花、土豆等。

如果你此前不爱吃水果、蔬菜，建议你及时做出调整，适当增加蔬菜与水果在日常饮食中所占的比重。建议备孕女性每天吃1～2个苹果（或等量的其他新鲜水果），至少吃1～2种蔬菜。

/温馨提示/

每100克蔬菜水果中的维生素C含量：柑橘117毫克；鲜枣540毫克；山楂87毫克；草莓35毫克；雪里红83毫克；荠菜80毫克；青蒜77毫克。也就是说，健康人如果每天吃250克以上的蔬菜水果，就可以达到生理正常需要量。

锌：增加受孕机会

备孕夫妇都需补锌，以增加受孕机会

人体生长发育和维持正常生命活动所需要的微量元素很多，但直接与受孕有关的是锌。因为锌具有影响垂体促性腺激素分泌、促进性腺发育和维持性腺正常功能的作用。

无论备孕女性还是准爸爸，如果缺锌，都会影响受孕。缺锌会导致性成熟迟缓，性器官发育不全，性功能降低，严重的还会导致备孕女性乳房不发育、没有月经，准爸爸精液中精子数减少。因此，孕前一定要补充足够的锌，以提高受孕概率。

/温馨提示/

锌是胎儿的身体和大脑发育所必需的营养素，孕妈妈在孕期需补充足够的锌以促进胎儿的正常发育，而孕前适当补锌能为孕期补锌做好充分的准备。

缺锌的表现

1. 畏食，食欲缺乏，消化能力减弱。

2. 免疫功能降低，易患各种感染性疾病，如感冒、腹泻。

3. 皮肤干燥、炎症、皮疹，反复性口腔溃疡，伤口不易愈合。

4. 双手指甲出现白斑，白斑越多，缺锌越严重。

备孕夫妇可以对照以上表现判断自己是否缺锌，如果不能确定，可以去医院做一个血锌水平检测，结果更准确。

怎样科学补锌

锌普遍存在于食物中，只要不偏食，一般是不会缺锌的。不过，建议备孕夫妇增加摄入量，也就是多摄入一些含锌的食物，以满足身体所需。

对于备孕女性来说，孕前每天补充20毫克锌，便可满足孕期生理对锌的增加需求。

备孕女性补益卵子的食物

保证卵子的活力有利于形成优质的受精卵，增强孕育能力，更有助于生出健康聪明的宝宝。但是，对卵子有益的食物一定要注意加以选择，因为不正确的饮食有可能损害受孕能力，而正确的饮食则有助于保持并改善受孕能力。下面就推荐一些能够补益卵子，提高备孕女性受孕能力的食物。

富锌食物

锌有助于提高受孕能力，它也有助于提高卵子活力，因此备孕女性要有意识地多吃一些含锌的食物。我们推荐给备孕女性的食物如下。

植物性食物：包括豆类、花生、小米、萝卜、大白菜等。

动物性食物：以牡蛎含锌最为丰富，牛肉、猪肝、蛋类、猪肉等含锌也较多。

其他食物：松子仁、芝麻、花生仁、核桃等。

富含抗氧化物质的食物

提高卵子的质量主要是要防止卵子被氧化，这与精子活力的保持是一样的，维生素E有助于提高精子活力也是这个道理，因此备孕女性可每天吃一些富含抗氧化物质与维生素C的食物。这类食物包括西红柿、橙子、苹果等新鲜蔬果。

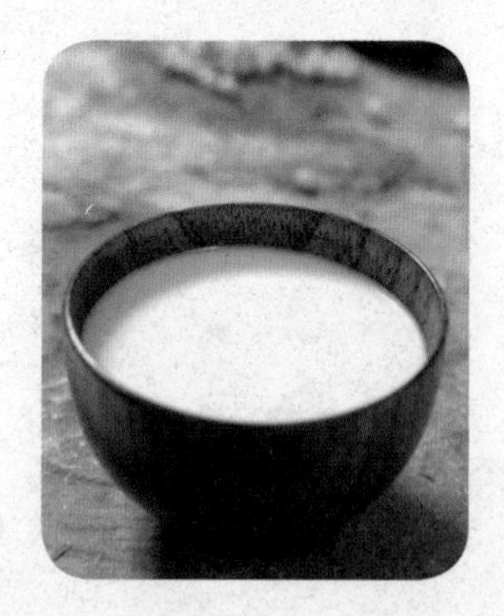

豆浆

备孕女性每天喝一杯豆浆可起到调节内分泌和调理月经的作用。

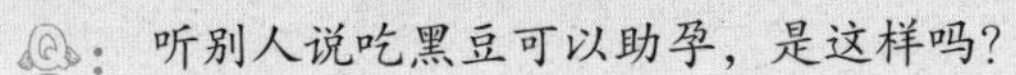

专家热线常见疑问解答

问：听别人说吃黑豆可以助孕，是这样吗?

答：民间偏方有吃黑豆助孕的说法，认为“黑豆可以补充雌激素，让子宫内膜增厚，有助于怀孕”，这种说法是没有科学依据的。

从营养学角度看，健康人群适当食用黑豆确有一定的类雌激素作用，但怀孕并非仅仅依靠雌激素。因此，备孕女性不能把助孕的希望寄托在黑豆上，健康情况下吃点黑豆也无妨，但如果是雌激素偏低、子宫内膜异常，一定要及时就医，否则可能贻误病情。

准爸爸要少吃“杀精”食物

顺利的怀孕除了需要一个优质的卵子，同样也需要有活力的精子。因此，准爸爸在饮食上还要注意避开一些会降低精子质量和数量的“杀精”食物。

油炸烧烤食物

炸鸡、炸薯条、烧烤等这类油炸烧烤食物，其中含有丙烯酰胺，可导致男性少精、弱精。

含咖啡因的食物

咖啡、浓茶、可乐、巧克力等食物中含较多咖啡因，会使交感神经活动频繁，这是咖啡因可以提神的原因；同时它会让控制人体夜间活动的副交感神经受到抑制，使得准爸爸性欲减退。

含反式脂肪酸的食物

奶茶、饼干、巧克力、沙拉酱、炸面包圈、薄煎饼、奶油蛋糕、方便面等食物，其中多含反式脂肪酸，这种物质会减少雄性激素的分泌，降低精子活性，中断精子在身体内的反应过程。

大豆及其制品

豆腐、豆浆等这类食物，其中含有丰富的异黄酮类植物雌激素，若摄入过多，会影响男性体内雄性激素的水平，不利于精子的生成，如果每天都食用大豆制品，精子数量会明显下降。所以，准爸爸吃大豆制品要适量，每周不要超过3次，每次不要超过100克。

芹菜

男性长期大量食用芹菜会抑制睾酮的生成，会减少精子数量。

孕前期之健康身体准备

最佳受孕年龄

中国女性最佳受孕年龄为24～29岁

研究表明，中国女性最佳受孕年龄为24～29岁，孕妈妈生理与心理均趋成熟，精力充沛，最适合孕育胎儿和抚育婴儿，可避免胎儿发育不良、妊娠并发症及流产、死胎或畸胎。年龄过小(20岁以下)，身体发育还没有完全成熟，此时受孕，会增加早产、难产及畸形儿的发生率。年龄过大(35岁以上)，卵子染色体老化、产道弹性不足，此时受孕，先天愚型儿发病率会明显升高，同时还会容易发生难产。

/温馨提示/

现今医学理论定义：超过35岁的孕妇就是“大龄孕妇”，要以高危妊娠对待，大龄生育在事实上对母亲本人和孩子都有一定危险，因此不提倡大龄生育。

大龄孕妈妈对孩子的影响比大龄准爸爸要高

通常，女性的卵子处于一直消耗的状态，初级卵母细胞约200万个，到了青春期退化剩约30万个，月经每个月周期会排出1～2个，从月经初潮到停经约排出400个卵子，所以女性年纪越大，卵子越老化，卵子的质量就越不好，易造成胎儿染色体异常。

而男性精子是重复制造的，相比之下，高龄准爸爸影响胎儿染色体异常的概率比大龄孕妈妈要小很多。

/温馨提示/

一般来说未生育的女性患子宫肌瘤、子宫内膜异位症等女性疾病的概率高于已生育过的女性。我们建议适龄夫妇最好能生育孩子，做“丁克”并不科学。

最佳怀孕季节

怀孕的最好月份在7、8、9月三个月，因为在这段时间内怀孕正是夏末秋初，水果蔬菜较丰富，有利于孕妈妈营养。而刚好到次年的4～6月份分娩，那时正好是春末夏初，气候温和，有利于产妇度过产褥期。此外，在这个季节里，衣着单薄，便于哺乳和给新生儿洗澡、晒太阳。婴儿6个月后，需要添加辅食时，又能避开肠道传染病的流行高峰期。

制订怀孕计划

为了让自己的身体以最佳的状态迎接新生命，备孕女性需要在确定计划受孕日期后为自己制订一个怀孕计划，然后一一实行，直至怀孕。

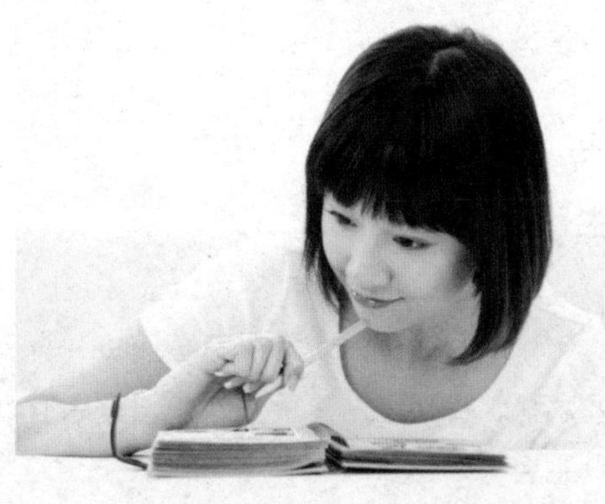

时间	事件	建议与备注
孕前1年	定下怀孕的大致时间	1年中的7月上旬到9月上旬受孕最好，此期果蔬丰富，次年分娩期的气候也适宜坐月子
孕前11个月	注射乙肝疫苗	如果备孕女性不确定身上是否有抗体，可先做抗体检测，再接种疫苗
孕前8个月	注射风疹疫苗	如果接种后就立刻发现怀孕，应立即请医生进行严密地检查，看是否会对胎儿造成伤害，以确保没有问题
孕前7～6个月	做一次全面的身体检查	备孕女性可以去医院计划生育科或妇科做相应的检查
	看牙医，治牙病	孕前应将牙病彻底治愈。若经牙医检查确定牙齿没有问题，则只需在孕前洁牙就可以了
	调养身体，改变不良的生活习惯	戒除一些不良的饮食和生活习惯，如吸烟、喝酒、喝咖啡、可乐等
	停服某些有致畸作用的药物	如果备孕女性患有慢性疾病，长期服用某种药物，停药前需要征得医生的同意
	停服避孕药	如果服药期间意外受孕，应及早去医院咨询医生，看是否有必要中止妊娠，以防生育畸形宝宝
孕前6～4个月	测量基础体温，找出排卵期	至少需要综合3个月的体温测量表才能准确得出自己的排卵期
	开始补充叶酸（孕前3个月）	每天服用叶酸片0.4毫克
孕前1个月	放松心情	备孕女性和准爸爸都应尽可能地放松心情，不要出差、加班或者熬夜，也不要焦虑不安，紧张或担忧

做全面孕前体检

现在结婚不用强制做婚检了，可是孕前的体检却必不可少。计划怀孕的夫妇，最好在孕前6个月去医院做一次专门为怀孕而做的体检，并根据体检结果调整自身的健康状态。

备孕女性的孕前体检项目

生殖系统

方法：白带常规，彩色B超。

目的：通过白带常规筛查滴虫、真菌、支原体、衣原体感染所致的阴道炎症，以及淋病、梅毒等性传播性疾病。如患有性传播疾病，最好先彻底治疗，然后再怀孕，否则会引起流产、早产等危险；通过彩色B超检查是否有子宫肌瘤、卵巢肿瘤、子宫内膜异位等妇科疾病，这些疾病都是导致宫外孕的重要因素。

参考价格：彩色B超60元左右，衣原体和支原体检查150元左右。

脱畸全套

方法：静脉抽血。

目的：检查风疹、弓形虫、巨细胞病毒。因为女性怀孕后有60％～70％的概率感染上风疹病毒，一旦感染，特别是妊娠头3个月，会引起流产和胎儿畸形。

参考价格：全套240元左右，医院一般每周做一次检测。

肝功能和乙肝五项

方法：静脉抽血。

目的：如果母亲处于肝炎活动期，怀孕后会造成胎儿早产等后果；肝炎病毒携带者也有可能将病毒传播给宝宝，所以要提前确诊，进行干预。

参考价格：乙肝五项主要反映乙肝病毒感染、复制情况，而肝功能主要包括转氨酶、胆汁酸等项目，价格一般在70元左右。

尿常规

方法：尿液检查。

目的：检查孕妈妈的肾脏功能。有助于肾脏疾患的早期诊断。

参考价格：10元左右。

口腔检查

方法：看牙医。

目的：检查牙齿是否健康，如健康只需洁牙就可以了，不健康要及早治疗。

参考价格：100～1000元，主要是由孕妈妈牙齿的健康状态来定。

ABO溶血

方法：静脉抽血

目的：女性血型为O型，丈夫为A型、B型，或者有不明原因的流产史的夫妇，应该做血型和ABO溶血滴度检查，以避免宝宝发生溶血症。

参考价格：25元左右，医院一般每周做一次检测。

妇科内分泌

方法：静脉抽血

目的：诊断月经不调等卵巢疾病，为受孕和孕期做好健康准备。

参考价格：300元全套，第3天可取检查结果，不同医院价格有所浮动。

染色体

方法：静脉抽血

目的：检查遗传性疾病，只有家族遗传病史的备孕夫妇需在医生指导下做这项检查，避免遗传性疾病遗传给下一代。

参考价格：110元左右，医院一般每周做一次检测，两周后可取检查结果。

准爸爸的孕前检查项目

准爸爸的健康决定了宝宝的健康，所以准爸爸最好也能在妻子孕前6个月陪同一起做个体检。不过，跟备孕妻子的孕前体检不一样的

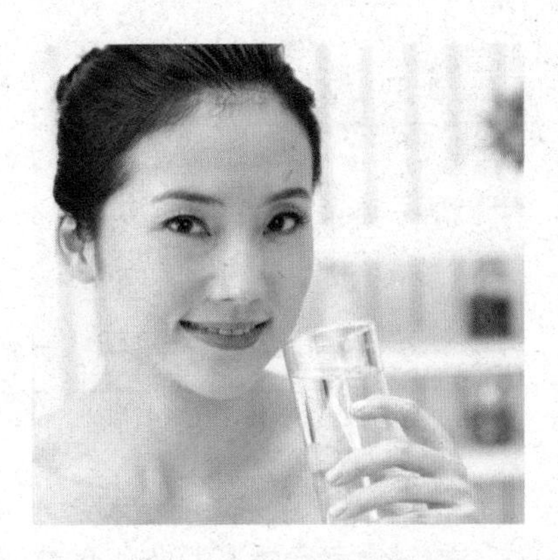

是，丈夫孕前检查的重点是精液检查。

方法：通过手淫或戴避孕套的方法获取精液。

目的：通过精液检查得知准爸爸精子的数量、活动能力、形态、存活率等，以判断性功能的强弱。同时，可辅助诊断男性生殖系统疾病。

参考价格：每个医院的价格有所不同，每次80～150元。另外，由于男性精液检查结果的波动范围较大，加上化验方面的差异，因此一般精液检查至少要进行3次以上，每隔1～2周进行1次。

温馨提示

准爸爸在做体检前，应主动告诉医生自己的健康状况，以及疾病史、家族遗传病史等。医生会根据这些情况，考虑是否有必要进行其他的检查。

进行遗传优生咨询

遗传优生咨询是针对有关遗传病的病因、遗传方式、诊断、治疗及预防等问题，由临床医生和遗传学专家为患者进行解答、估计患者子女再发风险，并提出建议及指导的一种咨询。

遗传优生咨询的意义

减轻患者身体和精神上的痛苦，减轻患者及其亲属的心理压力，帮助患者及其亲属正确对待遗传病、了解发病概率，采取正确的预防、治疗措施，降低遗传病的发病率，降低有害基因的频率，减少有害基因向子代传递的概率。

哪些情况下需要做遗传优生咨询

如果发现具有下列因素之一或更多时，最好在受孕前或怀孕早期去医院进行遗传优生咨询，听取医生的指导或采取必要的措施，防止先天缺陷胎儿的出生。

1. 大龄备孕女性。

2. 有不良生育史的备孕女性，如生育过先天性畸形、无脑儿、先天愚型及其他染色体异常患儿等。

3. 有反复流产、难孕、不能解释的围产期死亡(主要是多发性先天畸形)史的备孕女性。

4. 夫妻一方是染色体平衡易位携带者。

专家热线常见疑问解答

Q：去门诊进行遗传优生咨询时，备孕女性一个人去可以吗？

A：遗传咨询时最好是夫妻双方同时去门诊进行咨询，这样一方面能向咨询医师提供全面的信息，以便咨询医师做出最准确的诊断，另一方面咨询过程也是一个有关遗传病的简短教育过程，有助于夫妻双方统一对遗传病的正确认识，并能互动，及时决定预防遗传病再发的对策。

5. 有家族遗传病史或夫妻一方患有遗传疾病。

6. 备孕期或孕期有可疑致畸病毒感染的备孕女性。

7. 备孕期或孕期使用过有致畸药物，如抗肿瘤药物、孕激素等的备孕女性。

8. 备孕期或孕期有有害物质接触史，如大剂量放射线、有害物质等。

9. 患有慢性疾病，如2型糖尿病（非胰岛素依赖型糖尿病）、癫痫、甲状腺功能亢进（甲亢）、自身免疫性疾病、慢性心脏病、肾脏病等的备孕女性。

10. 产前血筛查高危者，如先天愚型或神经管缺陷（NTD）筛查高危的备孕女性。

总之，凡有不良产史、家族遗传病史、高龄备孕女性及早期有感染病史、放射线接触史、有害工作或生活环境接触史、特殊用药史等危及胚胎和胎儿生长发育情况的备孕女性均可到产前诊断门诊进行遗传优生咨询，以保证生育一个健康、聪明的宝宝。

专家热线常见疑问解答

Q：进行遗传咨询时有些隐私不想对外人讲，可以有所保留吗？

A：咨询者应如实地向咨询医师提供有关遗传病的全部信息，这一点是非常重要的。咨询医师只有获得有关遗传病的全部信息，才能做出正确的诊断并提出合理的防治对策。因此，进行遗传优生咨询时不应因为涉及隐私或其他原因隐瞒或提供虚假信息，以免误导诊断结果。

此外，我国法律规定医生有义务为患者保守医疗秘密，咨询时不必担心隐私暴露。

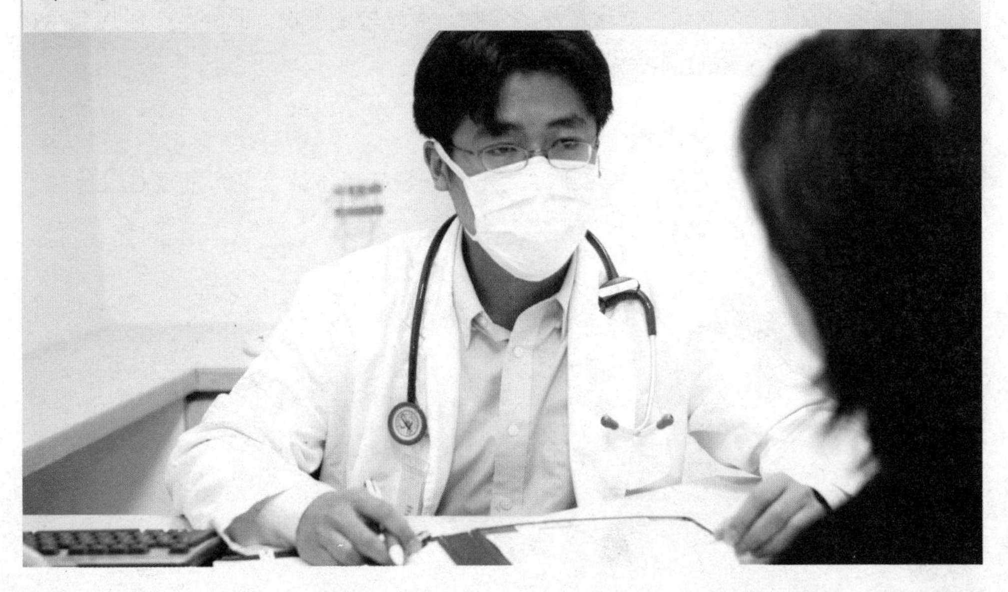

这些疾病最好在孕前治愈

良种只有在肥沃的土壤上才能茁壮成长。想要生育一个健康、聪明的宝宝，备孕女性一定要有一个好的身体状况。有些疾病会影响怀孕的过程和结果。为了慎重起见，如果备孕女性患有一些不宜怀孕的疾病时，应积极治疗，待康复后再受孕。

贫血

贫血是一种女性常见病，严重贫血不仅给备孕女性带来痛苦，而且会对胎儿发育造成不利。

建议备孕女性在孕前就做好防治贫血的措施，如果属于缺铁性贫血，可以采用食疗的方法来减轻症状，如仍不好转，应在医生指导下服用铁剂，待贫血基本被纠正之后，方可怀孕。

推荐食疗食物：豆制品、猪肝、河蟹、芝麻酱、海带、黑木耳等。

高血压

高血压患者怀孕后容易出现妊娠高血压综合征。慢性高血压的孕妈妈在怀孕后期将很难控制血压的急剧变化，会使胎儿营养供应受到影响，易发生胎盘早剥。

如果孕前患有高血压，应按医生嘱咐进行合理治疗，把血压控制在允许的范围，自觉症状基本消失后再妊娠，孕后应更加注意孕期检查，经常测量血压，并预防妊娠高血压综合征的发生。

饮食起居建议：多吃蛋白质含量高的食物，少吃较咸食物。此外，平时应避免疲劳过度、睡眠不足、精神压抑等不利因素的出现。

肾脏疾病

严重的肾脏疾病不宜妊娠，否则容易出现妊娠高血压综合征，而且往往比较严重，出现早产、流产等现象。

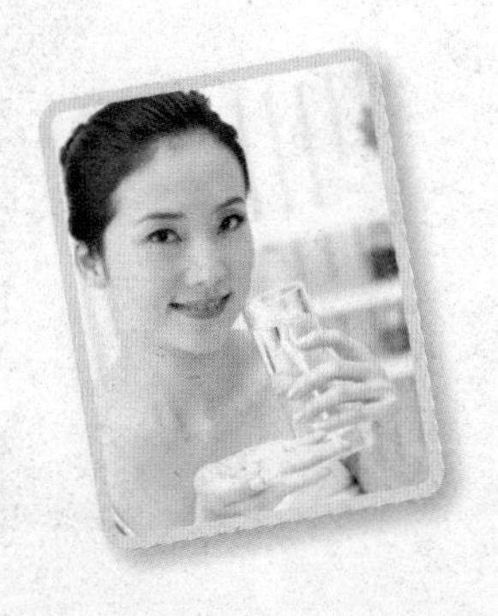

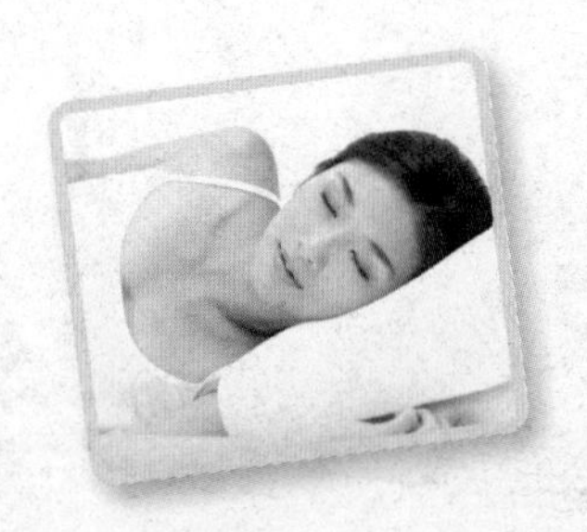

症状较轻且肾功能正常的备孕女性，经医生允许可以妊娠，但要经过合理治疗，必须把水肿、蛋白尿和高血压等主要症状控制住，妊娠后也应警惕妊娠高血压综合征的发生，多听取医生的建议。

肝脏疾病

肝脏在怀孕后的负担增加，如果肝脏有病，会使病情恶化。因此，应在肝脏疾病治疗好转之后，再考虑怀孕，而且孕期一定要加强监护。目前对肝脏疾病的治疗，方法比较多，效果也很好，一般都可以把病情控制住。

饮食起居原则：坚持高蛋白饮食和充分休息。

糖尿病

糖尿病患者如果怀孕，病情往往变化很大。一般情况下，妊娠会加重糖尿病的病情，而且危害胎儿，如果治疗不及时或发生其他感染，很容易出现酸中毒，发生危险。

糖尿病患者的患病程度不同，可能出现的情况也不相同。如属于轻型，不用胰岛素就可以控制住血糖，患者体质也好，可以在正确治疗控制好尿糖和血糖的情况下受孕，孕后要注意加强产前检查和自我保健。

饮食建议：孕期饮食控制要比孕前更严格些，并要获得医生的指导。

心脏疾病

所有患心脏疾病的女性都必须经医生允许方可受孕，因为有心脏疾病的患者在孕晚期很容易因无法负担分娩任务而发生心力衰竭。

有心脏疾病的患者在怀孕后可能需要应用一些药物，甚至必须在医院住院接受治疗和监督，不可大意，整个孕期应获得医生的指导。

饮食起居建议：孕期要注意休息，每日至少保持有10小时的卧床休息和睡眠，并要注意防止情绪过度激动，孕晚期要吃得清淡些，并预防贫血和感冒，即使出现轻微感冒也应立即治疗，因为感冒容易引起心力衰竭。

霉菌性阴道炎

母亲患有霉菌性阴道炎，胎儿在分娩过程中可能感染上真菌，使得胎儿容易患上鹅口疮，影响日后吃奶。如果患有霉菌性阴道炎，应抓紧治疗，一般只需十余天就可以治愈，治愈之后一般不会影响到胎儿。

急性传染病

如果夫妻一方或双方患有急性传染病，如流感、风疹、传染性肝炎、活动性肺结核、病毒性脑炎、伤寒、麻疹等，暂不宜受孕，否则容易造成胎儿畸形，应先治愈。

结核病

结核病在治愈之前不应当怀孕，否则会传染给胎儿，并有导致早产、流产的危险。

结核病的治愈率很高，但经过药物治疗后，还应定期进行健康检查，确认已经完全治愈后，才能考虑怀孕。

/温馨提示/

要预防带病怀孕，最好的办法就是在实施孕产计划之前，去医院做一个全面的体检，因此孕前体检是一个不能省略的环节。

如果需要，提前接种疫苗

针对某些传染性疾病，最直接、最有效的办法就是注射疫苗，但目前我国还没有专为准备怀孕阶段的女性设计的免疫计划。因此，如果有必要的话，最好孕前在医生的指导下接种相关疫苗。

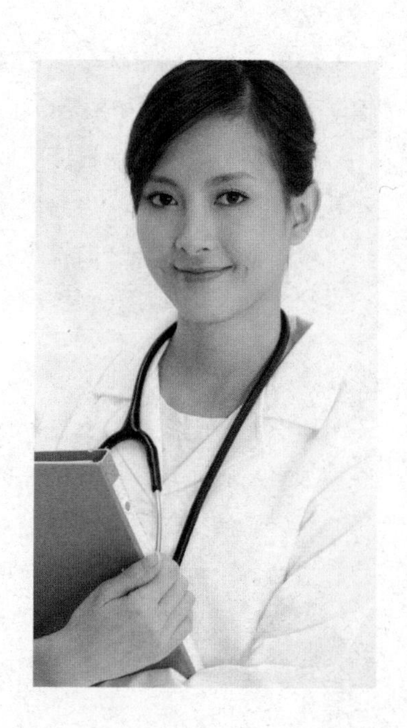

乙肝疫苗和风疹疫苗需要在怀孕前注射

在所有的疫苗种类中，只有乙肝疫苗和风疹疫苗需要在怀孕前注射，建议备孕女性最好能接种，因为一旦感染上这两种疾病，病毒会垂直传播给胎儿，造成严重的后果。

风疹疫苗

如果孕妈妈感染上风疹，有25％的概率在早孕期出现先兆流产、胎死宫内等严重后果，医生很可能会建议你去做人工流产，避免这种意外的最好方法就是怀孕前注射风疹疫苗。

注射时间：至少在孕前3个月。

注射效果：有效率在98％左右，可以达到终身免疫。

/温馨提示/

注射疫苗应遵循至少提前1个月注射的原则，因为疫苗在人体内需要1～3个月时间才会产生抗体。

乙肝疫苗

我国是乙型肝炎高发地区，母婴垂直传播是乙型肝炎的重要传播途径之一，一旦孕妈妈将病毒传染给孩子，孩子有85％～90％的概率发展成慢性乙肝病毒携带者，因此要及早预防。

注射时间：至少应该在孕前9个月。

注射效果：免疫率可达95％以上，免疫有效期在7年以上。如果有必要，可在注射疫苗后五六年时加强注射一次。

注意：注射风疹疫苗和乙肝疫苗前，一定要先确认被注射人没有感染风疹和乙肝病毒。

流感疫苗一般不需要怀孕前注射

对于一般正常体质的人，不主张注射流感疫苗。因为流感病毒变种快，打了流感疫苗也不是100%起到预防流感的作用。另外注射流感疫苗可能因个体差异等原因，出现发热等情况，更徒增不必要的担心。

如果备孕女性的抵抗力非常弱，平时特别容易感染流感，而备孕期间又正逢流感流行，则建议在医生指导下注射流感疫苗。

专家热线常见疑问解答

问：是不是每个备孕女性都需要接种风疹疫苗和乙肝疫苗呢？

答：不是的。建议计划怀孕的备孕女性在孕前3个月做肝功能检查和风疹检查，再决定是否需要接种。

病疫苗、破伤风疫苗怀孕后也能接种

有的疫苗不必一定在孕期注射，但在孕期有突发情况时，也可以再注射，这样的疫苗包括预防狂犬症和破伤风的疫苗。出现被狗咬伤和被利器割伤的情况时，一定要注射相应的病原体免疫球蛋白。这种疫苗是灭活疫苗，不能在机体内生长繁殖，注射1次引起机体免疫时间短，不会影响胎儿发育。

温馨提示

说到底，坚持合理地锻炼，保持良好的卫生习惯，增强机体抵抗力才是孕期防病、抗病的根本解决之道，孕妈妈不能将所有的筹码都押在注射疫苗上。

少喝咖啡、可乐，戒除烟酒

咖啡影响受孕

咖啡中含有丰富的咖啡因，咖啡因会使女性体内的雌激素水平下降，影响卵巢的排卵功能，从而降低备孕女性的受孕概率。美国曾对此问题做过一项调查，结果显示，年轻女性若平均每天喝2杯咖啡，其受孕概率比不喝咖啡的妇女低10％左右；而每天喝咖啡超过3杯，其受孕概率则要降低27％。

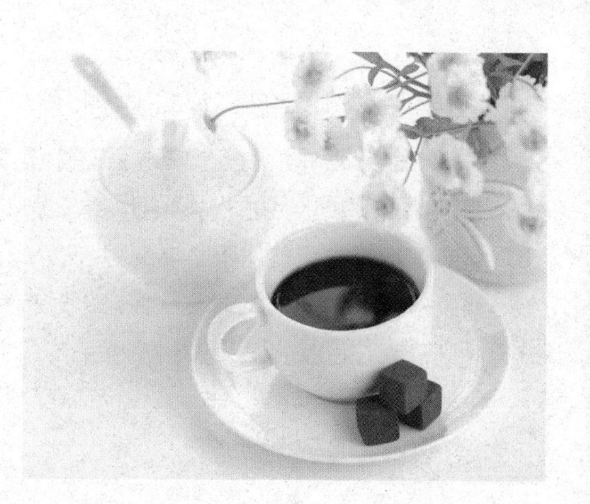

/温馨提示/

用新鲜水果，如苹果、梨、西瓜、橙子榨汁，还可以根据个人口味不同，将不同种类的果汁混合在一起，再调入适量蜂蜜，酸甜可口、营养健康。

戒烟戒酒

香烟里的有害物质可以通过吸烟者的血液循环进入生殖系统，可以使精子、卵子发生异变，增加流产、死胎和早产的发生率，或者使宝宝出现形态功能等方面的缺陷。因此，为了宝宝的健康，备孕夫妇最好尽早（提前1年）戒烟。

/温馨提示/

餐后喝水、吃水果或散步，摆脱饭后1支烟的想法；每天洗温水浴，忍不住想吸烟时可立即淋浴；犯烟瘾时，要立即做深呼吸，或咀嚼无糖分的口香糖；要控制好情绪，以免因为情绪低落而重新吸烟。

研究表明，准爸爸大量饮用葡萄酒、啤酒或者烈酒，会减少睾丸激素含量和精子数量；备孕女性长期大量饮酒则可能导致胎儿唇裂、腭裂、智力低下等。建议嗜酒的备孕夫妇从孕前10个月起开始戒酒，即使是啤酒或其他低度酒也要避免。

开始谨慎用药

孕前谨慎用药的重要性

对于孕妈妈来说，由于一些药物在人体内停留和发生作用的时间比较长，如果在孕前3个月内服用了某些药物，可能会对胎儿产生不良影响，严重的需终止妊娠。另外，由于怀孕早期，孕妈妈的身体变化不明显，也没有妊娠反应出现，因此很容易在不知道怀孕的情况下服用了某些标有“孕妇禁用”的药物，可能导致流产或伤害非常脆弱的胎儿。

一般情况下，备孕女性在停服药物20天后受孕，对胎儿的影响较小，比较安全。但由于各种药物的药理作用不同，所以不能一概而论，20天只是一个估计的天数。

对于准爸爸来说，很多药物对男性的生殖功能和精子质量会产生不良影响，如抗癌药物、咖啡因、吗啡、激素、利尿药、壮阳药物等。这些药物不仅可致新生儿缺陷，还可导致婴儿发育迟缓、行为异常等。因此，在怀孕前的2～3个月，准爸爸用药一定要小心，最好停用一切药物。

温馨提示

如果患有慢性疾病，长期服用某种药物，是否停药、如何停药要向医生详细咨询，并由医生确定安全受孕的时间。

孕前禁用或慎用的药物

1. 吗啡、氯丙嗪、红霉素、利福平、解热止痛药、环丙沙星、酮康唑、安眠药等备孕夫妇都要避免服用。

2. 备孕女性若长期口服避孕药，应在停药后6个月再怀孕。

3. 激素、某些抗生素、止吐药、抗癌药会对女性生殖细胞产生影响，备孕女性不要服用。

专家热线常见疑问解答

Q：服药期间意外怀孕怎么办？

A：如果在服药期间意外怀孕，孕妈妈可以将服用药物的名称、数量、时间等情况详细地告诉医生。然后由医生根据药物的特性、用药量、疗程的长短及用药时胚胎发育的情况等来综合分析，并决定是否有必要终止妊娠。

孕前期之日常生活准备

如果你养宠物，请暂时离开它

备孕女性为什么要远离宠物

宠物的确能给生活带来很多乐趣，但是在与宠物的亲密接触中，人体很有可能会感染上一种叫做弓形虫的致病原虫。普通人感染上这种致病原虫问题不大，可一旦孕妈妈感染上了，很容易导致胎儿发育畸形或智力低下。所以，在准备怀孕时，不如暂时将宠物交给其他人去养，或者将宠物送人吧。

/温馨提示/

弓形虫是一种肉眼看不见的小原虫，体形比细菌大一点点，直径2～3微米，长5～6微米，因为形似月牙而得名。这种原虫寄生进入人或动物体内就会引起弓形虫病。

哪些动物会传染弓形虫病

哺乳动物与鸟类都可能携带有弓形虫，而又以猫最为突出。研究发现，猫与其他猫科动物是弓形虫的终宿主。当人在和小动物亲密接触时，就有可能会被传染。除与小动物接触会被传染外，接触动物的粪便也会被传染。弓形虫卵囊会随着动物的粪便排出体外，干燥后形成只有通过显微镜才看得见的“气溶胶”随风飘散，经由呼吸道进入人体，之后通过血液播散到全身，使人感染上弓形虫病。

感染了弓形虫病会有什么症状

大部分正常的成年人感染上弓形虫病后不会出现明显症状，或是症状非常轻。只有一小部分人会发病，症状与流感相似：低热、流鼻涕、淋巴结肿大、头痛、肌肉关节痛及腹痛，这些症状几天后会随着人体产生的免疫力自行消失，通常都会自愈。可是，孕妈妈感染了弓形虫病，后果就比较严重，极易导致胎儿畸形。

如果实在舍不得送走宠物，该怎么预防弓形虫病呢

怀孕的时候最好送走宠物，如果实在是舍不得将宠物送走，那么就一定要小心谨

慎，加强防范。由于弓形虫的卵在24小时之内不会传染，所以宠物的粪便及食盘每天最少要清理一遍。同时，为宠物专门准备的饭碗要与家里别的器具分隔开；经常清洗宠物的卧具及垫布，经常给宠物洗澡，当然这些事情最好都不要由孕妈妈来做；不要让宠物舔你，尤其不要舔脸；与宠物保持一定的距离，不要让宠物进入你的卧室，更不要和宠物共寝；注意宠物是否有生病的迹象，一旦发现先兆征象，应立即送到宠物医院医治。

做好怀孕的物质准备

一般情况下，从打算要孩子到孩子出生，普通家庭最少要额外支出约5 000元；如果是剖宫产，则更要多花一些。再加上一些临时花费，生一个孩子花费2万～3万元并不稀奇。

产前保健费用

1. 叶酸：叶酸需要在孕期3个月开始补给，一直补充到产后。叶酸制剂的价格也随种类不同而不同，但服用1年，也需要100～700元。也可到社区街道计生服务部门免费领取。

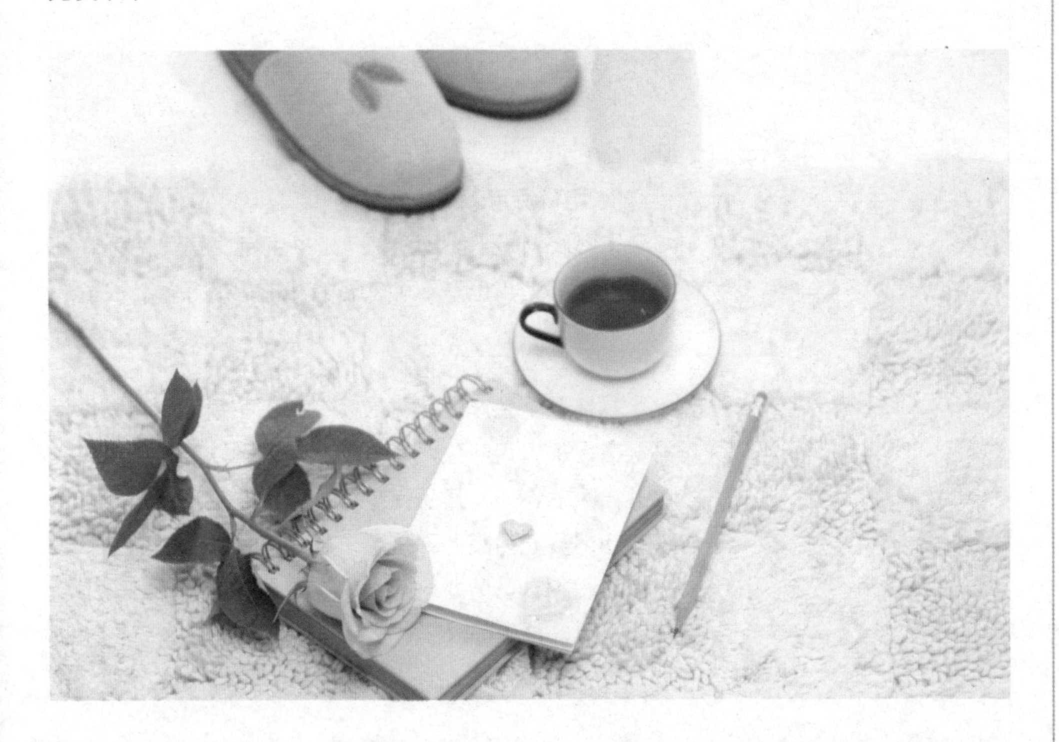

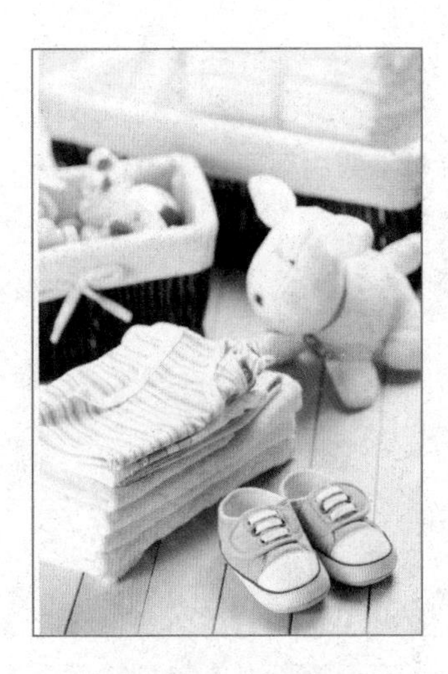

2. 孕前体检：一般在1 000元左右。

3. 营养补充花费：如果孕妈妈不服用维生素制剂、孕妇奶粉，通过新鲜水果、蔬菜、海产品、坚果、肉蛋奶、粗粮、叶酸片、钙片来保证营养，所需花费约2 000元；如果加服多种维生素片、孕妇奶粉，则约需3 000元；如果在此基础上加服蛋白粉、孕妇营养剂，则需要4 000元左右。

分娩费用（基本费用）

1. 自然分娩（顺产）：2 000元左右。

2. 无痛分娩： 2 000元左右。

3. 剖宫产：4 000元左右。

4. 住院费：分娩后需要住院3天～1周，按每天150～200元的标准计算，约合1 500元。

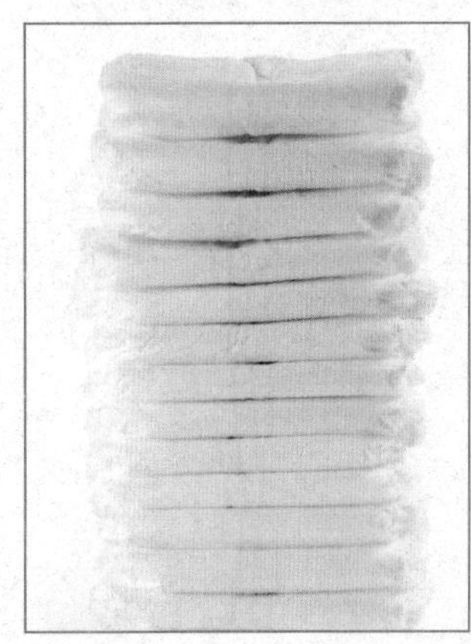

产后恢复、哺乳期花费

1. 产后营养补充费。

2. 家政服务费。

宝宝出生后第1年的花费

1. 宝宝用品：购置奶瓶、小被褥、小衣服、婴儿床、小摇篮、小推车等日用品费用。

2. 奶粉费用。

3. 意外情况应急资金：如果宝宝生病，治疗、药物、交通等费用也是不可忽略的开销，最好多准备些。

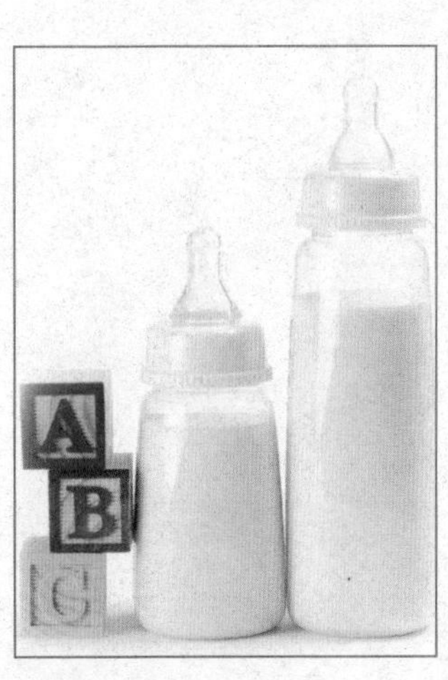

怀孕省钱方法

从怀孕至生产的花费虽然不是小花销，准爸妈也不必被高昂的费用吓住，有些地方完全可以节约。比如，胎儿出生后，一些用品完全可以向已经生育的家人、朋友借用。婴儿用品并不是越贵越好，关键是舒适健康。还可以根据自己所处地区、家庭条件等仔细计划一下，如此一来，自然可以节省一笔开支。

改掉对精子和卵子不利的生活习惯

改掉对精子不利的生活习惯

对准爸爸来说，精子的数量、质量和活力是优生的保证，可近年来男性精液质量在全球范围呈普遍下降趋势，这与社会和环境因素不无关系，但更多地与生活习惯有关。

研究表明，精子成长要4个月时间，只要提前4个月开始改掉不良生活习惯，就能有效地提高精子的质量和数量。

避免接触有害物质

科学研究表明，许多物理、化学、生物因素作用于人体，对生殖功能会产生损害，使染色体异常，精子畸形，影响胎儿的正常孕育。

尽量少接触电磁辐射

X射线和γ射线是最早被确认能使睾丸生精功能受损的射线，少量的射线可使精子数量降低。

避免不良的气候环境

人在气候寒冷、高原缺氧或有毒物的环境中，由于机体不适应，内分泌的功能必然受到影响，使精子发育受到不良影响，造成精子数量减少、质量下降。

戒除不良嗜好

吸烟、酗酒、吸毒不仅影响身体健康，而且还是优生优育的大敌。

节制性生活

性生活频繁，必然使精液稀少，精子的数量和质量也会相应减少和降低。正常健康男性，以每3～4天性交1次，精子质量最高。

避免暴露在高温环境中

阴囊温度比体温低1～2℃。温度过高就会产生不正常的精子，并且使精子活动力下降，长此下去，会影响睾丸正常的生殖功能。建议准爸爸在妻子孕前避免长时间、经常性洗热水澡。

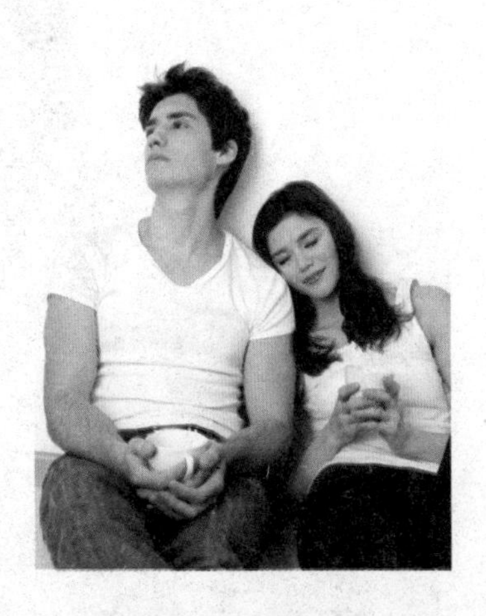

改掉对卵子不利的生活习惯

除了年龄外，良好的生活习惯也对卵子质量起着决定作用。计划怀孕后，备孕女性就应该着手改掉一些不利卵子的不良生活习惯。

规律作息

经常熬夜、生活规律被打乱，身体的生物钟也会被打乱，直接影响内分泌平衡，使卵巢的功能发生紊乱，影响卵子的发育、成熟及排卵，而内分泌的调整是一个非常漫长的过程，因此养成早睡早起的作息习惯特别重要。

/温馨提示/

痛经、经期提前或推后、排卵期出血、月经血块多、经量过多或过少，可能都是内分泌失衡的表现，如果月经连续3个月不正常的话，就应该去看医生。

保持标准体重

太瘦或太胖都会降低怀孕的概率。

保持身体健康

女性身体越健康，卵子发生染色体变异的概率越低，不仅会如愿受孕，将来流产的危险性也小。还要在卵子质量最高的年轻岁月中受孕。

调理好子宫环境

子宫环境与子宫、卵巢、附件等女性生殖系统都有关系，一旦月经周期或经血情况有变，白带量多、夜尿多等情况出现，应该积极治疗、调理，然后再考虑受孕计划。

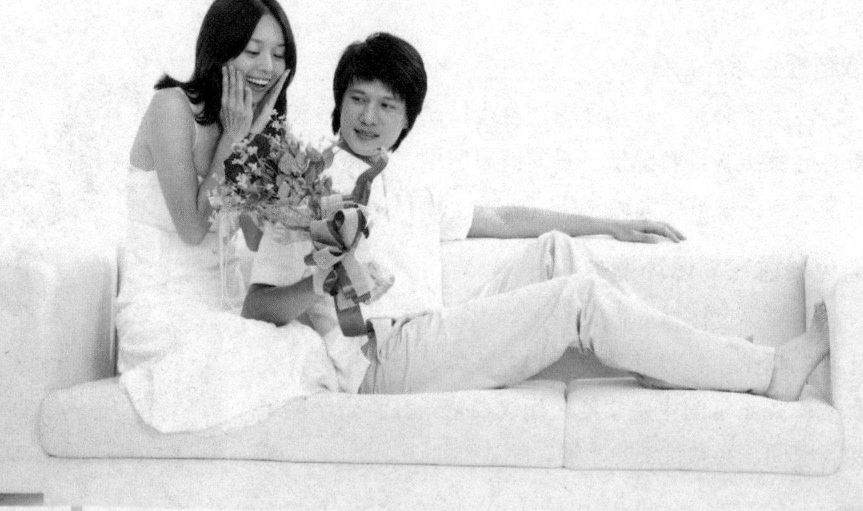

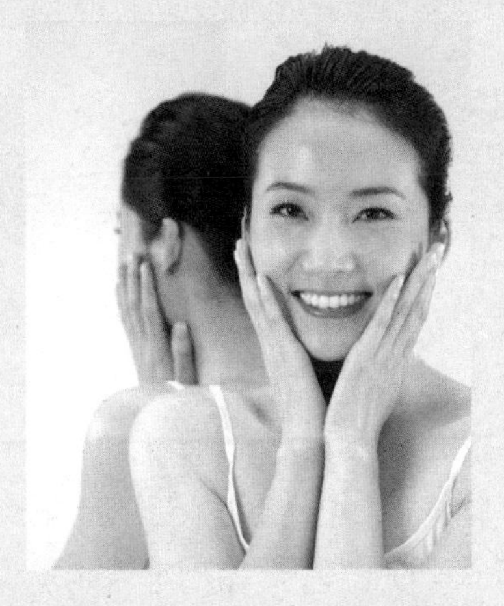

Part 2

孕早期（孕1～12周）小心呵护

“妈妈，我已在你的身体里安家落户了，但还比较脆弱，任何小小的伤害，对我来说可能都是致命的，你可要小心谨慎了。”

“宝宝，不管你是男是女，我们大家都会喜欢你的，你可要好好地成长哟！”

——妈妈宝宝心灵对话

省时阅读

读完本章，你将能够：

● 详细了解胎儿在孕早期1～12周中每一周的发育状况。

● 科学安排怀孕后的饮食，合理补充蛋白质、脂肪、锌、碘、维生素C等营养素，掌握保留食物营养的方法，能通过饮食调理孕吐、小腿抽筋等不适，在摄取孕妇奶粉、水果、零食、补药等食物时需注意的事项。

● 了解在日常起居上需注意的事项，如为防早期流产要节制性生活、不要做剧烈的运动、不要洗热水澡等；为防胎儿畸形，要远离电离辐射、不烫发染发、不化浓妆等；为促进胎儿健全发育怎样实施胎教等。

● 了解孕早期尿频、便秘、腹痛等不适的缓解方法，尤其要警惕宫外孕。

怀孕第1周“幸福时刻”

胎儿发育状况

卵子受精后6～7天，受精卵到达子宫腔，“扎根”在子宫内膜里，静静地开始发育。胚胎是一群正处在分裂阶段的小细胞，体积非常小，用缝衣针的针尖形容它再合适不过了。虽然此时的胚胎离胎儿的模样还差得很远，但它的生长繁殖速度快得很呢！

此时你的身体基本上没有任何变化，你甚至根本不知道自己怀孕了。

怀孕后要调整饮食结构

孕妈妈在怀孕后需要及时调整自己的饮食结构。一要为胎儿发育提供充足的营养；二可通过饮食调整身体内部环境，为顺利度过孕早期的不适，安全过渡到孕中期打下基础。

多吃蔬菜水果

怀孕后每天最好都多吃一些新鲜蔬菜和水果，包括绿叶蔬菜和柑橘类水果。绿叶蔬菜能够提供叶酸和B族维生素，柑橘类水果能提供丰富的维生素C，利于胎儿骨骼、血管等的生长，同时对胎儿神经系统的发育有着重要作用。胡萝卜、红薯中所含的胡萝卜素有助于胎儿视力和各种组织的发育。

平时吃蔬菜水果较少、比较爱吃肉的孕妈妈应把蔬菜水果调整作为一天中的主角，最好每天都能有所补充，如果不爱吃硬质蔬果，可以榨汁食用，如早餐可以饮用橙汁。每天的进餐时段都应安排一些绿色蔬菜，外加一些水果。工作的孕妈妈在上下午时分可以添加一个苹果、柑橘、西红柿等作为加餐。

孕期吃水果每日最好不超过300克，并应尽量选择含糖量低的水果，或以蔬菜代替，避免妊娠糖尿病的发生。

多食用一些粗粮

粗粮中含有多种对孕妈妈十分有益的微量元素，如全麦食品中含有多种微量元素，如铬等，这些微量元素不仅有助于胎儿的组织发育，而且也能帮助孕妈妈调节体内的血糖浓度；荞麦中的蛋白质含有丰富的赖氨酸，能促进胎儿发育，增强孕妈妈的免疫功能。荞麦中的铁、锰、锌等微量元素和膳食纤维的含量比一般谷物丰富，还含有丰富的维生素E、烟酸等，能有效降低人体血脂和胆固醇、保护视力、促进肌体的新陈代谢等。

因此，孕妈妈要注意做到粗细搭配，尽量少吃过精过细的米、面，以免造成某些营养元素吸收不够。但粗粮也不要吃得太多，因为过多食用粗粮可能会影响消化和吸收。另外，吃粗粮时不要和乳制品、补充铁或钙的食物或药物一起吃，如要吃，最好间隔40分钟左右。不习惯吃粗粮的孕妈妈要改变习惯，慢慢适应食用粗粮；孕前已经开始吃粗粮的孕妈妈怀孕后也应当坚持下去。

多喝水

怀孕前与怀孕后都应当多喝水，怀孕后更应当注意多喝水，千万不要等到口干了才去喝水。

怀孕早期多喝水可以缓解孕吐，同时可以避免孕妈妈因剧烈呕吐而导致身体脱水，这在怀孕第3阶段更为重要，因为脱水可能会引起宫缩，导致早产。水可帮助身体加强新陈代谢，降低血液中引起孕吐激素的浓度，以减低身体的不适。

因此，怀孕的孕妈妈要多喝水、喝好水，喝水应以白开水为主，同时尽量戒除咖啡、浓茶等对胎儿有影响的饮料。

孕妈妈的正确饮水方法是：孕早期每天饮水量以1 000～1 500毫升为宜，孕晚期每天饮水量最好控制在1 000毫升以内。饮水方法应为每两小时喝1次水，每日保证8次即可。

改变不良饮食习惯

怀孕后一定要改变不良饮食习惯，注意饮食卫生、科学、合理。日常习惯在外应酬，爱吃油腻、辛辣、刺激性食品，长期饮酒、饮咖啡的孕妈妈要调整生活节奏，把可能对胎儿与自己有不利影响的饮食习惯一一戒除，回归到正常健康的饮食状态，饮食不规律的孕妈妈也应回到一日三餐规律的饮食状态。

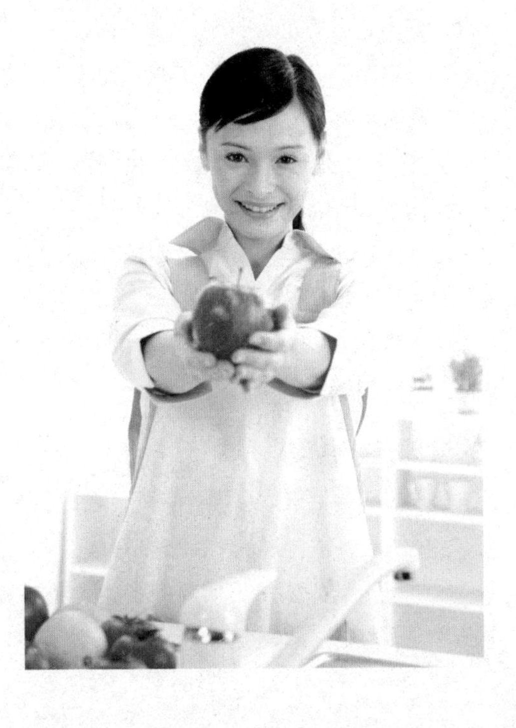

饮食注意符合3个要求

怀孕7周后孕妈妈的饮食应注意符合以下3个要求：卫生、营养全面、搭配合理。

符合卫生要求

与家庭烹调相比，外面的食物一般都多油、多盐，注重口感而忽略了对营养的保留与搭配。孕妈妈应该降低外出就餐次数，尽量在家食用清洁卫生、口味清淡的食物，尽量避免过分油腻与刺激性强的食物。

尽量保证营养全面

我们的身体在完成各种代谢活动时，需要蛋白质、脂肪、碳水化合物、水、各种维生素、矿物质和必需的微量元素，还需要纤维素等四十多种营养素。没有任何一种食品具备这么多的营养素。孕妈妈每日饮食应做到：

（1）保证优质蛋白质的供给。孕早期蛋白质的摄入量不应低于怀孕之前的摄入量，应注意选用容易吸收、消化的优质蛋白，如乳类、蛋类、豆制品、鱼类及肉类等。

蛋白质每日摄入量应不少于35克，此量如果换算成具体的食物，相当于粮食200克+瘦肉50克+鸡蛋1个。只有这样，才能保证母体的蛋白质平衡。

（2）补充适当的碳水化合物。孕早期孕妈妈每日应补充400～500克的碳水化合物。碳水化合物的补充可以避免因饥饿而导致母体血液中蓄积酮体，酮体积聚于羊水中，可以被胎儿吸收。如果胎儿摄入过多酮体，会对大脑发育产生不良影响。

富含碳水化合物的食物很多，如粳米、小米、玉米、面粉、薯类、糖等。

（3）补充足量的微量元素。某些微量元素的缺乏会导致胎儿生长迟缓，引起骨骼和内脏畸形，有的微量元素缺乏还可影响中枢神经细胞，甚至导致中枢神经系统畸形。因此，孕妈妈每日饮食中应尽量选择富含铜、锌、铁等的食物，帮助自己维持正常的生理需求。

富含铜、锌、钙、铁等矿物质的食物有肉类、肝脏、核桃、芝麻、豆类、乳制品、海产品等。

饮食要搭配合理

孕妈妈的每日饮食要注意配比合理，尽量保证粮谷类食物、蔬菜、水果、动物性食品、乳制品、富含维生素的食物等的合理搭配，保证营养全面的同时注意不要过量。

以下是孕妈妈每日所需的各类食物总量参考表。此外，可根据个人的具体情况做出合理调整。

孕妈妈每日所需各类食物总量参考表

食物	日需数量
主食（米、面等）	300～500克
蔬菜	500～800克
瘦肉、鱼、虾	200～250克
豆类食品	100～200克
鲜奶	250毫升左右
水果	200～250克
鸡蛋	1～2个
油脂	20克左右

孕早期孕妈妈应少食多餐，注意少吃油炸、高热量、含糖分高的食品等，除3次正餐外，可另加2～3餐辅食。晚上孕吐较轻时，可适当增加食量。

/温馨提示/

胎儿出生后的饮食习惯深受孕妈妈饮食习惯的影响。如果孕妈妈胃口不好、偏食，或吃饭过程常被干扰，饮食不规律，那么，胎儿出生后就经常表现出没有胃口、不喜欢吃东西、常吐奶、消化吸收不良，甚至宝宝长大后出现明显偏食的现象等。所以，如果孕妈妈希望日后宝宝能有良好的饮食习惯，自己就要养成良好的饮食习惯。

安全舒适的家居环境有利于胎儿发育

一个良好的家居环境对已经怀孕的女性来说非常重要。卧室的气氛、通风效果，房间装修后残留的有害物质等都会影响到孕妈妈的睡眠和健康，也与胎儿的健康成长有着密不可分的关系。

1.卧室要注意采光：卧室内的卧具摆放合适与否与孕妈妈的睡眠质量有直接的关系。卧室要选择采光、通风较好的地方；床铺要放在远离窗户、相对背光的地方。因为在窗户下睡觉容易受风着凉，从窗户照进的太亮的光线也会影响睡眠。

2.保持室内通风：卧室内要注意空气的流通，家中装有空调的家庭要常开窗换气，让新鲜空气进入，同时让室内的二氧化碳及时排出，减少空气中病原微生物的滋生。同时注意保证居室的温度、湿度适宜，如果空气过于干燥，可采用加湿器加湿，或是在室内放置两盆水。

3.给屋子去蟑灭螨：蟑螂携带的细菌病原体有四十多种，螨虫的分泌物足以引起过敏性哮喘、过敏性鼻炎和过敏性皮炎等变应性疾病，严重危害孕妈妈和胎儿的健康。此外，地毯是螨虫容易栖息的地方，卧室内铺有地毯的家庭一定要注意经常清洁地毯，如果不能保证清洁，可以把地毯卷起，暂停使用。

4.购买家具认环保：如果适逢孕期购买新家具，要尽量购买真正的木制品家具，选择环保性较强的材质；也可以在家具外面喷一层密封胶，以防止甲醛的散发。

5.房子装修要谨慎：装修材料中的有害物质，如甲醛、苯、甲苯、乙苯、氨等无法在短时间内完全散发掉，对孕妈妈的健康极为不利，这些有害物质还会增加胎儿先天性畸形、白血病的发病率。所以，怀孕前后如果打算装修房子，一定要选择环保、无污染的装修材料。装修之后至少要闲置3个月的时间再考虑入住。

营造好的睡眠环境，保证睡眠质量

充足的睡眠与适宜的睡眠环境对孕妈妈来讲很重要。

孕早期有些孕妈妈可能会由于兴奋、紧张而产生睡眠困难或者睡眠质量略有下降，一般稍加调适都可以恢复正常。到了孕中期、孕晚期，随着胎儿越长越大，增大的子宫会让孕妈妈的身体重心产生变化，临产的担心也可能会扰乱孕妈妈的心绪，这些都可能会让孕妈妈睡眠不好。如果长时间睡眠不好、情绪波动，会使孕妈妈体内各种激素分泌失调，血压、心跳也会在一定程度上受到影响，体内环境紊乱对胎儿的生长发育很不利。

营造一个良好的睡眠环境可以帮助孕妈妈减少睡眠障碍，提高睡眠质量。

营造良好的睡眠环境

良好的睡眠环境要注意以下几点：

1. 卧室要选择采光、通风较好的地方，床铺要远离窗户、相对背光。

2. 选择棉麻织品的床单和被罩。床单、被罩和人的皮肤直接接触，必须要符合卫生舒适的要求，要有较好的透气性和吸湿性。

3. 枕头内的填充品和枕头的高低要适合。一般认为，荞麦皮枕芯无论冬夏都适合，不会成为过敏原，可以大胆选用。

4. 经常将卧具放在阳光下晾晒，利用紫外线杀菌驱毒。

此外，准爸妈还要注意卧室是休息睡眠的场所，不要把工作搬到卧室来做，尤其不要在床上办公，否则容易影响睡眠。

适宜的睡眠姿势

适宜的睡眠姿势对胎儿生长发育及防治妊娠并发症也很重要。

如果睡姿不对，如常采取仰卧位，会压迫下腔静脉，造成全身各器官供血量减少，出现头晕、恶心、呕吐、心慌、血压下降等症状，医学上称为“仰卧位低血压综合征”。一般妊娠早期，由于子宫增大不明显，睡姿不会对胎儿和母亲造成很大影响。妊娠5个月以后，子宫迅速增大，采取仰卧位时，就可能会出现“仰卧位低血压综合征”。持续时间越长或症状越重，越影响胎盘供血量，容易造成胎儿宫内发育迟缓、宫内窘迫或死胎。因此，孕妈妈要注意睡眠姿势的选择。

/温馨提示/

从孕早期开始，睡眠的时候就建议孕妈妈使用左侧卧位睡姿。孕中期，如果孕妈妈感觉下肢沉重，可适度采取仰卧位，并可以用松软的枕头稍抬高下肢减缓不适症状。孕晚期，随着胎儿越来越大，适宜采取左侧卧位的睡姿，以纠正增大子宫的右旋，改善血液循环，增加对胎儿的供血量，帮助胎儿生长发育。

床垫软硬适度最好

孕妈妈既不宜久睡软床，也不宜久睡硬板床。

软床柔软舒适，但会让孕妈妈感觉更疲劳，且由于增大的腹部，容易造成慢性腰肌劳损。而且太软的床还不易翻身，对孕妈妈和胎儿均不利。

睡硬板床当然也不好，睡硬板床会使孕妈妈缺乏对身体的缓冲力，从而翻身过频，多梦易醒。

孕妈妈最好选择睡棕垫床或者在硬床上铺9厘米厚的棉垫为宜。可以选用质量上乘的床垫，软硬适度，不至于使孕妈妈太难受。床上用品最好都是棉制品，不宜使用化纤混纺织物做被套及床单。

卧室不宜摆放4类植物

不少家庭都会在室内摆放一些植物，增添气氛，净化空气，但并不是任何植物都适合摆放在家中，尤其是有孕妈妈的家庭，摆放植物要科学地选择一下。

这是因为有些花草可能会对孕妈妈与胎儿造成刺激，带来不好的影响，如万年青、仙人掌、洋绣球等。如果孕妈妈身体不小心接触到这些植物的汁液，容易引发急性皮肤过敏，出现皮疹、皮肤黏膜水肿等症状。又如茉莉花、水仙花、丁香花等，其浓郁的香气会刺激孕妈妈的嗅觉，导致食欲下降，引发头疼、恶心、呕吐等症状。此外，花草多在夜间进行代谢，吸进新鲜氧气，吐出二氧化碳，室内摆花可能会导致空气含氧量下降，这对孕妈妈和胎儿的健康也不利。

孕妈妈长期活动的场所，尤其是卧室，最好不要摆放花草，特别是以下4类植物要慎重选择：

1. 产生气味的花草：如松柏类、玉丁香、接骨木、兰花、百合、茉莉等散发的气味，会引起人气喘烦闷、恶心、食欲缺乏，或使人过度兴奋而导致失眠。

2. 耗氧性花草：如丁香、夜来香等花草在进行光合作用时会消耗大量的氧气，从而影响人的身体健康。

3. 易使人过敏的花草：如五色梅、天竺葵、洋绣球、报春花等花草散发出的微粒容易使人发生皮肤过敏。

4.有毒花草：如一品红、黄杜鹃、夹竹桃、水仙、郁金香、仙人掌等都具有毒性，长时间接触会使人中毒。

其他不宜摆放的花草还包括月季、兰花、紫荆、含羞草等。

如果很想养花，可以选择以下适宜栽培的植物，如康乃馨、吊兰、君子兰、一叶兰、龟背竹、绿萝、发财树、常春藤等。

什么是胎教

古人认为胎儿在母体中能够受孕妇言行的感化，所以孕妇必须谨守礼仪，给胎儿以良好的影响，叫做“胎教”。也就是说胎教，一方面是胎，一方面是教，它是胎与教相结合的学问。

简单来说，孕妈妈在各方面有意识地、主动地采取一些相应的措施，给胎儿带来良好影响的方法就是胎教。

胎教有广义和狭义之分。

广义的胎教，是指为了促进胎儿生理和心理健康发育成长，同时确保孕妈妈能够顺利度过孕产期所采取的精神、饮食、环境、劳逸等各方面的保健措施，包括孕前的准备、营养胎教、环境胎教（各种内外环境）和情绪胎教等。

狭义的胎教，是指妊娠期间，在加强孕妈妈的精神、品德修养和教育的同时，重点通过母体，利用一定的方法和手段刺激胎儿的感觉器官，以激发胎儿大脑和神经系统的有益活动，从而促进身心健康发育，包括音乐胎教、语言胎教、抚摸胎教、运动和光照胎教等。

广义和狭义的胎教是统一的，两者不可偏废，通过孕妈妈保健和对胎儿感官有益的刺激，完成对胎儿的提前教育。它们属于有机组成的整体，是不可分开的。

温馨提示

随着人们对优生优育的重视，胎教也逐渐深入人心。东西方都有了各自的胎教理论体系。一些国家还创办了“胎儿大学”，在其学生中，有的新生儿两周就能发出“爸爸”的音节，有的孩子4岁就能掌握两种语言，这些都说明了胎教的重大效果。

胎教什么时候开始最合适

从狭义上来讲，胎教从新生命诞生之日起就应该开始了。

胎教是在优身受胎和优境养胎的基础上，通过母亲对胎儿身心发育提供良好的影响来实施的，是集优生、优育、优教于一体的实用科学。妊娠是从卵子受精的一瞬间开始的，理想的胎教，应包括受精前至少3个月的准备期到胎儿娩出这段过程，因为，精子从精细胞分裂、形成到成熟约需要90天的时间。当然并不是说已经怀孕或者孕期过半再做胎教已经没有意义，其实胎教对孕期中任何一个阶段的胎儿来说，都不会过时的。

当胎儿的感觉器官发育成熟，能够接收到外界传达的信息，并且能够产生反应的时候，胎教才可以开始实施。要建立宝宝的条件反射，需要三方面的物质基础：

1. 要有反射中枢，也就是大脑、脊髓等中枢神经系统。

2. 要有连接感受器、效应器及反射中枢的传出神经。

3. 要有接受外界刺激的感受器和效应器，人的眼、耳、鼻、舌及体表都是天然自备的感受器。

胎儿大脑和各感觉器官的发育状态，可参考下表：

器官	发育状态
听觉	24周时听觉系统已经基本建立，25周时听力几乎与成人相当，28周时对音响刺激已经具备充分的反应能力
视觉	16～20周时视觉已经形成，29～32周，宝宝开始尝试睁开眼睛
触觉	一般而言，在16～20周，胎儿的触觉就形成了
大脑	12周时胎儿逐渐有了接受能力，16周时胎儿已能表示喜恶

胎教的常用方法

常用的胎教方法有以下几种。

音乐胎教法

按时给胎儿听音乐进行胎教，利用动听的声音安抚胎儿，能起到帮助胎儿调节昼夜规律的作用。

音乐胎教是目前最常用的一种胎教方法。准爸妈应当选择轻柔温和、舒缓明快，并具有一定规律性的音乐给胎儿听，如大自然的声音、流水声等。尽量不要听嘈杂刺激的音乐。可每天进行2次，每次20分钟左右。

音乐胎教可从怀孕第16周开始逐步进行。

语言胎教

语言胎教可以为胎儿大脑带来有效的刺激，为后天的学习打下基础。准爸妈需要经常与胎儿对话，可以和胎儿讲讲外面的天气、自己的心情、看到的美好的事物、自己今天做了什么事情，或者阅读好听生动的故事等。孕早期，语言胎教可随抚摸胎教一起进行；孕中期、孕晚期，准爸妈可以根据胎儿的活动规律增加对话次数，稍延长对话时间。

语言胎教可以从怀孕第16周逐步开始进行。

抚摸胎教

准爸妈经常用手抚摸胎儿也是和胎儿进行交流的一种方式。通过抚摸，准爸妈可以和胎儿沟通信息、交流情感，并可对胎儿形成触觉上的刺激，促进胎儿感觉神经和大脑的发育。

抚摸胎教可以在每日早晚进行2次，每次5～10分钟。准爸妈可以用手在腹部轻轻抚摸，或者用手轻轻拍打胎儿，可以一边触摸，一边与胎儿说话，加深彼此的感情。

抚摸胎教可以从怀孕第20周逐步开始进行。

光照胎教

准爸妈对腹中胎儿适时地给予光刺激，可以促进胎儿视网膜感光细胞的功能尽早完善。

光照胎教可每日早晚进行2次，每次用手电筒紧贴孕妈妈腹壁照射胎儿头部位置，每次5分钟左右。可以反复关闭、开启手电筒数次。

光照胎教可以从怀孕第28周逐步开始进行。

做好当父母的心理准备

从怀孕前的紧张期待直到小生命的真正到来，准爸妈从身体到心理都经受了一系列奇妙的转变。现在天使就在怀中，马上就要实现当父母的愿望了，准爸妈高兴之余，也应该做好各方面的准备，尤其是要做好心理准备。

夫妻双方多交流，为彼此创造舒适的心理环境

和谐的心理环境可以帮助孕妈妈克服怀孕所引起的紧张情绪，使孕妈妈以轻松、平和的心态迎接孕育和分娩。

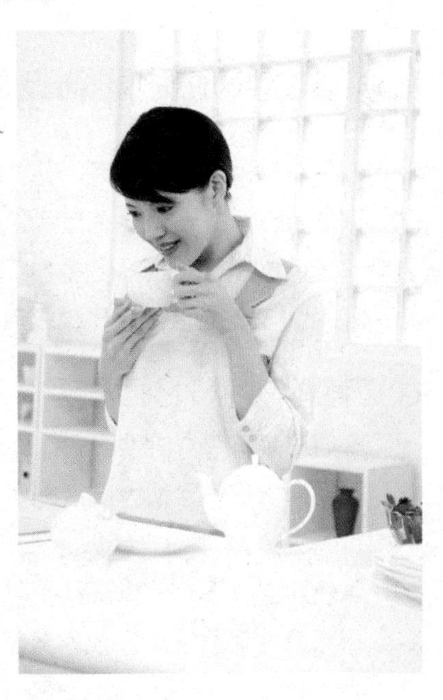

计划怀孕后，准爸妈一定要先留出一段时间进行家庭生活方式、心理双方面的调节，尽量营造温馨、和谐的家庭氛围，为优生优孕增添助力。

一般说来，营造和谐的心理环境需要做到：

1. 形成夫妻双方都比较适合的生活规律，消除由双方生活节奏不合拍产生的心理失调。

2. 培养对另一半的“包容”，消除采用对立、冲突的方式解决问题的心理倾向，使家庭气氛变得宽容、平和。

3. 多配合对方，善于引导对方走出困境，增强彼此看待问题、解决问题的协调性，加强双方的心理融合。

做好吃苦的心理准备

孕育宝宝是一项重大的生命工程，孕妈妈肯定要为此付出极大代价。怀孕后的妊娠反应、妊娠纹、蝴蝶斑、肥胖、静脉曲张等变化，可能让心理准备不足的孕妈妈惊异不已，并为此而郁郁寡欢。其实，怀孕虽然会使孕妈妈承受头晕、乏力、嗜睡、恶心、呕吐等身体不适，却给了孕妈妈一个鲜活可爱的小宝宝，孕妈妈也由此跨入被人赞颂的“母亲”行列，人生也必将变得更加丰富多彩。如果为这些肉体的痛苦而放弃体验做母亲的美妙感觉的机会，岂不是因小失大？尽管如此，当痛苦袭来时，大部分孕妈妈也可能只顾埋怨眼前的痛苦，而忘了保持冷静。所以，提前了解一些怀孕知识，做好为怀孕而吃苦的心理准备，是十分必要的。

摆正怀孕在婚姻生活中的位置

怀孕可以为准爸爸、孕妈妈的生活增添乐趣，使婚姻更加稳固，无论夫妇哪一方都应当加以重视。但怀孕生子不是婚姻的全部，更不是生活的唯一目的。夫妻双方要摆正怀孕在婚姻生活中的位置，将孕育看做是一种爱的传递，是在夫妻情感发展的基础上共同创造新生活的一种努力。这是和谐怀孕后夫妻生活的正确支点。

本周特别提醒 初期尿频

尿频是怀孕的显著症状

尿频是怀孕的一个显著症状，因怀孕引起的尿频会自行消退，其间可以缓解。只要孕妈妈能够在生活细节上多加注意，就能够减轻尿频现象，如控制饮水量，临睡前1～2小时内不要喝水；还要少吃利尿食物，如西瓜、冬瓜等。

孕期有两个时期明显尿频

孕期尿频有两个时期，一个为孕早期，一个为孕晚期。

孕早期由于子宫增大而占据了盆腔的大部分空间，推挤膀胱上移，使膀胱受到刺激而引起尿频。

孕晚期则由于胎儿降至骨盆腔，压迫膀胱，使膀胱容积变小，储尿量减少，从而导致尿频。主要表现为小便次数增加，平均白天超过7次，晚上超过2次，间隔在2小时以内。

以上这两种都属于正常情况，不必焦虑。

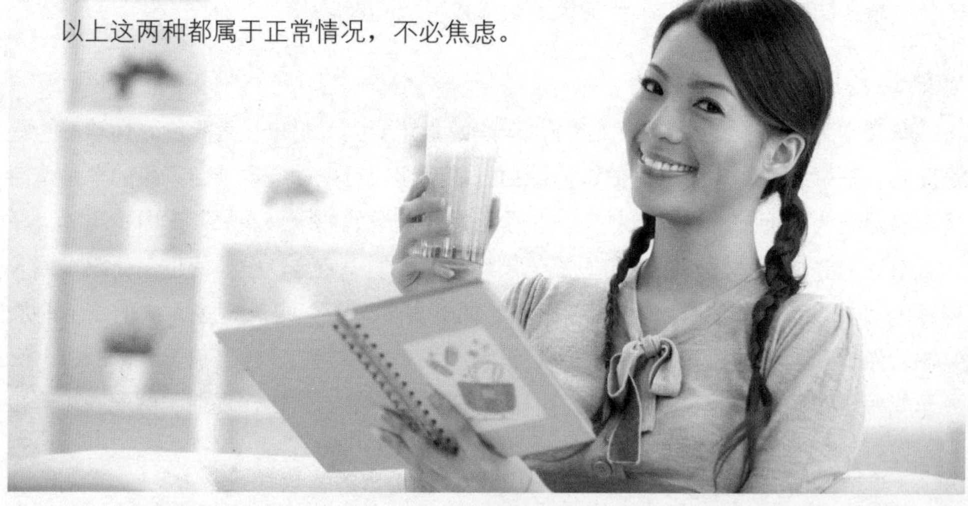

当然，并不是尿频都是正常的，有的尿频也可能是某些疾病引起的，如膀胱内有炎症、尿路结石、妊娠糖尿病等。如果孕妈妈出现尿急、尿痛、尿发热、尿液混浊，甚至血尿，就应该引起注意，及时就医。

/温馨提示/

到了孕晚期，孕妈妈在大笑、咳嗽或打喷嚏时可能还会出现漏尿现象，为避免感染，提醒孕妈妈从孕早期开始就要养成勤洗内裤，保持外阴清洁的生活习惯。

别因尿频做错事

孕早期尿频惹尴尬

王小姐怀孕一个多月，别的孕妈妈这个时候的早孕反应都很厉害，恶心、晨吐等基本都占全了，王小姐却没什么早孕反应，同事甚至都不知道她已经怀孕了。

可是，最近王小姐却很苦恼，因为她发现自己上厕所越来越频繁，尤其是碰到有活动或者公司组织开会的时候，越是不方便去厕所，就越是要多去。平时还好说，可是活动或开会期间频频起座，惹来领导与同事的侧目很是让她尴尬，王小姐只好尽量少喝水，憋尿。

尿频确实很麻烦，尤其是像王小姐这样的上班族孕妈妈更是多了一层无法避开的尴尬。对付尿频比较可行的方法是适当控制饮水量。

白天要根据身体需求适当饮水，即使要频频去厕所也不要嫌麻烦。夜晚为了保证睡眠质量，要适当减少饮水量，避免多次起夜。

但是不少像王小姐这样的孕妈妈采取不喝水、憋尿的方式就不可取了。

水对于人体很重要，常人每日都应该补充8杯的饮水量以保证身体新陈代谢所需，对于孕妈妈而言，喝好水、喝够水更加重要。为了减少去厕所的次数，避免尴尬，少喝水、不喝水都是错误的。体内缺水会导致细胞脱水，进而影响到胎儿与孕妈妈自身的健康。因此，孕妈妈千万不可为了避免一时的尴尬而选择去做可能造成一生遗憾的事情。

即使是上班族孕妈妈也应该保持足够饮水量，最好每2小时饮水200毫升。为了避免尴尬，怀孕后应该向同事与领导打个招呼，让他们了解自己的特殊情况。

此外，孕妈妈憋尿的行为也绝对应该纠正。憋尿次数过多、时间太久会影响膀胱的储尿、排尿功能，怀孕期间的憋尿更容易引发尿道炎等病症。孕妈妈可选择在参加活动、会议前先排空小便，如果感到尿意不可控制，可以使用成人尿不湿救急。

怀孕第2周 已经开始

胎儿发育状况

胚胎发育的第2周，依然处在十分幼稚的阶段，还是非常小，不过与第1周相比就要大得多了，长到了0.36～1毫米。

这一周胚胎会更加牢固地“扎根”在子宫壁上，并且开始分化成不同的细胞群体，也就是胚层。会分化成外胚层、内胚层和中胚层3个胚层，不同的胚层将来会发育成不同的组织或者器官。外胚层会发育成神经系统（例如大脑）和皮肤系统等；内胚层则会发育成肠胃、胰脏、肝脏以及甲状腺；中胚层会发育成骨骼和大部分的肌肉、结缔组织、血液系统、泌尿生殖系统。

不需加大饮食量

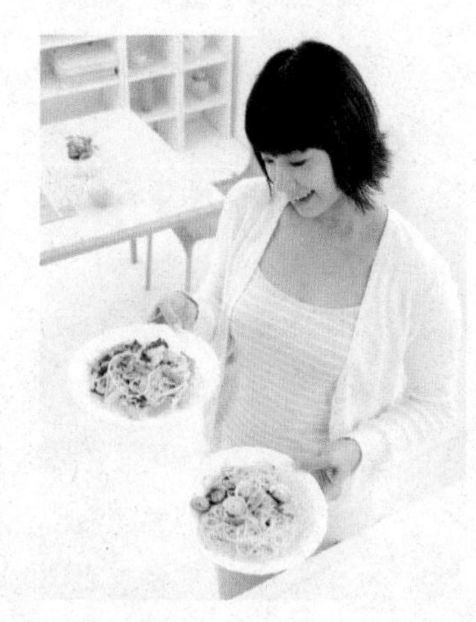

这一周羊膜囊和血管网也逐渐形成。

一些孕妈妈在得知自己怀孕后，立刻开始加大日常饮食量，认为吃得越多对胎儿越好。其实这是一种误解。

食物的摄入量取决于孕妈妈的自身热量需求，不一定吃得多就会对胎儿提供更多的营养，关键在于饮食结构要均衡。此外，孕妈妈还应该根据自身的身体情况来调整适当多吃何种食物，又适当少吃何种食物。

孕期孕妈妈所需热量随孕期变化改变。孕早期每日热量摄入为8 786.40千焦（2 100千卡）即可，这也是一般女性的每日所需的热量；到孕中期，孕妈妈每日所需热量为9 623.20千焦（2 300千卡），孕后期，孕妈妈的热量摄入为每日10 878.40千焦（2 600千卡）。

从以上的营养学数据可以看出，怀孕之后，孕妈妈的每日所需热量并没有增加太多，所以，怀孕之后没必要大吃大喝。

孕妈妈只要保证每日都摄入足够的营养，做到均衡膳食，就能够为自己和胎儿提供足量且高质量的营养。

要重点补充叶酸

孕1月要重点补充营养素——叶酸。

补充叶酸可以防止贫血、早产，防止胎儿畸形，妊娠早期这项工作非常重要，因为早期正是胎儿神经器官发育的关键时期。孕妈妈应继续按照孕前指导，坚持口服叶酸片来保证每日所需的叶酸量。

此外，还要注意多吃富含叶酸的食物，如深绿色蔬菜（菠菜、油菜等）；动物肝脏（鸡肝、猪肝、牛肝等）；谷类食物（全麦面粉，大麦、米糠、小麦胚芽、糙米等）；豆类、坚果类食品（黄豆、绿豆、豆制品、花生、核桃、腰果等）以及新鲜水果（枣、柑橘、橙子、草莓等）。

禁吃山楂，科学吃酸

由于酸味能刺激胃液分泌，有利于食物的消化与吸收，所以多数孕妈妈怀孕后都爱吃酸味食物。

但山楂要禁吃。虽然山楂富含维生素C，但无论是鲜果还是干片，孕妈妈都不能吃。因为山楂或山楂片具有刺激子宫收缩的成分，有可能引发流产和早产，尤其是在孕早期，以及有过流产、早产史的孕妈妈更不可食用。

酸味食物有很多种，孕妈妈要注意科学选择，避免食用对身体有害的食物。孕妈妈可选择西红柿、橘子、杨梅、石榴、葡萄、绿苹果等新鲜果蔬，这样既能改善胃肠道不适症状，也可增进食欲，加强营养，有利于胎儿的生长。

注意一定不要多吃腌渍的酸菜或者醋渍品。人工腌渍的酸菜、醋渍品虽然有一定的酸味，但维生素、蛋白质、矿物质、糖分等多种营养几乎丧失殆尽，而且腌菜中的致癌物质亚硝酸盐含量较高，过多地食用对母体、胎儿的健康无益。

/温馨提示/

多数怀孕女性喜欢吃酸味食物，主要是因为女性怀孕后，胎盘会分泌出一种物质——“人绒毛膜促性腺激素”，它能使胃酸的分泌量明显减少，导致消化酶的活性大大降低，从而影响孕妈妈的食欲和消化功能。孕妈妈因此会出现食欲减退、偏食、恶心、呕吐等“早孕反应”。酸味食物能够刺激胃分泌胃液，有利于增进食欲，加强对食物的消化吸收，可有效减轻恶心、呕吐等症状。

性生活在孕早期要尽量节制

妊娠12周以前，胚胎和胎盘正处在形成时期，胎盘尚未发育完善，如果此时受性活动的刺激，易引起子宫收缩，加上精液中含有的前列腺素，更容易对孕妈妈的产道形成刺激，使子宫发生强烈收缩，引发流产。而且性高潮时强烈的子宫收缩，有使妊娠中断的危险，所以孕早期1～3个月的孕妈妈应尽量避免性生活，特别是有习惯性流产史者，更应绝对禁止。

此外，如果孕妈妈有以下5种情形中的一种或一种以上，在孕早期甚至整个孕期都应该谨慎性生活，最好咨询妇产科医生获取专家意见。

1. 有习惯性流产历史的。

2. 有子宫颈闭锁不全历史的。

3. 有早产历史或早期破水症状的。

4. 患有阴道炎或重大内科疾病的。

5. 患有产前出血或前置胎盘情形的，应绝对禁止较深入的性交方式，以免引起大量出血。

冷水澡有可能引起子宫收缩

孕妈妈身体会感觉比孕前热，尤其是在夏天，因此总想浸泡在冷水中洗澡，其实这样做会带来不少害处。

孕妈妈在怀孕以后，自身的营养除维持本身各组织器官的需要外，还要供应给胎儿，身体的负担变重，体质变得脆弱，抵抗力有所降低，对外界不良刺激的防御功能也有所减退。此外，皮肤毛细血管通透性增强，肤质疏松薄嫩，如果在这种情况下用冷水洗澡，容易引起感冒，严重的话会造成发烧，引发咽喉炎、扁桃体炎、关节炎等种种不适。

另外，大量冷水刺激会使孕妈妈的血管骤然收缩，使得子宫中的供血减少，胎儿会因此缺少氧气和养分供应，从而影响生长发育。冷水的频繁刺激还会引起子宫收缩，在孕早期胚胎还不稳定的情况下很容易引起流产。

孕期洗澡、泡脚的注意事项

孕期洗澡可选择洗温水澡，还可选择泡脚的方式放松身体。孕期洗澡、泡脚需注意以下问题。

温度

水温以37～39℃为宜。孕妈妈可以用手肘测试一下水温，和手肘温度差不多即可。也可以借助温度计，最好在洗澡的过程中随时注意温度计的数值变化。

须知，高于39℃的水温只需要10～20分钟的时间就能够让孕妈妈的体温上升，由于孕妈妈的血液循环有其自己的特点，有的可能会因热水的过度刺激，致使心脏和脑部无法应对而出现休克、晕眩和虚脱等情况。

时间

洗澡时间不能超过30分钟。长时间在高温热水中，会使母体体温暂时升高，破坏羊水的恒温，损害胎儿的中枢神经系统。

泡脚的时间控制在20分钟左右，泡脚时间过长的话，会引发出汗、心悸等症状。

为防止感染，孕期尽量少泡澡。

安全

浴室内应增添防滑垫以防滑倒。泡完脚后不要随意对脚部进行按摩，因为脚底是身体很多部位的反射区，随意按摩，可能引起宫缩，导致流产。按摩型的洗脚盆，怀孕期间就不要再使用了。

此外，除非有专业人士的指导，否则泡脚时不要随意在水中添加药材。患有脚气的孕妈妈，病情严重到起泡时，不宜用热水泡脚，因为这样很容易造成伤口感染。

斯瑟蒂克胎教，成功的胎教案例

美国一对普通的夫妇培养了4个天才儿童：

大女儿5岁时，从幼儿园一下子升到高中一年级，10岁便成为当时全美最年轻的大学生，其他3个女儿也同样优秀。4个孩子的智商都在160以上，都被列入了仅占全美5％的高智商者的行列。

因此，这对夫妇所采用的胎教方法一时之间成为人们的话题。后来人们根据这对夫妇的名字，把这种胎教法称为“斯瑟蒂克胎教法”。

斯瑟蒂克夫妇一直坚信“每一个胎儿都是天才”，正是在这种观念下，他们从怀孕开始的时候起就坚持对胎儿说话，还利用卡片教授胎儿文字和数字。除此以外，他们的胎教方法还包括听音乐和浏览图书，以及将准爸爸和孕妈妈的生活趣事用非常自然的语调说给胎儿听。

斯瑟蒂克胎教法的中心思想是，只要以准爸妈对胎儿的爱为基础制订完全的怀孕计划，并积极地将其付诸实践，无论是谁都可以生下聪明伶俐的宝宝。

/温馨提示/

“神童”（智力超常儿童）是良好的先天遗传和后天教育综合影响的结果，胎教虽然能在一定程度上促进胎儿大脑发育，但单凭胎教是不能塑造出“神童”的。

不要用孕育神童的心态对待胎教

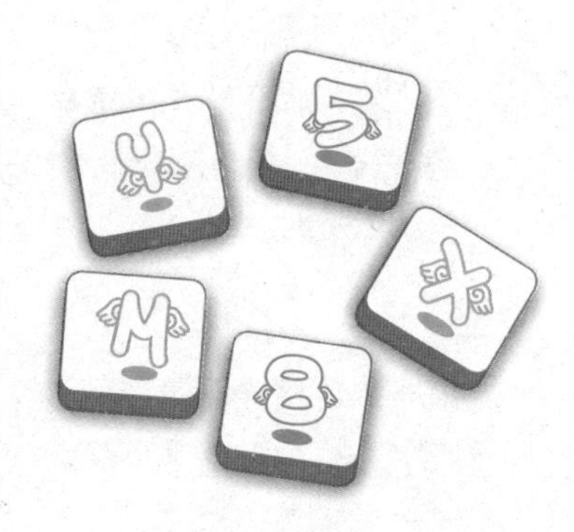

实施胎教的主要目的是让胎儿的大脑、神经系统及各种感觉功能、运动功能发育更健全完善，为出生后接受各种刺激、训练打好基础，使孩子对未来的自然与社会环境具有更强的适应能力。准爸妈千万不要把胎教神化，更不要受到某些宣传的误导，认为只要胎教就能孕育出神童来，更不要因为孩子长大后发现并不如愿，就表现得非常失望而放弃教育。胎教一定要脚踏实地科学地进行。

要有健康、聪明的孩子，不要急于求成，而要选择最佳的方案进行科学胎教。科学的胎教需要准父母对胎教有正确认识，学习相应的知识、技能，用科学的方法进行。

胎教应按自然的发展规律，按胎儿的月龄及每个胎儿的发展水平进行。做到不放弃施教的时机，也不过度人为干预。在自然和谐中有计划地进行胎教，这样才可能获得最大的效果。

/温馨提示/

准爸妈在进行胎教的时候，心中不能有急功近利的思想，而应该怀着即将与胎儿相见的喜悦心情进行胎教，因为不顺应自然而去人为地制造天才是一种徒劳的行为。

本周特别提醒 处理好工作和怀孕的关系

准备怀孕的时候，很多备孕妈妈可能还在上班，这时就要提前规划，处理好工作和怀孕的关系。

某些特殊工种的孕妈妈要调离岗位

怀孕的头3个月是宝宝一生中发育最快的时期，也是最脆弱、最容易受侵害的时期。如果孕妈妈经常在充满病毒、高温、辐射、高化学物浓度、噪声大的地方工作，就容易使胎儿因为受环境影响而智力低下、畸形、死胎或流产。所以，从计划怀孕的那天起，一些特殊工作的孕妈妈就应当考虑调动工作，离开不利于优生优育的岗位。

1. 医护人员：身为医务工作者，必然经常与被各种病毒感染的患者密切接触，而其中的一些病毒（主要是风疹病毒、巨细胞病毒等）会对胎儿造成严重危害，使胎儿畸形或流产。从事传染病方面临床医务人员的孕妈妈在计划受孕期间最好申请暂时调岗，严防病毒性传染病的发生。

2. 经常接触电磁辐射的孕妈妈：从事电磁辐射研究、电视机生产以及医疗部门的放射线工作的孕妈妈都属于这一类，应当早日离岗，避免畸胎、先天愚型胎儿和死胎的发生。

3. 经常接触化学物质的孕妈妈：镉、铅、汞等重金属容易导致死胎和流产，二甲苯、苯、汽油等有机物会使孕妈妈流产率增高，氯乙烯可使孕妈妈所生宝宝患先天痴呆的概率提高。这些岗位的孕妈妈都应在孕前1年开始调换工种，规避化学物质对胎儿的伤害。

4. 从事高温作业、振动作业，在噪声环境中工作的孕妈妈：工作环境的温度过高、振动过剧烈、噪声过大均可对胎儿的发育造成不良影响，在这些环境中工作的孕妈妈也应暂时调离岗位，以保证怀孕后的母婴健康。

提高工作效率，减轻工作压力

既然决定怀孕，就应该学会提高工作效率，尽量避免工作对生活时间的占用，在工作与生活之间找到平衡。如果工作任务繁重，先不要着急，可以先将工作分类，然后先做最紧急的20％，再做次紧急或重要的50％，剩下的30％可选择尽力而为或者放弃。

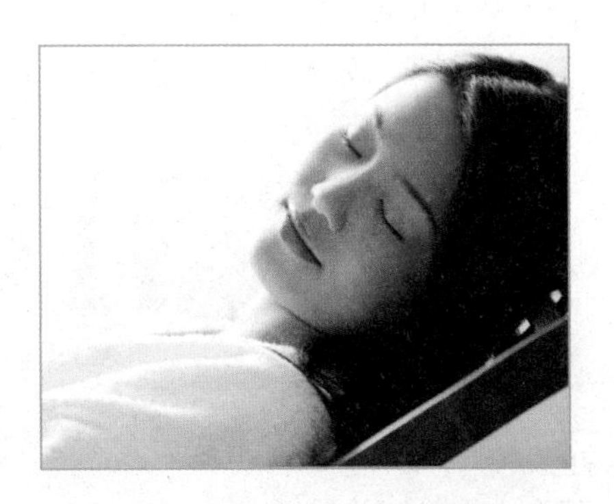

怀孕第3周 怀孕真相

胎儿发育状况

本周的胚胎比前两周略微大了一点点，不过也仅仅是大约1.25毫米长。因此，就算是孕妈妈已经知道自己怀孕了，别人却很难发现你体形上的变化。

本周胚胎发育的最关键一点就是心脏开始形成了，不过你还听不到它的跳动。这一周胚胎的基本骨架逐渐形成，中枢神经系统、肌肉、骨骼开始发育起来。

科学安排孕期早餐

孕妈妈一定要坚持吃早餐。

有的孕妈妈平时作息不规律，晚睡晚起，没有吃早餐的习惯；有的孕妈妈怀孕前就不注重早餐，觉得吃早餐太麻烦，而且由于不觉得不吃早餐有什么不适，于是怀孕后依然不吃早餐。

这些认识和习惯都是错误的。早餐对常人来说非常重要，对孕妈妈来说更加重要。

怀孕后，孕妈妈的身体负担逐步加大，不仅自身需要及时的营养补充，腹中的胎儿也需要从母体吸收营养用来生长发育，孕妈妈以为自己不吃早餐没有什么不适，但胎儿会在这种长期的不规律的饮食环境中受到伤害。不吃早餐还很容易引起孕妈妈低血糖导致头晕。到了孕晚期直至临产，特别是分娩时孕妈妈需要一定的体力，这都需要前期的营养和能量的储存。因此，孕妈妈怀孕后更要注意早餐质量，不仅要吃早餐，而且还要保证质量。

孕妈妈的早餐应该吃温热的食物，以保护胃气。可以选用热稀饭、热燕麦片、热奶、热豆花、热面汤等热食，这些都可以起到温胃、养胃的作用，尤其是在寒冷的冬季，这点特别重要。北方的孕妈妈还要注意改掉早餐吃油条、油饼的习惯，炸油条、油饼使用的明矾含有铝，影响宝宝智力发育，因此孕妈妈要尽量少吃油条、油饼。

有些孕妈妈由于之前没有吃早餐的习惯，在乍一开始吃早餐后，可能会存在些许不适，吃不下早餐，这时可以选择食用一碗杂粮粥、一个水煮蛋，再加上一些清淡小菜，慢慢调整胃口。

有些孕妈妈会有晨起恶心的症状，这往往是由空腹造成的，这种情况下，早晨醒来后可以先吃一些含蛋白质、碳水化合物的食物，如温牛奶加苏打饼干，这样可以缓解恶心症状，然后再去洗漱。

合理的早餐营养结构中3大产热营养素——蛋白质、脂肪、碳水化合物的产热值的比例应该在12∶30∶60。

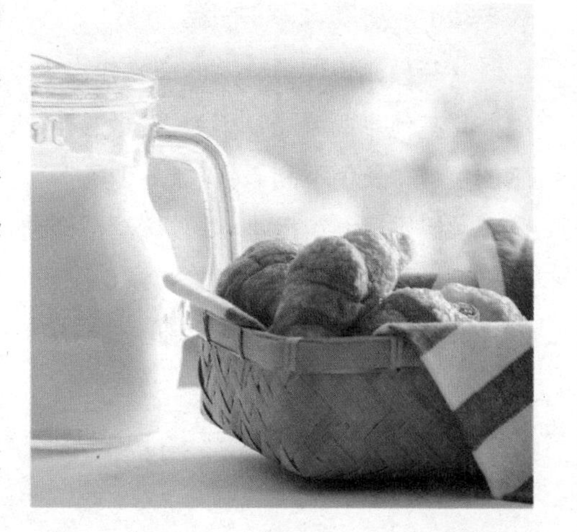

一日早餐推荐

牛奶或豆浆1杯、馒头或面包片2片、鸡蛋1个、少量蔬菜，另可适当搭配果酱或蜂蜜，做到营养均衡。

饮用“孕妇奶粉”注意事项

孕早期不用着急饮用“孕妇奶粉”

“孕妇奶粉”是在牛奶的基础上，添加孕期所需要的营养成分，包括叶酸、铁质、钙质、二十二碳六烯酸（DHA）等营养素配制而成的，比较符合怀孕女性的营养补充特点。

合理科学地饮用“孕妇奶粉”可以保证孕妈妈和胎儿所需的营养成分，促进胎儿的正常发育和孕妈妈的健康；“孕妇奶粉”中锌的充足含量对孕妈妈分娩有利，因为锌有促进平滑肌收缩的作用，可缩短产程顺利分娩。

孕早期可以不用喝“孕妇奶粉”，到了妊娠中、晚期可以将牛奶换成“孕妇奶粉”，以保障充足的营养。因为孕早期胚胎较小，生长比较缓慢，孕妈妈所需热量和营养素基本上与孕前相同。一般怀孕后，孕妈妈会比较注意饮食营养，而早期所需的营养又和普通人一样，所以在孕早期不需要马上食用“孕妇奶粉”，再加上早孕反应，孕妈妈可能也喝不下“孕妇奶粉”。

到了妊娠中期，随着恶心、呕吐等不适慢慢减退、消失，孕妈妈的胃口越来越好，胎儿所需的营养也越来越多。即便均衡饮食，也有相当一部分孕妈妈由于食量、习惯等，仍难以获得满足胎儿生长及自身健康的诸多营养素，尤其是钙、铁等。所以建议有条件的孕妈妈可以在孕中期、孕晚期，把孕期所需的牛奶换成“孕妇奶粉”，以弥补营养不足。

“孕妇奶粉”不宜多喝

“孕妇奶粉”虽好，但孕妈妈也不要大喝特喝，也不要在饮用“孕妇奶粉”的同时兼用其他牛奶制品，因为“孕妇奶粉”喝得太多或者和其他牛奶一同饮用会增加肾脏的负担，反倒不利于吸收。

孕妈妈日常饮用“孕妇奶粉”只要按照包装上注明的量，每天饮用2次，早晚各1次即可。而且每个人的饮食习惯不同，对营养素的需求也不完全相同，“孕妇奶粉”并不能面面俱到，孕妈妈最好能在医生的指导下进行适当的增减。

孕期喝水有讲究

怀孕期间由于胎儿的需要，体内水分增加，血液稀释，对水的需求量比平时要大。因此，孕妈妈应该多喝水，喝什么样的水、怎么喝，也要加以注意，因为这直接关系到胎儿的健康。

几种对身体有害的水

没有烧沸的自来水中含氯化物，对孕妈妈的健康不利。

久沸或反复煮沸的水中，亚硝酸根离子及砷等有害物质的浓度很高，对胎儿的健康不利。

孕期喝什么水最好

白开水就是烧沸的自来水。自来水含有许多人体所需的微量元素及矿物质。因此，孕妈妈应该把白开水作为主要饮料。

孕期如何喝水

怀孕后身体代谢量加大，容易出汗，排泄功能也会加强，这就需要足够的水分来参与代谢。孕妈妈可以根据季节、体重、工作性质等来决定每日的饮水量，通常情况下，每天至少要补充2 000毫升的水（包括蔬菜、水果和汤中的水）才能满足身体的需要。

另外，还要掌握好喝水时间，早晨起床后喝1杯水，能够补充睡眠中丢失的水分，利尿通便；日间活动或工作过程中，每隔1～2小时喝1次水；晚饭后2小时喝点水。不要等到口渴才喝水，口渴说明细胞脱水已经达到了一定程度，体内水分已经失衡，是缺水的结果。

避免频繁长途旅行与出差

身为职场中人，不少孕妈妈都会面临经常出差的问题，对于那些需要经常出差且不得不去的孕妈妈，有一些状况要特别留意。

目前的喷气式客机大都在1万米以上的高空飞行，虽然机舱内的空气经过压缩后，并不会使气压变低，但与地面气压相比，仍然较低。孕妈妈一旦搭乘飞机时间过长，就会影响腹中胎儿的氧气供应。此外，长途飞行还会使得静脉血液回流受阻，造成足部水肿及疼痛，尤其是足部曾受过伤的孕妈妈面临的危害更大，因此，在飞机上也需要经常站起来走动一下。还要尽量避免一人出行，以防出现异常情况时无人照顾。同样，在乘坐火车时，孕妈妈也有必要站起来在车厢里走动走动，利于血液循环。

孕妈妈也要避免长途旅行。长途旅行搭载的交通工具通常为火车、飞机，这些场所人多嘈杂，空气流通也不太好，而且容易发生挤碰。还有一些孕妈妈喜欢闲暇时跋山涉水，怀孕后这些旅行与活动都应适当减少。孕早期，孕妈妈不要做过于剧烈的运动，一些活动不妨等到孕中期或者胎儿出生后进行。

孕早期不宜剧烈运动

在小生命还没有十分稳定的妊娠第1月，孕妈妈不适宜做剧烈运动，以免引起流产、早产或阴道流血等。可选择缓和的运动，其中散步是最适宜的运动，它有利于孕妈妈和胎儿的身体健康。

如果孕妈妈以前有散步习惯，那么要继续保持；如果以前不是很喜欢散步，也可慢慢开始，轻缓步行20～30分钟，让自己的身体慢慢活跃起来。散步时，不要走得太急，要放松步伐，慢慢走，不要使身体受到振动，妊娠早期尤其注意这一点。

散步时应选择风和日丽的天气，出现雾、雨、风及天气骤变时最好不要外出，以免感冒。

此外，孕妈妈还可以选择游泳、孕妇体操等运动。原来运动强度不大，且孕前习惯的运动仍可继续进行。但孕早期的运动时间不能太久，否则会导致胎儿摄取不到足够的氧气，而影响发育。

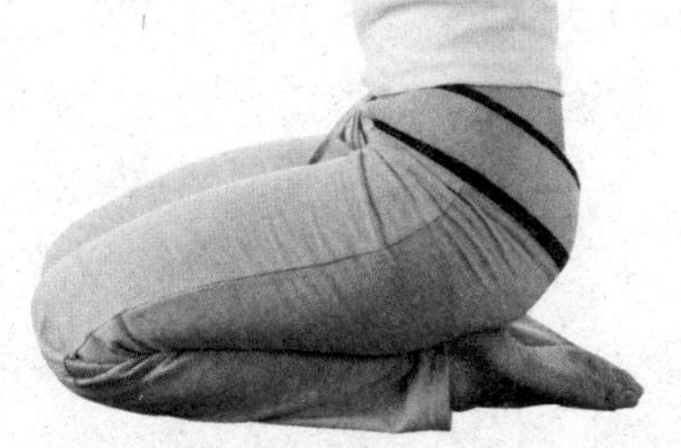

孕早期的运动一般以孕妈妈不感到疲劳为度；也可以运动停止后15分钟之内心率能否恢复到运动前的水平，作为衡量运动量的标准。

如果身体不太好最好不要做运动，因为本月胚胎在子宫里还没有牢固地“扎下营盘”，运动失当很可能会导致流产。

孕妈妈不仅要吃好喝好心情好，也要适度地“动”好。坚持每天适度运动，同时呼吸新鲜空气，可以改善机体神经系统和肺部换气功能，促进人体新陈代谢，提高机体免疫力，同时还可增加胎儿的血氧，利于优生。

/温馨提示/

运动时，孕妈妈需注意以下几个方面。

环境方面：运动时孕妈妈应在平整的水平面上运动，避免受伤。不要在炎热、潮湿的天气中进行锻炼。运动时注意体温不要超过38℃。

衣着方面：孕妈妈运动时应穿着宽松而舒适的运动衣及合脚、防滑的运动鞋。

饮食方面：孕妈妈应在进食最少1个小时后再运动。运动前后和中途都要及时补充水分。进行运动计划时，摄入孕期需要的足够热量，每天比怀孕前多1 255.20千焦。

有害辐射源要远离

电磁炉：电磁炉是各种家用电器中产生电磁波较多的，做饭时最好使用可以盖住整个炉面的大锅，以阻隔电磁波发出的能量，用完之后先切断电源，然后再把锅拿开。

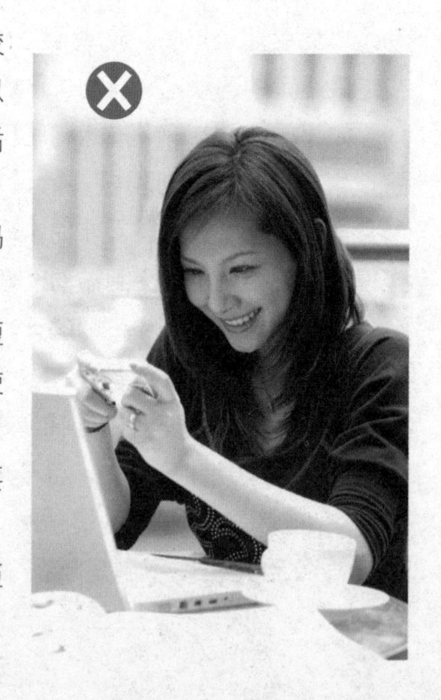

微波炉：相对来讲，微波炉辐射最强，孕妈妈应尽量远离。

手机：接听手机时尽量佩戴耳机并且长话短说。手机在拨出但还未接通时辐射最强，此时要使它远离身体。建议孕妈妈在孕早期不要使用手机。

电视机：不要关灯看电视，与电视机距离不要低于2米，且连续看电视不要超过2小时。

电脑：身体与电脑屏幕保持30厘米以上的距离，避免在电脑背面工作。

常见的4大胎教误区

胎教方法要根据胎儿的生长发育规律来进行，如果使用不当，不仅起不到胎教应起的作用，还可能会对胎儿造成一定的伤害。以下4大胎教误区，准爸妈应当尽量避免。

4大胎教误区

随时随地进行直接胎教

胎儿绝大部分时间在睡眠中度过，有时会翻身引起胎动，胎动并不是胎儿闲来和人玩耍，有可能是胎儿换个姿势继续睡觉。

随时随地进行的胎教有可能打搅胎儿的睡眠，所以胎教应遵循胎儿生理和心理发展的规律，不能随意进行，更不能一感受到胎动就开始进行拍打“胎教”。

首先，一定要选择胎儿苏醒时进行胎教，且每次不超过20分钟。其次，每天要定时进行胎教，让胎儿养成规律生活的习惯，同时也有利于出生后再认知，为其他认知能力的发展奠定基础。再次，胎教要有情感交融。在施教过程中，父母应注意力集中，完全投入，与胎儿共同体验，建立起最初的亲子关系。

任何乐曲都拿来听

音乐通过母体的传递，被胎儿的听觉神经感受到时已不再是原有意义上的和谐的旋律与节奏，而只是一个单纯的物理声波，如果音乐选择不当，那就是有害的噪声，它有可能对胎儿造成干扰和易激惹性。

不管是什么音乐全都拿来给胎儿听是一种认识误区。最好听一些舒缓、欢快、明朗的乐曲，而且要因时、因人而选曲。怀孕早期，妊娠反应严重，可以选择优雅的轻音乐；怀孕中期，听欢快、明朗的音乐比较好。

胎教音乐越大声越好

不少孕妈妈，把“胎教音乐”当做培养“神童”的智力胎教法宝，并直接把录音机、收音机等放在腹部上，让胎儿听音乐。这是一种认识误区，特别是不合格的胎教音乐磁带，将会给母腹中的小宝宝造成一生无法挽回的听力损害。

除了要尽量避免嘈杂的音乐外，进行音乐胎教时，声源最好离孕妈妈腹部2厘米左右，一定不要将声源直接放在腹部上。音频应该保持在2 000赫兹以下，声音不要超过85分贝。此外，孕妈妈还要注意不要听一些低沉、悲伤的音乐，多听一些优美、欢快的音乐。

直接胎教越早开始越好

胎儿绝大部分时间都是在睡眠中度过，而睡眠也是让胎儿迅速生长发育的方式，准爸妈们在宝宝还没有足够的认知、记忆能力的时候就进行胎教，既没有意义，更可能骚扰胎儿睡眠，影响他们的生长发育。

可根据胎儿的生长发育规律，在合适的周数分别开展不同的胎教，如怀孕16周时可以逐步开始音乐胎教和语言胎教，怀孕20周时可经常使用抚摸胎教。

这样的行为会影响胎教效果

不良情绪

孕妈妈精神紧张、大喜大悲、情绪不定，会使母体内的激素分泌异常，造成对胎儿大脑发育的危害。孕妈妈要格外注意精神卫生，使自己精神愉快，心情舒畅，对生活充满希望。

不合理的语言教育

大声粗暴地训话，会造成胎儿烦躁不安。胎儿生下来以后，会变得十分神经质，以致对语言有一种反感和敌视态度。孕妈妈说话要注意用词，忌粗口、脏话。

不合理的运动教育

运动是很有效的一种胎教方式方法，但是不合理的运动就是胎教中的大忌。与胎儿做运动联络时，要轻轻抚摩胎儿，每天2～4次为宜，有时胎儿也会不遵母命，此时就要耐心等待，不要急于求成。做运动胎教时，动作不宜过猛。

/温馨提示/

随着胎儿逐渐“长大”，胎儿的感觉器官和神经系统无时无刻不在接收来自母体内外的信息。他能感知母亲的心跳，甚至还能“体察”母亲的情绪和精神活动。母亲和胎儿之间的种种奇妙的联系最终构成了胎教成功的基础。

比平常更加敏感

孕1月的孕妈妈大多没有什么感觉，外观上也看不出有什么变化，但怀孕可能会使有些孕妈妈变得比较敏感而出现一些不适。

如不能闻一些特定的气味，平时喜欢的食物却可能产生恶心、呕吐的感觉，也有可能会特别喜欢某一种气味，如甜味等。还有一些孕妈妈因为怀孕而特别钟情于某一

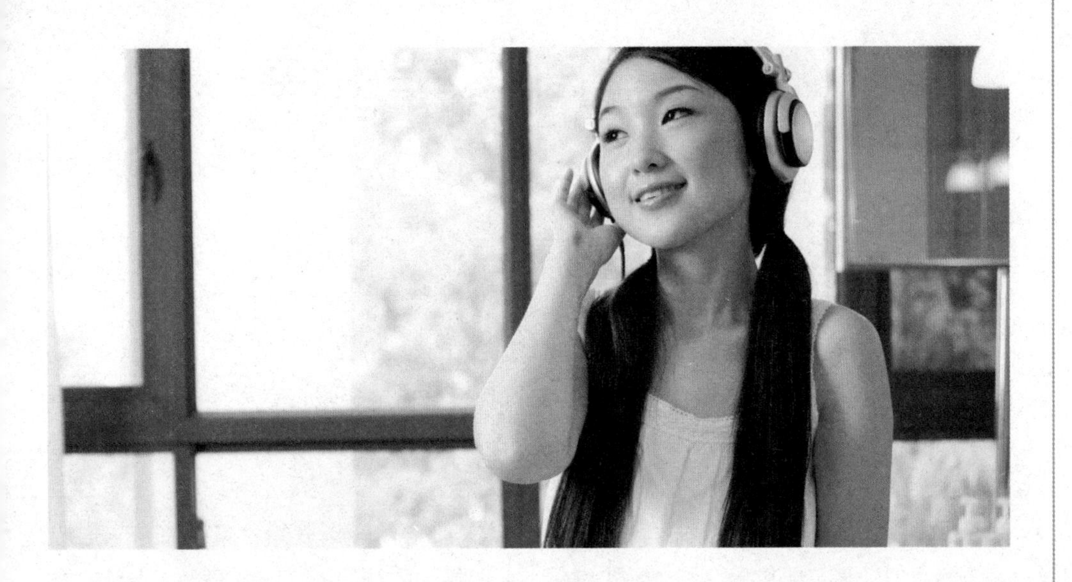

种食物，如酸味食物等。

并不是敏感的就是好的，有的孕妈妈怀孕后发现自己开始喜欢闻汽油的味道，这可不能跟着感觉走，汽车尾气对胎儿有很大的伤害，一定要避免接触。

本周特别提醒 恶心、呕吐

怀孕早期最常见的症状是恶心，大部分孕妈妈在怀孕5～6周时感到恶心，也有一些孕妈妈在怀孕2周时就感到恶心。发生这种现象是由于孕妈妈身体受黄体酮分泌增加的影响，使得胃肠消化系统发生了变化。

伴随恶心症状的还有呕吐，这也是正常的早孕反应。恶心、呕吐可能会在一天当中的任何时候发生，一般情况下这种症状会在怀孕的第4个月自行消失。

孕吐是妊娠期的正常反应。发生孕吐时，孕妈妈的胃口可能会受到影响，常常一吃就吐，一吐就很难受。有些孕妈妈因为不习惯这种情况就克制自己不吃东西，这种做法是错误的，因为孕早期需要正常合理的饮食补充营养，如果因此克制饮食，不仅不能解决孕吐问题，还可能因为不吃东西而造成营养的缺失，对孕妈妈自身和胎儿的健康造成伤害。

因此，孕吐严重的孕妈妈还是要坚持进食，进食时间可以不用限制，可在两次呕吐之间进食。孕妈妈不用按食谱进食，可以根据此时的喜好多吃自己喜欢的食物，尽量多吃，等到恶心、呕吐的情况缓解后，再逐步补充其他营养。此外，孕吐如果非常严重的话，可以咨询医生，在医生指导下服用适量的维生素B_6，以减轻妊娠反应。

怀孕第4周 安营扎寨

胎儿发育状况

进入怀孕的第4周，你是否能感觉到自己身体的变化呢？

胚胎的长度增加到4毫米，重量为0.5～1克，非常的轻哦。有长尾巴，身体朝中间弯曲着，像个海马。孕妈妈一定会觉得很不可思议吧，胎儿在肚子里长到第4周时竟然像个海马。

另外，孕妈妈为胚胎传输营养物质的通道——脐带逐渐开始发育。脐带未形成时，胎儿的营养主要靠胎盘和绒毛来提供。胚胎原来的神经孔会闭合起来，大脑的雏形脑泡形成。原肠形成，各种脏器就是由原肠发育而来的。眼杯、听泡、鼻窝及肢芽的雏形随之一一出现。血液循环开始建立。

不管孕妈妈是否能感应得到，但这个时候胚胎已经开始像蚯蚓一样蠕动了。

孕期不宜喝咖啡和浓茶

很多孕妈妈都有喝咖啡和浓茶的习惯，怀孕之后这些都要远离。

咖啡内的咖啡因会通过改变女性体内雌、孕激素的比例，间接抑制受精卵在子宫内的着床和发育。

有研究表明，每天摄入300毫克咖啡因，可使受孕概率下降27％。此外，如果在孕期饮用咖啡因饮料，孕妈妈可能会出现恶心、呕吐、头痛、心跳加快的症状。咖啡因还能够通过胎盘进入胎儿体内，刺激胎儿兴奋，甚至会影响其大脑、肝脏、心脏等器官的正常发育。

茶叶的好处不少，还含有丰富的锌，孕妈妈饮适量淡茶，所生婴儿的血液中含锌量也较高。切忌喝浓茶。浓茶中的单宁酸会与铁结合，降低铁的正常吸收率，易造成缺铁性贫血。大量的单宁酸还会刺激肠胃，会影响其他营养素的吸收。

可以稍微喝些淡茶水。喝淡茶无论对孕妈妈还是胎儿都是有益的。

每次用3~5克茶叶泡水，同一杯茶冲泡2～3次即可。爱喝茶的孕妈妈不妨少量饮用些淡绿茶，能减轻口中不适。

避免食用易导致流产食物

妊娠期间，孕妈妈注意营养摄入的同时，也要注意避免食用容易对自己或者胎儿产生不利影响的食物。

下表中列出的都是对保胎、安胎不利的食物，供孕妈妈参考。

名称	存在影响
薏苡仁	对子宫平滑肌有兴奋作用，可促使子宫收缩，因而有诱发流产的可能
马齿苋	性寒凉而滑利，对于子宫有明显的兴奋作用，能使子宫收缩次数增多、强度增大，易造成流产
桂圆	性温味甘，极易助火，动胎动血。孕妈妈食用后可能会出现燥热现象，甚至引起腹痛、“见红”等流产症状，导致流产或早产
杏、杏仁	味酸性热，有滑胎作用
山楂	对子宫有收缩作用，孕妈妈若大量食用山楂食品，会刺激子宫收缩，甚至导致流产
芦荟	芦荟含有一定的毒素，孕妈妈若饮用芦荟汁，会导致骨盆出血，甚至造成流产
螃蟹	性寒凉，可用于活血祛瘀，也因而对孕妈妈不利，尤其是蟹爪，易引发流产
甲鱼	性寒，有滋阴益肾的功效，但同时还有着较强的活血散瘀作用，孕妈妈若误食容易造成流产

如果孕妈妈不小心食用了上表中的某些食物，也不要过于惊慌。如果食用量很小，一般不会出现危险。如果食用量很大，或者饮食后感觉身体不适，要及时去医院进行咨询。

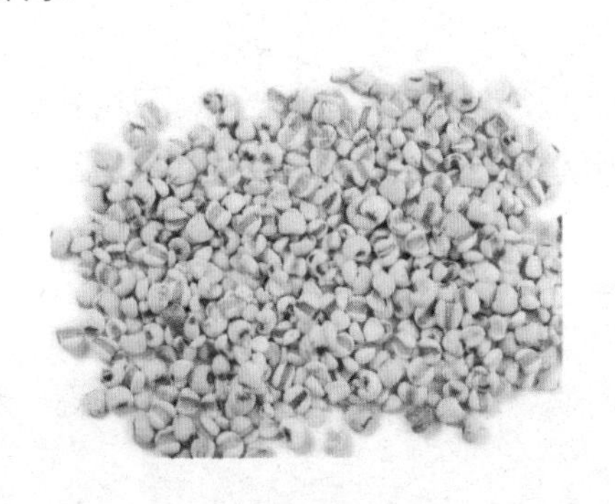

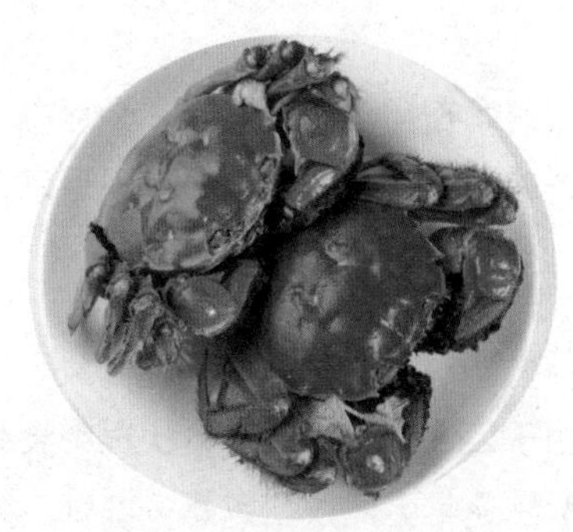

补充足量蛋白质

孕妈妈需要蛋白质来维持子宫、胎盘、乳腺组织及全身组织器官的功能。胎儿也需要补充足量的蛋白质帮助身体成长发育。

蛋白质是细胞分化、器官形成的最基本的物质，在胎儿的整个生长全过程中，蛋白质都起到了极为重要的作用。如果孕妈妈缺乏蛋白质，影响的不仅仅是胎儿的身体生长，还将影响胎儿大脑的发育。

胚胎发育过程中一直在以一定速度储存蛋白质，妊娠1个月时，蛋白质的储存速度为0.6克/天，这个时候胚胎还缺乏合成氨基酸的酶类，不能自身合成所需的氨基酸，全部蛋白质需求都须由母体供给。因此，孕妈妈需要补充足量蛋白质，为胎儿提供坚实的发育基础。

一般来说，孕妈妈每天最低摄入蛋白质40克，才能维持母体的蛋白质平衡。孕早期胎儿较小，对蛋白质的需求不是很大，此时孕妈妈的蛋白质摄入量可增加到80克/天，孕中期可以增加到90克/天，孕晚期可以增加到95克/天。

牛奶、鸡蛋、肉类、鱼虾类是优质的动物蛋白食物。豆、豆制品、干果类、花生酱、芝麻酱等是优质的植物蛋白食物。

除正常的饮食外，孕妈妈可以服用适量合格优质的蛋白质粉帮助补充蛋白质。以每勺蛋白粉可提供8克纯蛋白计算，孕早期每日可补充约1勺半的蛋白质粉，分两次食用；孕中期，每日可补充约两勺半的蛋白质粉，分2~3次食用；孕晚期，每日可食用3勺蛋白质粉，分3次，1次1勺即可。

蛋白质的补充并无严格的规定，身体条件特殊的孕妈妈要根据医生的建议选择合理的蛋白质补充方式，还要结合日常的饮食状况进行合理调整。

可以进行柔缓的瑜伽运动

孕妈妈在怀孕后，可以小心地做一些柔缓的瑜伽动作。适当地练习瑜伽可以帮助孕妈妈减轻因怀孕引起的负重不适感，增强体质，并可以增强盆腔底部韧带的功能，对顺利分娩有一定作用。

适宜练习的瑜伽动作

由于每个孕妈妈的身体状况都会有所不同，再加上怀孕后身体的特殊性，专业的瑜伽教练通常会建议孕妈妈多做以下练习：

瑜伽静心的练习；强化腰腹部力量的练习；强化呼吸力的练习。

这样的练习运动幅度较小，但能使呼吸深长舒缓，保持精神的安定，加强腹压，增强腰力，对孕妈妈的身体抵抗力和心境调节都有好处。同时有利于孕妈妈血液循环的增强，由于胎儿与孕妈妈是血脉相连的，也增加了对胎儿的氧气和营养供给，可以促进胎儿大脑和身体的发育。

无瑜伽练习经验的孕妈妈不建议仓促开始

一切对胎儿与母体有益的锻炼都应当在确保安全并适合孕妈妈个人身体情况的前提下进行。孕前就已经有瑜伽练习经验的孕妈妈，可以在医生的许可下进行适当的练习，并且每次练习都应当确保动作的和缓与轻柔，每次练习时间以不超过半小时为宜。

孕前未接触过瑜伽的孕妈妈，尤其是一些身体状况并不是很健康的孕妈妈不适宜孕后仓促开始学练。因为孕早期正是流产的高发期，没有基础与经验的练习很容易对胎儿造成影响。

如果有练瑜伽的打算与热情，最好在怀孕前就开始尝试接触，并学习基本技巧。一定要请专门的瑜伽教练讲授正确的瑜伽姿势，避免错误的姿势为自己带来困扰。

怀孕4个月后，母体与胎儿的情况都比较稳定，这时如果想练习瑜伽，也可以找专门的孕妈妈瑜伽馆与专业的教练尝试学习，无论何时都应避免选择那些强度大的动作来练习，一切动作都应以缓和的动作和从容的心情去做。

/温馨提示/

孕妈妈如果存在以下问题，应该及时前往医院进行咨询，得到医生的同意方可进行锻炼。

有早产的经历。

有习惯性流产经历，或人工流产3次以上。

怀孕期间曾出现下腹部痉挛绞痛、阴道点滴性出血或大量流血现象。

患有严重心脏病或肺病。

怀孕前或怀孕后患有糖尿病。

患有高血压。

肢体残疾或患有肌肉骨骼疾病。

孕双胞胎或多胞胎。

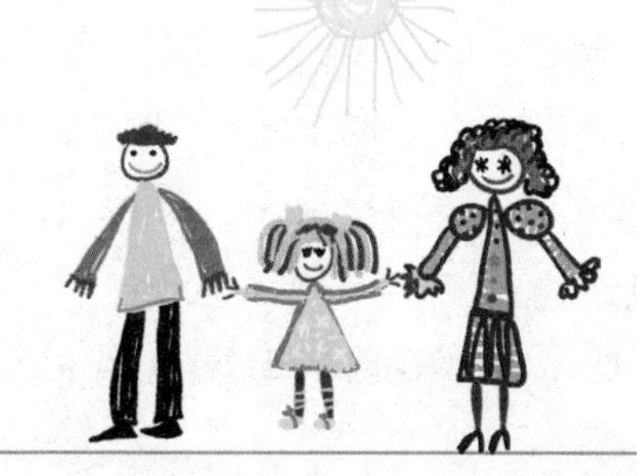

开始孕妇体操

有人认为孕妇体操不适合孕早期的孕妈妈来锻炼身体，担心身体运动过于剧烈而引起流产。事实上，在不感到疲劳的情况下，孕妈妈的正常工作或运动是一举两得的好事，对母体和胎儿都有好处。

练习孕妇体操的注意事项

孕妇体操的项目是多种多样的，孕妈妈可以根据自己的身体状况选择合适的项目进行锻炼，只要运动程度在正常范围之内，都是可以达到锻炼的效果的。孕妇体操是依据孕期身体的变化而编排的运动疗法，其目的主要有二：帮助孕妈妈安全度过孕期，有助孕妈妈顺利分娩。

妊娠开始后，每天做孕妇体操，不仅可以活动关节，锻炼肌肉，使孕妈妈感到周身轻松，精力充沛，同时还可以为未来胎儿的身心健康打下良好基础。

孕妇体操虽好，但不可操之过急。刚开始练习孕妇体操，一定不要勉强自己，做操强度与次数要依自身身体状况而定，以后可逐日增加运动量。早起不要做操，可以选择沐浴后适量运动，所谓适量即每次做操做到身体微微发热，略有睡意即可。

身体不舒服、生病期间要暂缓做操的次数、强度与种类。

/温馨提示/

妊娠初期，孕妈妈可以先从腿部的运动或放松等比较轻松的孕妇体操开始，随着胎儿的逐步发育，可以慢慢地增加体操种类。但有些姿势会使胎儿在腹中逆转，所以怀孕8～9个月时不要做。

推荐3种孕妇体操动作

以下推荐3种可以进行的孕妇体操，孕妈妈可以根据自己的情况进行选择。

呼吸运动

仰卧于床上，略微提气。用鼻短促地重复呼吸5次，然后嘴微微张开，慢慢地把气呼出，重复练习。

扩胸运动

双手在胸前曲肘平举，手心向下，然后双手分开，手心向上，向两侧扩展。重复练习，每天坚持1～2次。

腰部运动

自然直立，双手叉腰，然后轻缓地向前、后、左、右推动胯部，重复练习。腰部运动可以锻炼腹肌、背肌，为胎儿长大时腹部的承受能力做准备。孕早期练习次数不宜多，孕中期可适量增加。

练习孕妇体操最好得到医生的许可，可向医生征询意见。练习过程中如果感到身体不适、疲劳要立刻休息，如果有轻微出血或其他情况要赶紧去医院进行检查。

每日最佳胎教时间段

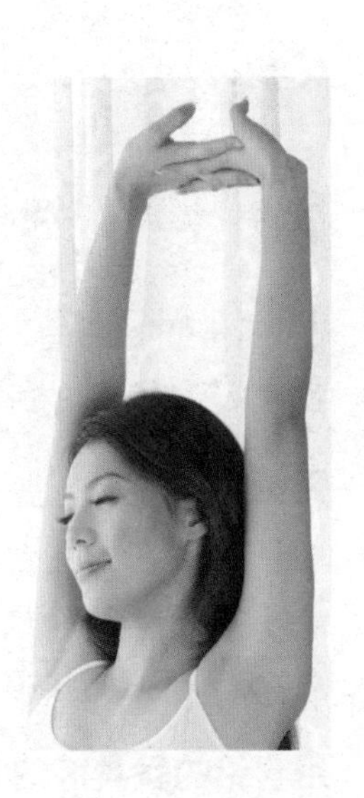

中午12点

这时，人的视力处于最佳状态，可以明朗、清晰地看到美丽的风景，孕妈妈可以在这段时间去欣赏优美的绘画作品。

晚20～23点

这个时间是孕妈妈听觉最敏感的时间，也是最佳胎教时间。孕妈妈吃完晚饭后稍作休息，精神慢慢恢复，此时便可开始进行胎教。最好能和准爸爸一起进行，效果会更好。

胎教要持之以恒

有研究表明，在胎儿大脑神经系统发育完善的过程中，孕妈妈受到外界良好的刺激，心理状态良好，促使内分泌功能的平衡协调，通过血液流经胎盘到达胎儿体内，从而有利胎儿生理特别是大脑的发育，达到胎儿天资向良好的方向发展的目的。

如果希望有良好的胎教效果，就必须持之以恒，天天实践。

乳房触痛

怀孕后，大部分孕妈妈都会明显感到乳房变大，而且乳房的触碰感觉也会发生变化。这种现象也是怀孕早期常出现的症状，孕妈妈不必紧张。

怀孕后乳房的变化主要为：乳头变得更加坚挺和敏感，乳晕扩大，颜色渐深，乳房逐步增大，并有发紧、沉重感、胀痛感。这是因为孕激素水平的升高促进乳腺葡萄状腺体的气泡的生长，血液更多流向乳房，脂肪组织也开始在延展开来的乳汁输送管和腺体周围积蓄、围绕、沉淀。

乳房的增大主要是为以后的哺乳做准备。有些孕妈妈的乳房会开始变得非常敏感，有时会有些刺麻的感觉，这种感觉通常在几周后消失。

怀孕后面对这一变化的孕妈妈首先需要换一个松紧度适宜的胸罩，最好是可调节的胸罩，既为乳房提供足够的支撑，又要有宽松的空间保证乳房的舒适度。

感到乳房胀痛不适时，可以采取热敷、按摩等方式来缓解疼痛。孕妈妈可以用手轻柔地按摩乳房，促进乳腺发育。睡觉时，脱下胸罩，有利乳腺的血液循环。

! 本周特别提醒 注意避免食物中隐藏的致畸物

孕期开始后的3～6周，正是胎儿中枢神经系统生长发育的关键时期，也是最易受到致畸因素影响的时期。因此，孕妈妈在这一段时间尤其要注意避免致畸物的影响。

受铅污染的水

老旧的水管中含有的铅也可能会进入自来水里，所以从自来水中接饮用水之前，最好先打开水龙头放几分钟水，或者使用自来水过滤器。另外，如果孕妈妈家中有热水管道，不要直接喝热水管道里的水，不要用这种热水来做饭。

用含铅的餐具盛的食物

如含铅的玻璃制品和含铅釉的瓷器，这些餐具中的铅会慢慢溶解到食物中，孕妈妈长期误食，就会影响到自身和胎儿的健康。

含汞的鱼

日常生活中，孕妈妈接触汞的最主要途径是吃了受汞污染的鱼类。位于食物链终端的大型鱼体内的汞含量最高，比如剑鱼、金枪鱼，以及一些生活在被酸雨污染的湖泊里的淡水鱼（鲈鱼、鳟鱼、梭子鱼等）。吃以上鱼类，最好每周不超过1次。

/温馨提示/

使用洗涤剂等日用洗化用品时，记着要戴上手套。同时要避免直接接触那些有浓烈气味或有严重警示标签的产品，比如某些炉灶清洁剂、卫生间瓷砖清洗剂等。避免接触农药、杀虫剂、杀菌剂。

怀孕第5周 顺利进入孕2月

胎儿发育状况

胚胎开始形成外、中、内3个胚层，每一个胚层都会逐渐分化为不同的组织器官。外胚层会分化为神经系统、眼睛的晶体、毛发、指甲及皮肤表层等；中胚层会分化为肌肉、骨骼、结缔组织、循环、泌尿系统；内胚层会分化为消化系统、呼吸系统的上皮组织及相关的腺体，阴道下段、膀胱等。最先分化出的是神经系统与循环系统的基础组织。

孕5周营养指导

怀孕第 5 周是胎儿器官形成的关键期，孕妈妈要继续补充叶酸及其他维生素、矿物质、蛋白质、脂肪等营养素，同时还要避免一切可能致畸的因素。

本月胎儿还很小，还不需要大量的营养素，孕妈妈只要保持饮食均衡即可满足胎儿的营养需求。在饮食安排上，如果孕妈妈以前的营养状况很好，体质也不错，一般来说就不需要再特意去加强营养。但如果自身营养状况不佳，体质又较弱，就应该及早改善营养状况，把增加营养当成孕早期保健的一项重要内容。

孕5周重点补充锌

锌是一种对人的发育和健康具有重要作用的微量元素。虽然锌在人体内的含量极少，还不到人体重的万分之一，却参与了人体200多种酶的组成，尤其是具有调节脱氧核糖核酸（DNA）复制、转译和转录作用的DNA聚合酶的组成，在人体蛋白质和核酸的合成、细胞的分裂、细胞分化和生长的过程中都是不可或缺的。缺锌会致胎儿发生宫内发育迟缓，免疫功能差，大脑发育受阻，中枢神经系统畸形等不良状况。所以，为了胎儿的健康，孕妈妈要注意补锌。

可以这么补锌

孕妈妈在整个妊娠期间，体内的锌含量应保持在1.7克左右，每天推荐的摄入量为20毫克左右。

牡蛎、鲜鱼、牛肉、羊肉、猪肝、猪肾、贝壳类海产品、蛋类、紫菜、面筋、烤麸、麦芽、黄豆、绿豆、蚕豆、花生、核桃、栗子、苹果等食物含有丰富的锌，孕妈妈可以根据实际情况选择食用。

硫酸锌、葡萄糖酸锌等补锌制剂，也是一个方便可靠的补锌来源。

温馨提示

不要过度补锌，过度补锌会对孕妈妈与胎儿造成危害：如抑制孕妈妈身体对铁的吸收，引起孕期缺铁性贫血，导致胎儿性早熟等。

口腔异味这样去除

怀孕初期会出现各种早孕反应，口腔异味就是其中之一。孕妈妈可以参考下面的方法去除口腔异味，重新拥有清新口气。

1. 清洁舌苔。当嘴巴出现怪味时，在刷牙后可以顺便清洁一下舌苔，并彻底清除残留在舌头上的食物，这样有助于消除口腔内的异味，并可恢复味蕾对于味道的正确感觉，而不至于对食物口味越吃越重。

2. 时常漱口、喝水。孕妈妈可以时常漱口，将口中的异味去除，也可以准备一些自制饮料，以除去口腔中的异味，并且注意饮食前后的口腔卫生。

3. 避免食用辛辣、生冷食物。为了顾及孕妈妈口味的改变和爱好，各式酸、甜、苦、辣的食物，孕期都可以酌量食用，但应避免食用过于辛辣的食物，以免刺激肠胃。

温馨提示

孕期的口腔异味也有可能是牙龈问题引起的，所以孕妈妈在怀孕之前检查一下牙齿也是非常必要的。同时很多疾病也会引发味觉改变或口臭，如上呼吸道、咽喉、鼻孔、支气管、肺部发生感染的时候都会有此现象，而患有糖尿病，肝或肾有问题的孕妈妈，也会有口气及味觉改变的问题。如果孕妈妈有特殊疾病史，或发生口气及味觉显著改变的情形，应由医生诊治以做诊断鉴别。

应当收起美容化妆品

尽量少化妆

化妆品抽查中经常发现部分化妆品有害物质超标，为了确保孕期安全，尤其是敏感关键的孕早期，孕妈妈要尽量少化妆。如果必须化妆，可参考以下建议。

1. 最好使用婴儿用的安全皮肤护理品。不要使用高科技生化产品、祛痘祛斑的特殊保养品及磨砂类产品。

2. 选择透气性好、油性小、安全性强、含铅少且品质优良的产品，否则天气热时不利于排汗，影响代谢功能。

3. 妊娠期不纹眼线、眉毛，不绣红唇，不拔眉毛，改用修眉刀。尽量不要涂抹口红，如果使用了，喝水时、进餐前应先擦拭干净，防止有害物质通过口腔进入体内。

如果孕妈妈嘴唇易干裂，可选用天然的维生素E来滋润嘴唇；还可以通过涂抹花生油或者是天然植物油来改善嘴唇干裂的症状。

4. 每次妆容的清洗一定要彻底，预防色素沉着。

5. 如果出席某些特殊场合必须要化妆，可以选择化淡妆，活动结束后进行彻底的卸妆。

慎用如下美容品

名称	危险因素
祛斑霜	很多祛斑霜都含有铅、汞等化学物质及某些激素，长期使用会影响胎儿的发育，有发生畸胎的可能
染发剂	据调查，染发剂不仅会引起皮肤癌，而且还会引起乳腺癌，导致胎儿畸形
脱毛剂	脱毛剂是化学制品，会影响胎儿健康
冷烫精	冷烫精会影响胎儿的正常生长发育，少数孕妈妈还会对其产生过敏反应
指甲油	指甲油里含有一种叫“酞酸酯”的物质，这种物质若被人吸收，不仅对人的健康有害，而且容易引起流产及胎儿畸形
香薰精油	部分精油对胎儿的发育不利，可能引起流产。孕妈妈要尽量少用香薰美容护肤，孕早期最好不用。孕妈妈在使用精油前，一定要咨询相关的专业人士和自己的妇产科医生

不同皮肤的护理方法

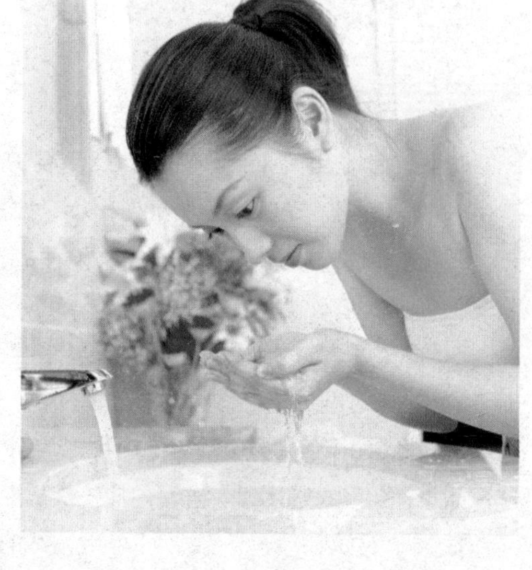

干性皮肤的护理

孕妈妈血容量较孕前增加，因此孕妈妈身体内所需要的水分会大量增加，所以可能很难保持皮肤的水润，皮肤容易干裂，特别是手和脚两处。

皮肤易干燥的孕妈妈可以这么护理皮肤：

首先，保持房间湿度适宜，避免频繁洗浴。

其次，每天可选择使用温和的洗面乳调整干性皮肤，使用具有保湿作用的润肤霜。外出时一定要涂防晒霜。如果皮肤出现脱皮等现象，可使用油性较高的润肤霜和增加涂抹次数。每周可适当使用一次保湿滋润的面膜。

油性皮肤的护理

在怀孕的前3个月，由于身体内的雌性激素水平激增，许多孕妈妈都会经历一个痘痘爆发的阶段，特别是怀孕前就属于油性皮肤的孕妈妈可能情况会变得更加严重。由于怀孕的前3个月是胚胎发育的重要阶段，所以对付这个时期的皮肤问题不能使用一般的祛痘产品。

在这个阶段，孕妈妈要避免选用含有水杨酸等磨砂作用的洗面乳、化妆品和润肤霜，以防对胎儿造成伤害。怀孕3个月后胎儿进入正常的发育阶段，如果此时皮肤仍然出油很多，可以使用一些比较温和的产品控油祛痘。

油性皮肤的孕妈妈可以使用温和的洗面乳清洁面部，1天两次，注意避免使用一些滋润型的产品，因为其所含的润肤剂会使毛孔堵塞，加重痘痘爆发。饮食上忌食辛辣油腻食物，多食蔬果，多喝水，保持代谢正常，可逐渐调理肌肤的油性状态。

温馨提示

进入孕期之后，由于体内激素水平的变化，孕妈妈的皮肤可能这个月很油，下个月就变得很干燥，皮肤护理不宜复杂、多变，只要根据孕期身体的变化合理调整饮食，适当使用健康护肤品即可缓解皮肤易干、易油的症状。

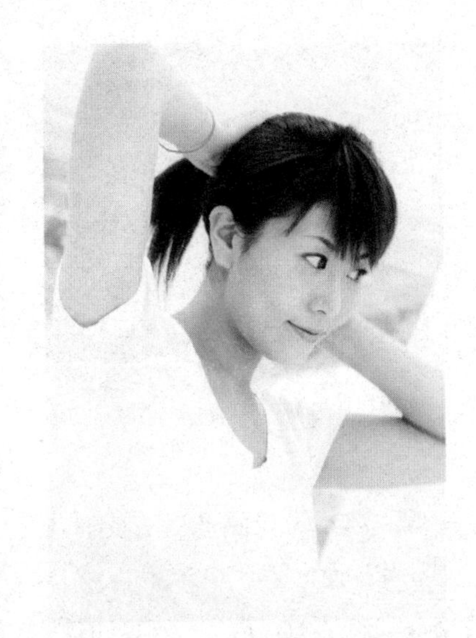

孕期皮肤常见3大问题

怀孕后身体的激素分泌会影响孕妈妈的皮肤，一些孕妈妈的皮肤可能会变得比怀孕前要好，一些孕妈妈的皮肤则可能会变得比孕前要糟。通常，怀孕后皮肤容易出现以下3大问题。

青春痘变多

孕期激素的变化可能会让原来干性的皮肤变为油性，油性的皮肤变为干性，也有可能油性的更油，干性的更干，身体内的新陈代谢加速，脸部皮肤由于油脂分泌过多而出现更多的青春痘。一般到了孕中期会明显好转。

色斑、黑眼圈滋生

孕妈妈光滑的皮肤此时可能会出现色素沉着，产生色斑，出现黑眼圈。脸部、身体都有可能生长。孕期色斑多半会在生产后自行消失。

出现妊娠纹

妊娠纹容易在腹部、臀部、腿部出现。有的在生产后会消失，有的可能会留下。

女性都想做一个漂亮的孕妈妈，出现这些皮肤问题时会觉得苦恼，护理方法如下。

1.针对青春痘：孕期不宜用护肤品，而且不当使用护肤品可能会使青春痘更加严重。对付青春痘的简便方法是注意清洁脸部与身体的卫生，用温水和不刺激的香皂或者洗面奶洗脸，保持脸部皮肤清爽干净。如果脸部皮肤过于干燥，可以选用温和不刺激的乳液或者面霜轻轻涂抹，保持滋润。多喝水，加速代谢，多食用蔬菜、水果，少吃油腻、有刺激性的食物。

2.针对色斑、黑眼圈：保证充足的睡眠，均衡饮食，适当补充优质蛋白质、维生素。孕期长了色斑不要着急，也不要苦恼，保持愉悦的心情有助于击退色斑，一般生产后色斑会自行消退。

3.针对妊娠纹：可在易长妊娠纹的部位涂抹一些护理油，如橄榄油，并配合轻轻地按摩，产后也可使用，能减缓肌肤松弛。

孕后期，肚子越来越大，身体负担加重，孕妈妈也可以选择托腹带帮助减轻负担，同时托腹带有帮助减少妊娠纹的作用。

孕期应避免挑食

孕妈妈在怀孕早期常会出现一些生理反应，如恶心、呕吐、食欲缺乏、偏食等，严重者甚至引起各种营养素的缺乏，因此要在如下5个方面安排饮食，避免孕妈妈挑食。

选择促进食欲的食物

如西红柿、黄瓜、青柿椒、鲜香菇、新鲜平菇、苹果等，它们色彩鲜艳，营养丰富，易诱发食欲。

选择易消化、易吸收，同时能减轻呕吐的食物

动物性食物中的鱼、鸡、蛋、奶，豆类食物中的豆腐、豆浆，均便于消化吸收，并含有丰富的优质蛋白，且味道鲜美，孕妈妈可经常选用。粳米粥、小米粥、烤面包、馒头、饼干、红薯，易消化吸收，含糖分高，能提高血糖含量，改善孕妈妈因呕吐引起的酸中毒。酸奶、冰淇淋等冷饮较热食的气味小，有止吐作用，又能增加能量的供给量，孕妈妈可适量食用。

烹调要符合口味

怀孕后，很多人饮食习惯发生变化，烹调时可用柠檬汁、醋拌凉菜，也可用少量香辛料，如姜、辣椒等，让食物具有一定的刺激性。冷食能减轻食物对胃黏膜的刺激作用，如凉拌双耳、凉拌茄泥等。

想吃就吃，少食多餐

妊娠反应较重的孕妈妈只要想吃就吃。比如睡前和早起时，坐在床上吃几块饼干、面包等点心，可以减轻呕吐，增加进食量。

进食过程中保持心情愉快

听听音乐，餐桌上摆放鲜花等，都可解除孕吐的烦躁，从而增加孕妈妈的食欲，保证胎儿正常发育。

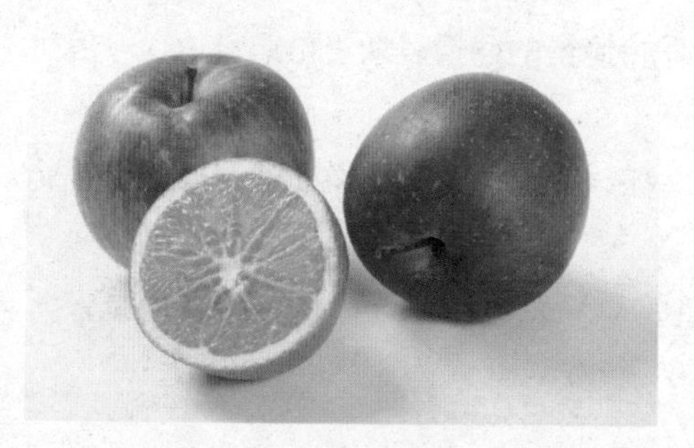

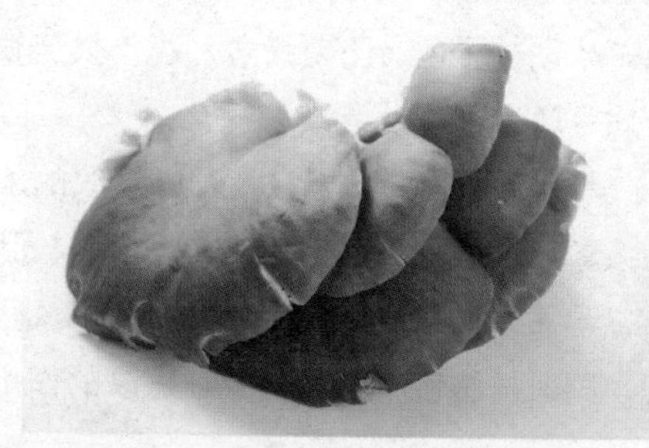

制订一个胎教计划

胎教是一项持续数月的连贯工程，进入孕5周，准爸妈可以制订一个合理的胎教计划，在以后的几个月里按照计划表有规律地进行胎教活动，这样做会更科学、更有效。

区间	时间	内容
上午	6：00	起床，准备早饭，洗衣服，听舒缓的音乐
	7：00	吃早饭，收拾餐桌，给胎儿讲爸爸妈妈早上发生的故事（语言胎教开始）
	8：00	打扫房间，唱歌
	9：00	给胎儿朗读故事书、讲故事或与其对话（阅读胎教开始）
	11：00	做饭，吃午饭
	12：30	午睡
下午	13：00	做比较轻的家务活，通过对话与胎儿进行交流（语言胎教开始）
	14：00	写孕期日记，处理杂事
	15：00	做孕妇操，听音乐，阅读孕产书籍
	16：00	休息，去超市购物，或做其他较轻微的家务
	17：00	准备晚饭，听音乐
	18：00	吃晚饭，收拾饭桌
	19：00	休息，看电视
晚上	20：00	准爸爸孕妈妈互相配合，对胎儿进行抚摸、语言、光照等各种胎教（按合适的孕龄任选一种或几种）
	21：00	洗澡，睡前准备
	22：00	睡觉

《胎教日安排计划》参考表

胎教计划表可以帮助准爸妈规律地进行胎教。准爸妈在制作自己的胎教计划表时要参照自家宝贝的具体发育情况，结合家庭细节做出调整或者重新规划。

制订计划的基本原则是：规律、合理、科学。

和胎儿说说心里话

怀孕第 5 周，准爸妈可以尝试和胎儿说说话，虽然现在为时尚早，但是准爸爸孕妈妈可以借助这个机会来练习一下和宝宝说话的节奏、方式与内容。和胎儿说说心里话不失为一种好的选择。

早上起床前或是晚上临睡前，准爸爸孕妈妈挑选一段可以共同拥有的时间，时间不需要很长，15分钟足够，然后一人做倾诉者，一人做倾听者。倾诉者说出自己想对宝宝和另一半说的心里话，倾听者可以复述倾诉者的话，但不允许评论和反驳。5分钟后换一次角色，剩下的时间可以交流在单纯地诉说和倾听时的感受。

在这个说话游戏中，准爸爸孕妈妈可以加深对另一半的理解，可以看到对方行为后的理由。也许还能发现，在很多看似不合理的行为背后，其实是隐藏着爱的。如果曾经因此而情绪低落，此时也可以发现其实完全没有必要，说出心里话可以帮助准爸妈探索出一条彼此理解的路。

胎儿也在静静地倾听呢，虽然他还不理解，但是准爸妈对彼此深切的爱与对自己的期待也一样可以传递给他。在爱的关怀下，胎儿会更努力地生长、更健康地生长呢。

本周特别提醒 正确使用早孕试纸

早孕试纸测的是尿液中人绒毛膜促性激素（HCG）的含量，当HCG的含量达到一定的诊断标准时，早孕试纸显示阳性结果。影响早孕试纸准确的原因主要有：

时间太早：HCG在受孕后10～14天开始分泌，60～70天达到高峰。因此，受孕10天内，即使是怀孕了HCG含量也比较少，可能不足以使早孕试纸显示阳性结果。

试纸过期：购买的试纸如果存放时间超过1年，或者经过冷藏处理，试纸受潮，都能使得试纸失效，出现检测结果呈假阴性。

阳性结果不一定就是怀孕：除了怀孕后滋养体细胞可分泌HCG外，有些肿瘤细胞如葡萄胎、绒癌、支气管癌和肾癌等，也可分泌HCG。还有子宫内膜增生患者也可出现尿HCG检测阳性。

孕妈妈只根据早孕试纸的结果不能确定是否怀孕，还要去医院做早早孕检测。

怀孕第6周 早孕感觉来临

胎儿发育状况

孕6周，胚胎在孕妈妈的子宫里飞速成长。

胚胎面部的基本器官都逐渐成形，鼻孔、眼睛的雏形都清晰可见。将来形成嘴巴的地方的下方，有一些小皱痕，这就是脖子与下颌雏形。手臂和腿的雏形出现，也就是胚胎的上面与下面长出的幼芽。

心脏已经出现心房的划分了，心脏的雏形开始发育，并且已经开始有规律地跳动与供血了。除了心脏，其他的很多器官也正在迅速地成长发育着，例如初级的肾的雏形以及原肠开始发育，神经管开始与大脑和脊髓连接。

维生素B_6可以帮助缓解孕吐

孕吐是早孕反应的一种常见症状，一般会在怀孕第4～8周的时候开始，在第8～10周时达到顶峰，然后在第12周时回落。不过也有部分孕妈妈孕吐的现象持续的时间会长一些。

服用维生素B_6可有效缓解妊娠呕吐。维生素B_6是人体内一种重要的辅酶，在人体氨基酸的代谢中发挥着重要的作用，与氨基酸吸收、蛋白质合成有密切的关系。

对于孕妈妈来说，怀孕的前两个月，每天服用适量维生素B_6能够明显减轻呕吐等早孕反应。同时孕妈妈可以多吃一些动物肝脏、鱼、蛋、豆类、谷物、葵花子、花生仁、核桃等食物，这些食物中均含有较多的维生素B_6。

但在服用之前一定要先咨询医生，如果妊娠反应较重，则可以在医生的指导下加大维生素B_6的剂量。过量服用维生素B_6或服用时间过长，会造成严重后果。主要表现为胎儿出生后容易兴奋、哭闹、容易受惊、眼球震颤、反复惊厥，有的胎儿甚至在出生后几小时或几天内就出现惊厥。这主要是由于孕妈妈过多使用维生素B_6使婴儿产生对维生素B_6的依赖，出生后维生素B_6的来源不像在母体里那样充分，婴儿无法适应这种维生素B_6从充足到匮乏的变化，体内中枢神经系统的抑制性物质含量降低的缘故。所以孕妈妈在服用维生素B_6的时候一定要在医生的指导下进行，切勿擅自服用。

缓解孕吐的其他方法

缓解孕吐还有以下几种小方法：

1. 烤面包、烤馒头和饼干等食品能减轻恶心、呕吐，你可以先在床边放一些，每天在睡前及起床前都吃几片，可以减轻晨吐。睡前吃东西需刷牙。

2. 早晨起床时动作要慢，以免加剧晨吐。

3. 早晨喝水时，可加些苹果汁和蜂蜜，或者吃些苹果酱，可以起到保护胃的作用。

4. 清晨刷牙时经常会受刺激而产生呕吐，先吃点东西再刷牙会让你舒服一些。

/温馨提示/

维生素B_6要在酸性环境中才能比较稳定，叶酸则需要碱性的环境。如果吃含叶酸的食物或叶酸补充剂时服用维生素B_6，由于稳定环境相抵触，两者的吸收率都会受影响。所以，维生素B_6不能和叶酸一起服用，最好间隔半个小时以上。

孕吐严重的孕妈妈注意保证营养

孕吐严重的孕妈妈应该通过改变就餐方式、改变食物种类、改善烹调方式等调整饮食，保证摄入充分的营养。

吃好早餐

恶心、呕吐一般在早晨起床时最重，这是由于孕妈妈已经一整晚没吃东西，体内血糖含量降低造成的。要改善这种情况，吃好早餐就显得非常重要。孕妈妈可以早晨起床前先吃一点富含蛋白质、糖类的食物，如牛奶加苏打饼干、面包夹鸡蛋等，然后再去洗漱，症状就会缓解很多。

干稀搭配，少量多餐

这一阶段的孕妈妈吃东西最好干稀搭配，少食多餐。恶心、呕吐时最好吃饼干、面包、馒头等比较干的食物，不要喝汤，以免加重症状；如果不感到恶心，也没有呕吐的迹象，则可以喝一些营养丰富的汤。

由于处于特殊时期，孕妈妈可以打破一日三餐的饮食规律，每隔2～3小时进食一次，每天可以吃5～6餐。如果早孕反应比较严重，入睡前可以吃一顿加餐。

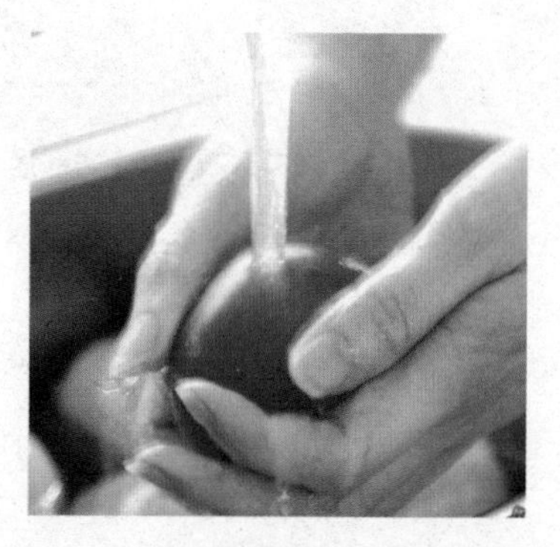

水果入菜，增加食欲

柠檬、脐橙、菠萝等酸味水果具有增加食欲、止吐的作用，孕妈妈可以尝试用这些水果做菜，缓解剧烈呕吐带来的不适。鲜榨酸梅汤、橙汁、甘蔗汁等饮料也可以缓解妊娠反应带来的不适，孕妈妈可以适当饮用。

轻松缓解孕早期的疲劳

疲劳是怀孕时的一种正常感觉，因为你的身体为了孕育宝宝正在非常辛苦地工作。感觉累、疲倦都是很正常的，尤其是在怀孕的头几个月，孕妈妈身体正在渐渐习惯快速变化的激素水平。如何缓解孕期疲劳？孕妈妈不妨试试下面的方法。

保证睡眠质量和睡眠时间

睡眠质量降低是孕妈妈容易发生疲劳的原因之一。如果因为种种原因晚上无法睡好，那么建议孕妈妈中午午休时小憩一会儿，即使是15分钟的小睡也能起到很好的休息作用。

在办公室休息的孕妈妈，午休时可能无法像在家中一样的舒适，只能趴在办公桌上休息，这时候就得注意高度的问题，趴睡时桌上最好多垫个枕头，才不会造成腹部不舒服。

在家午休的孕妈妈要注意，午睡的时间不能太久，1个小时已经足够了。午睡时间太久反而会让孕妈妈在晚上难以入睡。

做一些轻松的运动

适当的运动能有效改善疲劳的状况。在孕早期可以选择散步这类轻松的运动。建议孕妈妈坚持晚饭后去就近的公园、广场、体育场、田野或乡间小路散步。最好和丈夫一起去散步，可以边散步边聊天，既能解除疲劳，增进夫妻间感情，又能愉悦孕妈妈的心情，对孕妈妈和胎儿的身心健康均有益。散步的时间长短要根据孕妈妈的个人感受来确定，每天的散步时间不要超过1小时。

用温水泡脚

温水泡脚可以起到舒经活络、温暖全身的作用，消除疲劳感。

深呼吸与放松身体各部位的肌肉

深呼吸的同时，依次放松身体各部分的肌肉。从脚部开始，依次是下肢、上肢、躯干、肩部、颈部和头部，持续10分钟。

生活细节缓解早孕反应

很多情况都可能会刺激和加重孕妈妈的早孕反应，日常生活中，只要多注意一些小细节即可帮助孕妈妈改善早孕反应。

1. 在厨房做饭时开启抽油烟机，也可适当改用微波炉烹调简单食物，这样可以减少因油烟引起的早孕反应。

2. 远离较为呛鼻的气味，例如烟味、油漆味、鱼腥味等，减少气味刺激引发的呕吐发生。

3. 穿宽松的衣物，这样可以缓解腹部的压力，避免因腹部不适而产生恶心感。

4. 睡觉时可以将上身适当垫高，减少食物反流的发生。

5. 早晨起床时应该缓慢地下床，不要突然起身，以免头晕恶心。

/温馨提示/

生活中的小细节十分琐碎，孕妈妈一个人很不容易坚持下来，所以准爸爸应当多注意、提醒，这样还可以增进夫妻之间的情感交流。

下腹部抽痛

怀孕后由于子宫增大，子宫圆韧带被牵拉而容易引起下腹部抽痛。这种疼痛不定时，主要集中在下腹，可能是单侧痛，也可能是双侧痛，主要表现为偶尔的隐痛、牵拉痛或者钝痛。

孕期轻微的下腹部抽痛不需特别治疗，卧床休息后能自行缓解。

但是，孕妈妈要注意：无论是怎样的疼痛，只要伴有阴道流血、流液、发热、呕吐、严重头痛、晕厥、胎动减少或消失等症状，就要及时就医，以免发生流产或其他意外。

对异样的身体变化不可掉以轻心

孕妈妈怀孕后，身体就会发生相应的变化。有些变化由于时间的问题，孕妈妈并不能感觉到，但这并不是说就没有变化。

从推算出自己的排卵日期起，孕妈妈就可能对身体的一切变化具有十分敏感的反应能力，例如身体有一种异样的充实感，出现早孕反应等。如果有异于日常的反应，或者有预感是怀孕，一定要及时去医院检查确诊。

孕期不适不要过分担心

孕妈妈的早孕反应在怀孕第6周越来越明显，越来越严重。

怀孕第6周里，妊娠反应会始终伴随孕妈妈，一般会出现食欲下降、恶心呕吐、情绪不稳、心情烦躁、身体慵懒、发热等症状。

大部分孕妈妈都会头晕、乏力、嗜睡、流涎、恶心、呕吐、喜欢酸性食物、厌油腻。早孕反应会由轻到重，一般持续2个月左右。

怀孕初期，孕妈妈多半会有孕吐现象，有些孕妈妈甚至会因此而体重下降，有些孕妈妈的早孕反应也有可能会超过心理与身体的承受能力，甚至因此而感到厌烦、苦恼、忧虑、担心等。

一般而言，早孕反应是正常的怀孕反应，孕妈妈不必为此太过忧心焦虑。一些孕妈妈感到苦恼，可能是因为怀孕的惊喜被随之而来的身体不适所代替，由于一时之间难以适应而产生排斥，但这是妊娠初期特有的现象，一段时间后会自行消失，而且也可以通过饮食、生活起居的调理得到缓解。

有些孕妈妈比较容易焦虑，一旦出现和别人不一样的妊娠现象，就会忧心忡忡，担心宝宝患病或畸形。在心理学上，这属于典型的“致畸幻想”，是完全没有必要的。

其实，人与人之间存在着天然的个体差异，每个孕妈妈的妊娠过程都是独特的，不可能和别人完全相同。只要孕妈妈在孕前做了必要的检查和咨询，医生已经排除了胎儿致畸的可能性，就完全没必要担心胎儿的健康问题。整天焦虑不安，除了折磨自己，不会有任何作用，却会影响胎儿的正常发育。还不如宽宽心，省省力，心平气和地安度孕期，反而有帮助得多。

孕妈妈一定要放松心情，保持一个比较平衡稳定的心态迎接胎儿的到来，与准爸爸一起为接下来的几个月做好充足的身心准备。

故事《拔萝卜》

大部分童话故事都很有趣且简短，给胎儿阅读童话故事不仅能帮助孕妈妈自己放松心情，也可以无形中练习胎儿的听力。怀孕第 2 月，这是孕妈妈讲给胎儿的第1个小故事，可以借助这个机会练习一下讲故事的方式和节奏。下面是一篇推荐故事，试着读一读吧。

拔萝卜

从前有个白胡子老爷爷，在地里撒了一粒萝卜种子。过了一段时间，萝卜种子长出了萝卜苗，萝卜苗下又长出了萝卜根，萝卜越长越大，老爷爷高兴极了。

到了萝卜成熟的季节，老爷爷带着铁锹来挖萝卜。老爷爷挖呀挖，怎么也挖不出来。老爷爷用手抓着萝卜缨子，拔呀拔呀拔，也还是拔不出来。

老爷爷叫来了老奶奶，老奶奶拉着老爷爷，老爷爷拉着大萝卜，拔呀拔呀拔，还是拔不出来。

老奶奶叫来了小姑娘，小姑娘拉着老奶奶，老奶奶拉着老爷爷，老爷爷拉着大萝卜，拔呀拔呀拔，还是拔不出来。

小姑娘叫来了小花狗，小花狗拉着小姑娘，小姑娘拉着老奶奶，老奶奶拉着老爷爷，老爷爷拉着大萝卜，拔呀拔呀拔，还是拔不出来。

小花狗叫来了小花猫，小花猫拉着小花狗，小花狗拉着小姑娘，小姑娘拉着老奶奶，老奶奶拉着老爷爷，老爷爷拉着大萝卜，拔呀拔呀拔，还是拔不出来。

小花猫叫来了小老鼠，小老鼠拉着小花猫，小花猫拉着小花狗，小花狗拉着小姑娘，小姑娘拉着老奶奶，老奶奶拉着老爷爷，老爷爷拉着大萝卜，拔呀拔呀拔，大萝卜终于拔出来啦，所有的人都摔了个前仰后翻。

大家一起帮老爷爷把大萝卜抬回家来“哟嘿！哟嘿！哟嘿……”

当故事讲到“还是拔不出来”时，孕妈妈不妨加进一点焦急的小情绪，借助阅读体验一下深入故事的感觉。讲故事时，还可以让准爸爸来扮演其中的一个角色，比如扮老爷爷，一边讲故事，一边表演，也可以加入一些拟声词，这样的表演会更加生动。

讲故事的过程中，孕妈妈一定要记得将故事转化成画面在脑海中再现，这样，才可以被胎儿接收到。

本周特别提醒 谨慎对待孕早期胎儿出现危险的信号

孕妈妈如何知道胎儿是否健康、安全？若出现以下信号，孕妈妈就一定要注意。

阴道流血

孕早期发生宫外孕时会发生阴道流血，少见的阴道流血原因还有葡萄胎。

妊娠剧吐

孕早期，孕妈妈出现食欲减退、恶心、呕吐的孕吐现象一般在怀孕3个月后会自行消失，这属于正常生理现象。但如果出现过分剧烈的孕吐就应引起重视了，当怀孕出现异常，造成HCG过高，孕吐就会增强。

突发腹痛

多见于先兆流产、宫外孕、恶性葡萄胎、早产和胎盘早剥等，孕妈妈应及时就医。

怀孕第7周 预防早期流产

胎儿发育状况

此时的胚胎大概是12毫米长，一粒豆子大小。

胚胎开始出现一个和身体不成比例的大头。面部器官变得更加明显，将来形成眼睛的地方有一个明显的黑点，鼻孔大张着，耳朵处略微凹陷。胳膊和腿进一步发育，看上去就如同小短桨一般。垂体与肌肉纤维开始发育。

心脏已经划分为左心房和右心房，每分钟能跳120～160次。不过此时你还听不到胎心音。

适量摄入维生素C，提高抵抗力

怀孕第7周，有些孕妈妈会发现在刷牙时牙龈出血，适量补充维生素C能缓解牙龈出血的现象。

维生素C又名抗坏血酸。维生素C是骨骼与结缔组织连接必需的维生素。它维持牙齿、骨骼、血管、肌肉的正常功能；增强对疾病的抵抗力；促进外伤愈合。维生素C缺乏时引起维生素C缺乏病，出现毛细血管脆弱，皮下出血，牙齿肿胀、流血、溃烂等症状。

妊娠期间胎儿要从母体处获取大量维生素C来维持骨骼、牙齿的发育及造血系统的正常功能等，因此会造成母体维生素C的含量逐渐降低，一般分娩时母体内所含的维生素C仅为孕早期的1/2左右。

适量补充维生素C可以帮助孕妈妈提高机体抵抗力，预防齿龈疾病。

孕早期孕妈妈每日摄入100毫克维生素C即可，孕中期、孕晚期每日可增加摄入量到130毫克。补充维生素C可以多食用新鲜蔬菜和水果。青柿椒、红柿椒、菜花、雪里蕻、白菜、西红柿、黄瓜、四季豆、荠菜、油菜、菠菜、苋菜、白萝卜、酸枣、橙、柠檬、草莓、鸭梨、苹果等都是富含维生素C的食物。

维生素C在热、碱、氧条件下不稳定，一般蔬菜烹调时损失30％～50％，因此，除每日摄入足量的维生素C外，还要注意烹调方式，避免烧煮过度，损失维生素C。

每日饮食兼顾“五色”

营养学专家指出，食物的颜色与人体五脏相互对应，合理搭配，是营养均衡的基础。所谓“五色”食物，是指白、红、绿、黑、黄5种颜色的食物。每日饮食尽量将5种颜色的食物搭配齐全，做到营养均衡。

分类	营养作用
白色食物	白色食物含纤维素及抗氧化物质，具有提高免疫力、防癌和保护肺脏的作用。如粳米、白面，以及白菜、白萝卜、冬瓜、菜花、竹笋、莴笋等蔬菜
红色食物	红色食物可减轻疲劳、稳定情绪、增强记忆，保护心脏，如红肉、红辣椒、胡萝卜、大枣、西红柿、草莓、苹果等
绿色食物	绿色食物富含纤维素，堪称肠胃的“清道夫”，主要指各种绿叶蔬菜，还包括青笋、绿豆、茶叶等
黑色食物	黑豆、黑芝麻、黑糯米、香菇、乌鸡等黑色食物可以通便、补肾、抗衰老
黄色食物	黄色食物含有丰富的胡萝卜素及维生素C，具有健脾护肝、保护视力及美白皮肤等作用。常见的黄色食物有玉米、大豆、南瓜、柿子、金针菜、橙子、柚子等

/温馨提示/

中医学认为，青（指绿色）入肝、赤入心、黄入脾、白入肺、黑入肾，“五色”食物对日常养生也至关重要，孕妈妈应注意均衡摄取。

厌食油腻的孕妈妈如何补充脂肪

怀孕早期，由于妊娠反应的影响，孕妈妈一般都不愿食用油腻的食物。虽然少吃油腻食物的确可减轻妊娠反应，但也会造成妊娠早期摄入的脂肪过少，而脂肪却是早期妊娠孕妈妈体内不可缺少的营养物质。

脂肪可促进脂溶性维生素A、维生素D、维生素E等的吸收，尤其是维生素E，有安胎的作用。脂肪还可固定内脏器官的位置，使子宫衡定在盆腔中央，为胚胎发育提供一个安宁的环境。因此，孕早期的孕妈妈不可缺少脂肪。

不吃油腻食物的孕妈妈，可吃核桃、芝麻来补充脂肪。

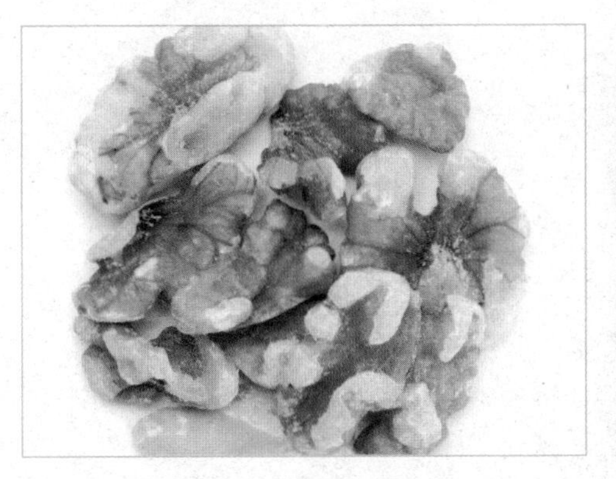

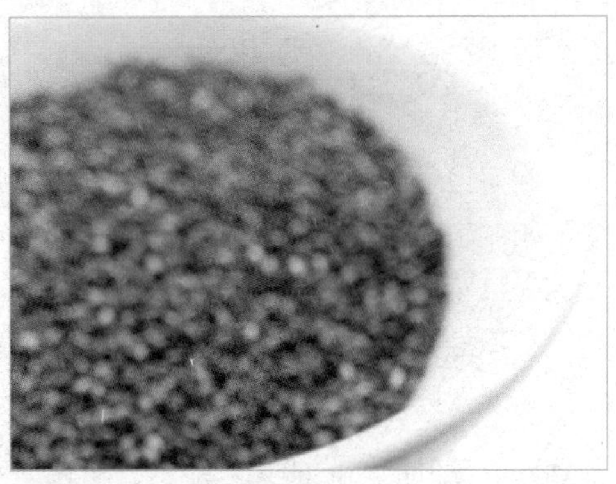

核桃仁含不饱和脂肪酸、磷脂、蛋白质等多种营养素，可补充孕妈妈所需脂肪，而且有补气养血、温肺润肠的作用。核桃营养成分的结构对于胎儿的大脑发育非常有利。孕妈妈可每天吃2～3个核桃。

芝麻富含脂肪、蛋白质、糖、芝麻素、磷脂酰胆碱、钙、铁、硒、亚油酸等，具有营养大脑、抗衰美容的作用，这对孕妈妈和胎儿都很有益。孕妈妈可将芝麻炒熟捣烂，加入适量的糖，每日上、下午用白开水各冲服1杯，可补充脂肪、健脑、润肤，而且对胎儿有益，并可增强孕妈妈的抵抗力及预防感冒。

不宜在人多的地方长久逗留

怀孕后，孕妈妈应避免长时间在公共场所逗留，比如商场、农贸市场、游乐公园等，这些地方人多嘈杂，对腹中的胎儿有不少危害。

拥挤：公共场所一般都是人来人往，十分拥挤，稍不留神孕妈妈的腹部就会受到挤压和碰撞，可能会因意外而诱发流产，而且这种拥挤的感觉还会使得孕妈妈情绪紧张。

氧气不足：公共场所人流量大，因此空气也异常混浊，氧气明显不如其他场所，长时间处在这种环境中，孕妈妈容易感到胸闷、气短，这对胎儿脑部的发育不利。

疾病传染：公共场所中传染疾病的机会比一般场所要多，对孕妈妈和胎儿更容易造成伤害。传染病流行期间，孕妈妈要注意少去或不去公共场所。

温馨提示

婚丧嫁娶的活动，孕妈妈最好不要参加，这样的活动场面大、人员多，非常耗费精力。

不要染发、烫发

利用烫发和染发这样的方式扮靓自己的孕妈妈千万要慎重，因为烫染发剂里面含铅，由于铅可以通过胎盘和血脑屏障，造成子代患母源性铅中毒，经常接触高浓度铅蒸汽或铅尘易导致低体重新生儿、胎儿发育迟缓、智力低下。神经系统对铅敏感，所以产前接触铅过量，可损伤胎儿脑组织，影响儿童期的体格和智力发育。

另外，孕妈妈的皮肤敏感度比较高，一些染发剂接触皮肤后，可刺激皮肤，引起头痛和脸部肿胀，眼睛也可能受到伤害，难以睁开。

正常人也可能因烫发或染发而导致药物引起的皮肤过敏反应。此外，孕早期的胎儿正是器官发育的重要阶段，烫染发的药物毒性也可能会影响胎儿的正常发育，因此，为了胎儿的健康成长，孕妈妈最好不要烫染头发。

/温馨提示/

如果已经怀孕，又恰逢有烫染发举动，也不必惊慌，去做孕期检查时，可向医生说明情况，请医生进行详细的诊断，察看是否确有影响及提供应对之策。

风油精、樟脑丸、精油要谨慎使用

少用风油精、樟脑丸

孕妈妈在怀孕期间，最好少接触风油精、樟脑丸之类的东西。

通常情况下，风油精、樟脑丸一类的东西，其挥发的气体分子很容易透过鼻孔、嘴巴、皮肤等进入体内，与人体内的葡萄糖磷酸脱氢酶结合，变成无毒物质，然后随小便一起排出体外，但妊娠前3个月如使用风油精、樟脑丸，这些分子就会通过胎盘屏障进入羊膜腔内作用于胎儿，会对胎儿产生不良影响。

使用精油要慎重

精油的渗透力很强，能迅速进入人体循环系统，会对胎儿造成一定影响，这跟孕妈妈不能随便吃药的道理一样。

鼠尾草、穗花薰衣草、欧薄荷、牛膝草等精油含有毒性的酮，怀孕时使用很可能导致早产、流产，所以不宜长期、高剂量使用。精油对孕妈妈来说也并不是绝对禁止，有的精油只需要怀孕早期避免，如薰衣草精油。怀孕中期的孕妈妈可以使用适量薰衣草精油来预防妊娠纹，温和的橘子精油也比较适合孕妈妈使用。

如果对精油功效不了解，孕妈妈还是谨慎使用精油为好，或者干脆不用。

专家热线常见疑问解答

Q：怀孕2个月时，被蚊子叮了，在手部涂用了清凉油怎么办?

A：孕妈妈不宜使用清凉油，但是偶尔涂擦一两次也不要紧，不会对胎儿造成多大的影响，如果没有别的异常现象，也不用着急，以后不要再使用就好了。孕妈妈用药一定要事先咨询医生，千万不要盲目用药，避免危害。

孕早期的散步方法

散步是孕妈妈最适合的运动之一。因为散步的运动量比较小，同时也是有氧运动，对孕妈妈活动身体等各方面都有好处。

孕妈妈散步时需要注意以下一些问题：

1. 选择花草茂盛、绿树成荫的公园进行散步。这些地方空气清新、氧气浓度高，尘土和噪声少，是最理想的散步场所。孕妈妈在这样的环境中散步，无疑会使身心愉悦，情绪轻松。

2. 要避开闹市、集市及交通要道等空气污浊的地方。

3. 最好选在清晨和傍晚去散步，也可以根据工作和生活情况安排适当的时间，例如上班前半个小时或者晚饭以后。

4. 要穿宽松舒适的衣服和鞋，避免对腹部造成压迫。

5. 散步时，步履要和缓，心里不慌，脚步不乱，从容地行走。做到形劳而不倦，汗出而微见，气粗而不喘。这样有利于气血畅达，百脉流通，内外调和。以每分钟60～80步，每次20～40分钟最好。散步时可配合擦双手、浴眼、浴鼻、浴面等活动，以增强健身效果。

不要根据早孕反应武断判定胎儿性别

一直以来，人类都没有放弃依靠根据母体的变化来判断胎儿性别的做法，民间曾广泛流传“酸儿辣女”等“偏方”，也曾有瑞典的科学家证实：早孕反应严重的孕妈妈生女孩的多。

这些科学家对瑞典1987～1995年间超过100万例的新生儿进行考察，结果是男女大体各占一半；而仅仅研究妊娠前3个月有重度眩晕和呕吐等早孕反应的5 900名孕妈妈却发现，所生男女比例为44：56。

因此，早孕反应的轻重与胎儿性别到底有没有关系，现在还是一个“悬案”。准爸爸孕妈妈千万别只是根据早孕反应武断地定下胎儿性别，并有不当“举动”。要知道这种性别判断方法并不比掷硬币高明多少。

本周特别提醒 孕期便秘

孕期便秘的影响

便秘是怀孕早期的一种普遍的现象，这是由于高水平的孕激素使得肠道肌肉松弛，消化能力降低而引起的。

患便秘的孕妈妈食欲不好，胃肠功能失调容易加重。如果便秘比较严重，有可能因为在肠内积聚了太多不能被排泄的代谢物，导致中毒，对自身与胎儿都不利。

不能把孕期便秘当成一件不可解决的大事，也不能把孕期便秘太不当回事。临床上曾有过由于便秘过于严重，孕妈妈肠管中堆积的粪便阻碍了胎儿的下降，导致生产困难的案例。

孕期便秘的防治

孕期便秘发生的一个原因是孕期身体的特殊变化，还有一个原因是多数发生便秘的孕妈妈生活中饮食太过精细，同时又缺乏运动所致。孕期便秘可以轻松应对，可以这么做：

1. 饮食适当加进粗粮，粗细搭配，多吃新鲜蔬果。清晨起床可空腹饮用一杯温开水，帮助排除体内废弃物质。

2. 孕妈妈要养成定时排便的习惯。最好每天一次，有便意时要及时如厕，不要等、忍，尤其是孕前已经有便秘习惯的孕妈妈，怀孕后更要注意定时排便习惯的养成。坚持4周左右，习惯会基本养成，长期坚持对缓解便秘有良好帮助。

3. 经常运动。怀孕后一方面要注意休息，保证身体安全，但是不可静养过度，良好的身体也需要适量的运动，运动可以加强腹肌的收缩，促进肠道蠕动，预防或减轻便秘。孕妈妈的运动可选择散步等。

4. 每日可做适当的腹部按摩，双手轻轻按压腹部，按照右下、右上、左上、左下的顺序柔缓地按摩，每日2～3次，一次10～20圈，可促进肠道蠕动，促进排便。

5. 心情愉悦。对怀孕的紧张、不安，容易使身心疲乏，影响新陈代谢，因此孕妈妈一定要保持轻松的心情，规律作息，也有利于防止便秘。

怀孕第8周 胚胎即将进入胎儿期

胎儿发育状况

怀孕第8周，胚胎长约20毫米，看起来像颗葡萄。

各个器官开始出现明显的特征，耳朵继续发育，像牙与腭等这样复杂的器官也开始发育，手指与脚趾间看起来好像有少量的蹼状物。皮肤如同纸一样薄，能非常清晰地看到血管。

孕妈妈要少吃火锅

人们在吃火锅时，习惯把鲜嫩的肉片放到煮开的汤料中稍稍一烫即进食，这种短暂的加热并不能杀死寄生在肉片内的寄生虫。孕妈妈食用后会通过胎盘传染给胎儿，从而影响其正常发育。所以建议孕妈妈最好不要吃火锅。

如非常想吃火锅，可以自己在家里准备，除汤底及材料自己安排外，食物卫生也要注意把好关。吃火锅时，任何食物一定要涮至熟透，才可进食。另外，也应尽量避免用同一双筷子取生食物及进食，这样容易将生食物上沾染的细菌吃进肚里，而造成腹泻及其他疾病。

孕妈妈吃火锅吃前最好先喝小半杯新鲜果汁，接着吃蔬菜，然后是肉。这样，才可以合理利用食物的营养，减轻胃肠负担，达到健康饮食的目的。

/温馨提示/

孕妈妈在吃火锅的时候要尽量避免辛辣、浓汤以及吃半生不熟的东西。消化系统功能不好的孕妈妈，尤其要注意节制。

保留食物营养的技巧

为了保证食物中的营养物质尽可能不流失，孕妈妈在日常生活中应做到以下几点。

1．冲奶粉时不要用开水，最好用40～60℃的温水，这样既不会破坏奶粉的营养，又可保持良好的口感。

2. 买回来的新鲜蔬菜不要放得太久才吃。制作时应先洗后切，最好一次吃完。炒菜时应大火快炒，3～5分钟即可。煮菜时应水沸后再放菜，可以防止维生素的丢失。做馅时挤出的菜水含有丰富营养，不要丢弃，可以用来做汤。

3. 淘米时间不宜过长，不要用热水淘米，更不要用力搓洗。米饭以焖饭、蒸饭为宜，不宜做捞饭，否则会使营养成分大量流失。熬粥时不要放碱。

4. 水果要吃时再削皮，以防维生素在空气中氧化。

5. 烹制肉食时，最好把肉切成碎末、细丝或小薄片，大火快炒。大块肉鱼应先放入冷水中用小火炖煮烧透。

6. 合理使用调料，如醋可起到保护蔬菜中B族维生素和维生素C的作用。在做鱼和炖排骨时，加入适量醋，可促使骨骼中的钙质在汤中溶解，有利于身体的吸收。

7. 吃面条、饺子的时候应尽量多喝汤。因为面粉常用的加工方法有蒸、煮、炸、烙、烤等，制作方法不同，营养素损失程度也不同。一般蒸馒头、包子、烙饼时营养素损失较少；而煮面条、饺子等大量的营养素如维生素B_1、维生素B_2和烟酸（尼克酸）会流失到面汤中。

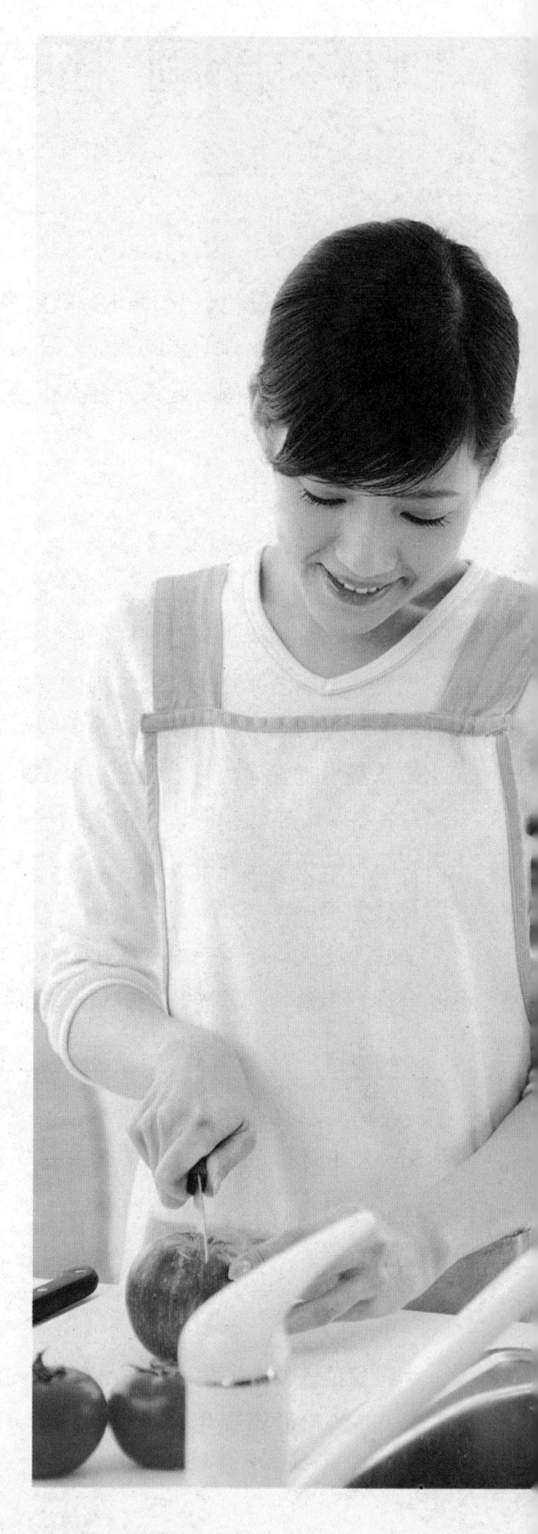

孕妈妈吃水果注意事项

很多孕妈妈由于妊娠反应剧烈，往往依靠吃水果来减轻妊娠反应，或者在没有胃口的时候，选择用水果代替正餐。其实这些行为都是不对的。孕妈妈在孕期吃水果一定要适量，而且食用方法也需要注意。

1．每天食用水果最多不要超过500克，而且要尽量选择含糖量低的水果，如柑橘、樱桃、小西红柿等，不要无节制食用荔枝、香蕉等高糖分水果。

2. 吃水果最好在两餐之间。

3. 水果中含有发酵糖类物质，因此吃后要漱口。

4. 进食瓜果一定要注意饮食卫生，生吃水果前必须洗净外皮，不要用切生菜的刀削水果，避免将寄生虫卵带到水果上。

/温馨提示/

建议孕妈妈，最好在怀孕第24周到第28周时，去医院进行定期血糖测定，随时监控，避免妊娠糖尿病的发生。

孕妈妈如何降低手机辐射

怀孕头3个月，也就是孕早期，受辐射影响的危险比孕中、晚期的危险多。因此，为了宝宝的健康发育，避免他受到任何伤害，在孕早期应减少使用手机的时间。如果孕妈妈们不注意就会导致下面这些情况的发生。如果是在胚胎形成期，受到电磁辐射，有可能导致流产。如果是在器官形成期，正在发育的器官可能产生畸形。胎儿中枢神经系统的发育期，若受到辐射，则可能导致婴儿智力低下。

为了避免手机辐射的孕妈妈们，可以采取如下措施：

为手机置办防辐射配置

现在的手机防辐射装置也是花样百出。比如，防护帽，它是由几微米粗细的不锈钢纤维与化学纤维混纺成的导电布制成的，对电磁波可以起屏蔽作用；防磁贴，欧美和日本近几年推出的特殊贴片，能改变天线附近的电磁场分布，减少对人体头部的照射量；还有就是使用L型天线，辐射方向基本不变，但打电话时，却近似天线辐射的“盲区”对着头部；再有就是用分离耳机和分离话筒方式避免手机天线靠近头部。

让手机离头远一点

手机信号刚接通时，信号传输系统还不稳定，处在最大工作功率，产生的辐射比通话时产生的辐射高20倍，因此，信号接通的瞬间最好把手机放在离头部远一点的地方，这样能减少80％～90％的辐射量。最好在手机接通时，让手机与大脑相距15厘米。

避免手机挂胸前

手机挂在胸前也不好，会对心脏和内分泌系统产生一定影响。这也是因为刚刚接收或发送信号的时候手机辐射最严重，而把手机挂在胸前，接听和拨打电话都必然在紧靠身体的位置。而且即使在待机状态下，手机周围也存在电磁波辐射，虽不及接通时危害大，但长时间也会对人体造成伤害。

远离充电器

充电时，充电器周围会产生很强的电磁波，能杀死人体内的免疫细胞，孕妈妈应远离手机充电插座30厘米以上，千万不要放在床边。

/温馨提示/

电话接通的前1~2秒时间辐射最大，孕妈妈应养成按下接听键后稍候2～3秒再放到耳边对话的习惯，这样可以最大限度地减少电磁辐射的伤害。此外，使用固定电话时也应注意定期清洁，可用酒精棉球、棉签擦拭固定电话的听筒与按键。

看电视不可过久过近

过久过近对身体有害

孕妈妈应适当减少在荧屏前看电视的时间，至少不要近距离坐在荧屏前，并尽量避免正面对着荧屏。

过久：长时间看电视，会因用眼过度引起头晕脑涨、疲乏无力、恶心、呕吐、精神紧张。孕妈妈看电视一般1~2个小时为好。

过近：距电视机1.5米以外的地方，放射线辐射量较低，为保险起见，孕妈妈与电视机距离远近要调整，尽量距屏幕2～3米以上。

虽然现在的背投电视、液晶电视、等离子电视的辐射强度都变小了，但是用眼过度很容易引起恶心、头晕等现象。

/温馨提示/

看完电视最好用清水洗脸，以防屏幕的静电效应，使面部积集灰尘。

注意选择合适的电视内容

有的孕妈妈在孕期容易变得焦虑起来，于是会寻求一些比较刺激的感受，比如看恐怖电影、书籍，但是恐怖、悬疑情节会造成孕妈妈精神紧张，过度刺激对孕妈妈和胎儿是没有好处的。

尤其是怀孕前3个月，精神刺激的伤害性最大，孕妈妈情绪紧张可能引起胎儿循环系统的紊乱，还会导致胎儿发育缓慢，还很容易引起流产；长期情绪紧张，容易使孕妈妈的身体变得衰弱，抗体产生会减少，大大削弱了孕妈妈对疾病的免疫力，容易感染疾病。

所以，孕早期的孕妈妈收看电视节目时要避免恐怖、暴力、刺激性强的节目，应选择收看温和、轻松、幽默的电视，后者能有效帮助孕妈妈放松心情，对胎儿与母体都有好处。

屋子要经常通风换气

有人比喻："一个将门窗紧闭，不通风换气的房间，就像一个充满湿气和有害气体的蒸笼。"这话说得十分生动。屋子经常通风换气，呼吸点新鲜空气，对胎儿和孕妈妈都十分有利。

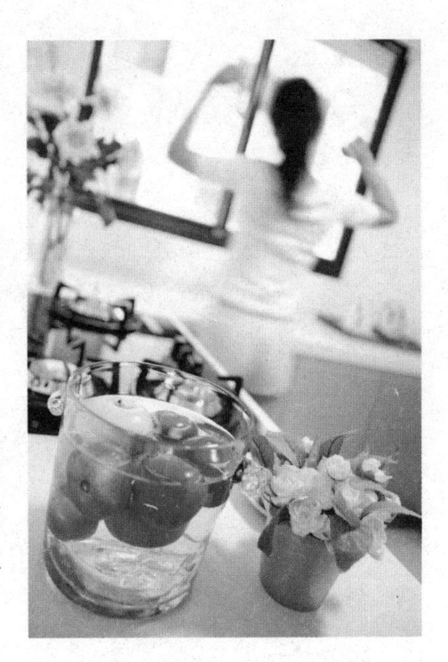

室内空气污染的程度远远超过室外，尤其是在密不通风的房间里，孕妈妈很快就会感到全身不适，出现头晕、出汗、咽干舌燥、胸闷欲吐等症状。

室内空气如果能保持流通，新鲜空气就会流动起来，空气中的细菌会减少许多。通常人容易得病，尤其易患感冒等都与空气中细菌密度过高有关，空气中细菌含量少，人就不容易得病。怀孕后孕妈妈身体抵抗力会变得比较脆弱，因此，保持空气新鲜对孕妈妈是十分必需的。

/温馨提示/

可在室内摆放一些适宜的绿色植物，如仙人掌、吊兰、龙骨、常青藤、芦荟等，既能修身养性，又能起到净化室内空气的作用。但是要避免在居室内摆放容易对孕妈妈产生不利影响的植物。

孕早期头晕眼花

出现原因

妊娠使孕妈妈的身体出现了各种不同程度的生理变化，除了恶心、呕吐等症状外，孕妈妈容易感到头晕眼花也是孕早期常见的情况。孕早期出现头晕眼花症状可能是由于以下原因：

1. 妊娠后孕妈妈的自主神经系统失调，调节血管的运动神经不稳定，当孕妈妈动作突然改变时容易造成脑部暂时缺血而引起头晕眼花。

2. 为了满足胎儿的发育需要，机体血容量增加引起头晕眼花。

3. 怀孕早期，孕妈妈多有身体不适，孕吐、疲劳等使得进食减少，常伴有低血糖，容易引起头晕眼花。

应对方法

孕妈妈要保证饮食，因为恶心、孕吐不愿进食时，此时以多吃爱吃的食物为主。待不良反应过去后，再补充其他食物，保证营养摄入。

注意休息，避免长时间站立、静坐，适当运动，起坐时动作要轻缓，不要用力过猛。

感到头晕眼花不舒服时，要立即休息，不要强撑。

提醒：如果经常出现头晕眼花症状，也有可能是因为贫血、低血压或高血压所致，应及时就医，寻求帮助。

画一画胎儿以后的样子

从胎教的角度来看，准爸妈的想象非同小可，它能通过意念构成胎教的重要因素，转化渗透在胎儿的身心感受之中，影响他的成长过程。

准爸妈此时可以想象一下胎儿以后的样子。可以想一想胎儿会长着什么样的鼻子、嘴巴，可以讨论一下胎儿会有多健康、多聪明，如果能动笔画一画那就再好不过了，画与说的过程中不仅能够将自己的意念传递给胎儿，与胎儿做第1次的互动，还能作为留给宝宝出生以后的一份礼物。

准妈妈要尽可能想象一切美好、健康、积极的因素，用自己的意念塑造一下理想中的胎儿。要相信，父母和胎儿是心有灵犀的，美好的意念有可能让胎儿长得更完美。

本周特别提醒 情绪不稳

怀孕早期，体内大量孕激素的产生可能会使孕妈妈的情绪表现得不稳定，有时会情不自禁地流泪，有时又会喜怒无常，若孕妈妈长期处于不稳定的情绪中，很容易给自己的身体健康带来不利的影响，更会影响到胎儿的生长发育。

因此，孕妈妈要积极调整情绪，找到解决问题的方法，以一个良好愉悦的心情开始美好的怀孕日程。

准爸爸要积极主动地关心孕妈妈，常与孕妈妈聊天，宽慰孕妈妈，帮助她打消顾虑，保持轻松愉快的心情。准爸爸要和孕妈妈一起去进行体检，一起参加一些孕妈妈课程、活动等。别忘了，准爸爸可是孕妈妈的坚强后盾，这些关怀和呵护对孕妈妈可是有很大帮助的。

孕妈妈自己也要建立积极的情绪，可以阅读一些关于怀孕、生产的书籍，可以和其他孕妈妈进行交流，和大家一起探讨怀孕后遇到的身体与心理的问题和解决的方法，了解得越多，担心与忧虑也会越少，心情自然会好起来。

如果心情持续糟糕不能得到缓解，对某些问题不能释怀，一定要赶快寻找专业人士的帮助，无论是心理上的问题还是生理上的问题，只要积极对待，就一定能找到解决方法。孕妈妈可要加油哦，这个时候一定不要逃避问题，相信自己，相信家人，只要努力就会得到一个美好的结果。

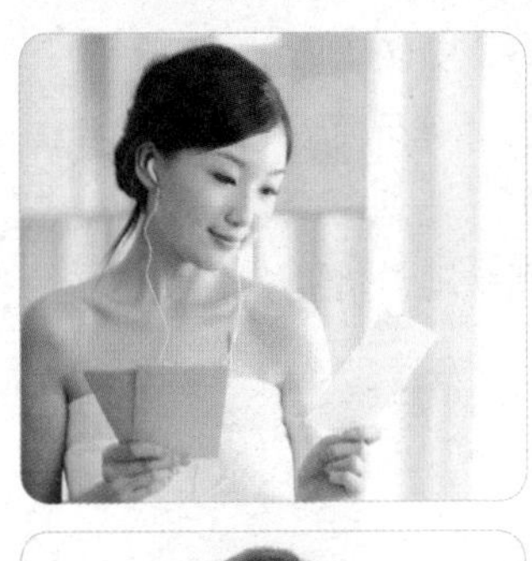
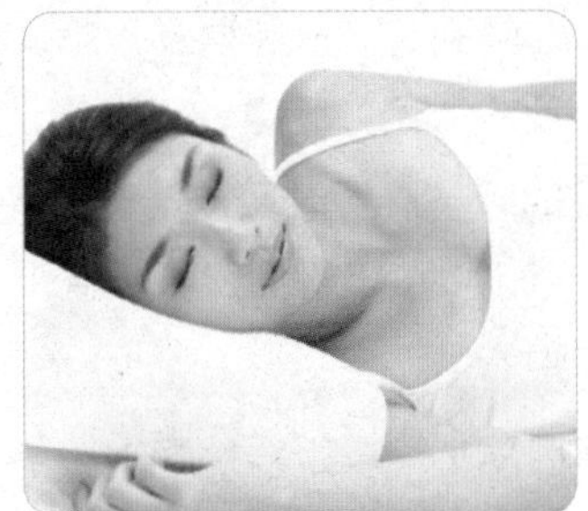
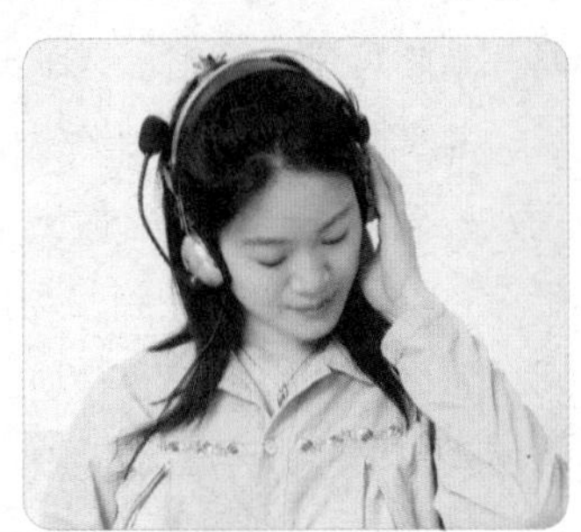
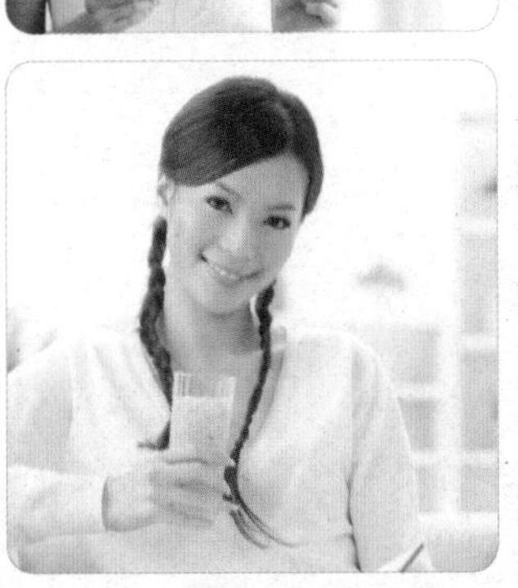
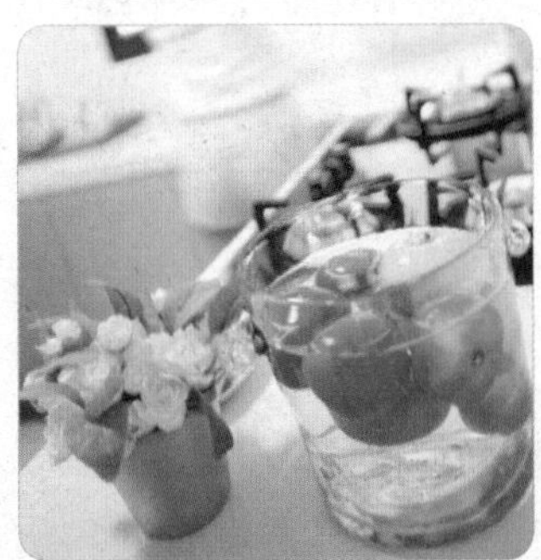
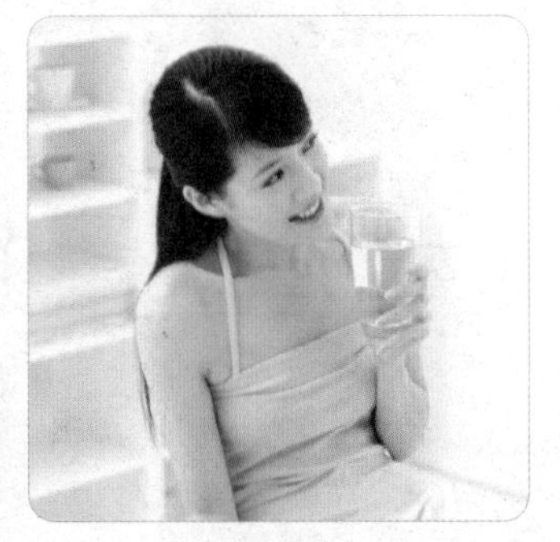

怀孕第9周 现在才是胎儿

胎儿发育状况

从本周开始，胚胎可以被称作“胎儿”了，这是胎儿发育的一个临界点。

胎儿长出了胳膊和腿，小尾巴开始逐渐变短直至消失，器官系统开始发育并逐渐形成，可谓初具人形，但还不能知道是男是女。胎儿的两只小手在腕部呈弯曲状，并在心脏区域交叉；腿在伸长，脚蜷曲交叉在身体前部。虽然这个时候胎儿能够开始活动，还会不断变换姿势，但身为孕妈妈的你还感觉不到。

这时胎儿的内在精神也开始产生，这可是关键时刻，因为孕妈妈的情绪将与胎儿的发育息息相关，所以作为孕妈妈的你一定要避免坏心情，尽量让自己保持身心愉悦、积极乐观、平静温和。

开始有感觉不到的轻微胎动

可以说，怀孕第3个月的胎儿此时已经初具人形，头部可以抬起，几乎占胎儿全长的一半，头发开始出现，眼、耳、鼻、面部已逐渐形成，两只眼睛离得还比较远，耳郭清晰可见，开始形成眼皮和鼻孔，下颌和两颊开始发育，更像人脸了。

并且胎儿开始对刺激发生反应，比如眨眼、吸吮等，胎儿甚至可以在羊水中自由活动：有时下肢伸开，做出走的样子，有时又像是在尝试蛙泳。这时胎儿的动作非常轻微，孕妈妈感觉不到胎动，不过通过B超检查可以监测到胎动，借助多普勒仪器，可以听到胎儿心脏快速跳动的声音。

现在，从外观上看，胎儿已经很像一个“微雕婴儿”了。

温馨提示

一般情况下，孕妈妈在孕16周左右才能感觉到胎动。

孕3月营养指导

怀孕第3个月初期，由于胎儿的体积尚小，所以在营养的补充上，依旧是注重质的好坏，而不是量的多少。妊娠反应比较严重的孕妈妈，可以参照孕2月中的防治妊娠反应的指导，减轻妊娠反应带来的呕吐、畏食等症状。

受孕11周以后，胎儿迅速成长和发育，需要的营养也日渐增多，从这个时期起，不仅对食品的品质要求高，而且量也逐渐要多。胎儿的脑部发育，在怀孕第7周开始出现雏形，神经管开始发育，3个月后神经管闭合，大脑和脊椎开始发育，因此这个阶段是胎儿脑组织增殖的激增期，也是胎儿成长的关键阶段，孕妈妈应注意多吃富含二十二碳六烯酸（DHA）、胆碱的海产品和花生及充足的蛋白质，满足胎儿脑部发育所需的营养。

镁不仅对胎儿肌肉的健康至关重要，也有助于骨骼的正常发育。有研究表明，孕早期的3个月，如果镁摄入不足，会影响到胎儿以后的身高、体重和头围大小。

孕期保证摄入充足的镁还可以预防妊娠抽搐、早产等，对产后的子宫肌肉恢复也很有好处。孕妈妈可以多吃绿叶蔬菜、坚果、大豆、甜瓜、南瓜、香蕉、草莓、葵花子和全麦食品等，来保证镁的摄入。

此外，维生素A参与了胎儿发育的整个过程，对胎儿皮肤、胃肠道和肺部发育尤其重要。由于孕早期的3个月内，胎儿自己还不能储存维生素A，因此孕妈妈一定要及时补充足够的维生素A。建议孕妈妈多吃南瓜、红薯、菠菜、胡萝卜、芒果等补充维生素A。充足而合理的营养是保证胎儿健康成长的重要因素，也是积极开展胎教的基本条件。

孕3月注意补充碘

怀孕第3个月，食物中碘的含量应该增加，胎儿大脑和骨骼的发育必须依赖母体内充足的甲状腺素，缺碘会导致甲状腺素缺乏，胎儿出生后会智力低下、个子矮小。

大脑的发育90％都在胎儿期，孕3月时，胎儿大脑神经细胞开始增殖。脑发育旺盛期必须依赖甲状腺素，甲状腺素具有促进大脑智力、体格发育的功能，如果由于缺碘引起甲状腺素分泌不足，将直接影响胎儿发育，导致智力障碍、运动障碍及体格发育障碍，形成呆小症。

孕妈妈每天需碘量应在175微克左右，最好食用加碘盐。通过补碘保障胎儿智力和身体发育，必须在怀孕前或者在怀孕头3个月进行，怀孕后期，胎儿大脑神经细胞增殖已完成，补碘的效果就不明显了。

温馨提示

含碘高的食物有海带、紫菜、海蜇、蛤蜊、虾皮、鱿鱼等，其中每100克干海带的含碘量达到了24毫克。

穿着要宽松、舒适

从这个月开始，孕妈妈的生理功能和体型都会产生明显变化：腹部一天天隆起，乳房一天天饱满，胸围、腰围也开始增大。伴随着这些变化，孕妈妈的衣着也应有相应的变更。

宜选择上大下小的倒“A”形服装

随着孕程的进展，孕妈妈的腹部会越来越隆起，腰围、胸围也会越来越大。这时候购买衣服，一定要选宽松的样式，才能使孕妈妈穿起来觉得舒服。

服装的轮廓最好是上大下小的倒“A”字形，高、低身分开的套服会更好。背带装既可以在视觉上修饰日益臃肿的体形，腋部、腹部和胯部的设计又比较宽松，背带长度还可以自行调节，孕妈妈穿着后可以伸展自如，是比较适合孕妈妈的服装款式。

宜选择柔软的纯棉内裤

由于阴道分泌物逐渐增多，孕妈妈所穿的内裤应该保证面料柔软，不刺激皮肤，透气性好、吸水性强、触感柔和的纯棉内裤最适合孕妈妈。

此外，孕妈妈还可以选择专门为孕期设计的孕妈妈专用内裤，这种内裤一般都带有活动腰带，孕妈妈可以根据腹围的变化随时调整内裤的腰围，穿起来十分方便。到了孕晚期，孕妈妈还可以选择有前腹加护的特殊孕妈妈内裤。这种内裤可以起到托腹带的功效，帮孕妈妈减轻胎儿给自己的身体造成的负担，让孕妈妈轻松地度过孕期。

应佩戴专门的孕妈妈胸罩

由于怀孕，孕妈妈的乳房已经发生了巨大的变化，在购买胸罩时，已经不能再像平时那样根据自己的罩杯、胸围简单地购买一个大码的普通胸罩充数了。孕妈妈在孕期所佩戴的胸罩，有着更多的讲究：

孕妈妈所佩戴的胸罩不能有衬垫、硬钢托。

胸罩透气性一定要好，面料还应该柔软、吸水性强，以纯棉质地最为理想。

胸罩的色调应该明亮、轻快。白色、粉色、淡蓝色等可以带来好心情的颜色比较适合。

胸罩肩带应该在肩胛骨和锁骨之间，这样在佩戴时孕妈妈不会有束缚感。选购胸罩时，孕妈妈可以通过举手、耸肩等动作检查它是否会掉下来或感到不适。

孕期最好选择用软钢托支撑的全罩杯胸罩，应方便穿脱、清洗，最好选择搭扣在前面的。

至少应该购买2～3件孕期胸罩，以供换洗。

选一双舒适的低跟鞋

孕妈妈穿鞋应该首先考虑安全性，选择鞋子时应遵循松软、合脚、鞋跟高低适宜的原则。高跟鞋、易脱落的凉拖、高跟木屐都不宜再穿。选购一双穿着舒适的低跟鞋，才是孕妈妈最该做的。

购买鞋子的时候，孕妈妈应着重观察鞋子有没有能牢牢支撑身体的宽大后跟，自己的脚背部分是否能和鞋子紧密结合，还要看鞋子的高度合不合适，是不是保持在2～3厘米，鞋底有没有防滑纹。

干家务注意适度

很多孕妈妈即使有孕在身也不愿意闲着，总想干点家务。但怀孕毕竟不是儿戏，干家务的过程中，孕妈妈必须遵守“安全”“适度”的原则，量力而行，避免对胎儿和自己造成伤害。

有些活交给准爸爸

一些比较重的活，或容易给孕妈妈造成危险的活，最好交给准爸爸来做。毕竟孕期安全是第一位的。

打扫屋顶、擦拭衣柜、在柜顶取放东西等需要登高的家务活，一定要交给准爸爸。

搬动沉重的物品时，非常有必要请他人帮忙。

地毯中容易隐藏螨虫、杂物碎屑、铅、镉等有害物质，易致胎儿畸形或流产，所以，清洁地毯的事孕妈妈也坚决不要做。

擦地、庭院除草等需要长时间弯腰或下蹲的家务事孕妈妈不宜做。

晾衣服属于比较花费力气的向上伸腰的动作，如果长时间地做，也容易造成流产，最好交给准爸爸来做。

寒冷的刺激容易使孕妈妈流产。因此需要接触凉水的活、需要长久地待在寒冷的地方才能完成的活，也最好由准爸爸来做。

最好少下厨

怀孕第2个月，孕妈妈的早孕反应会比较严重，对气味很敏感，做饭时的气味可能会加重恶心、呕吐，而且中式餐饮习惯于烹炒煎炸，油烟比较大，油烟对于孕妈妈的健康和胎儿的发育也不好，所以孕妈妈这个时候是不宜下厨的。

另外，家中的常用电器一般都有一定的辐射，特别是微波炉、电磁炉，如果能够避免，孕妈妈也不要使用这些厨房器具。

如果孕期恰好赶在夏天，更要避免下厨，因为厨房中的高温环境加上做饭时的气味、油烟，很容易引起身体不适。

孕妈妈做家务时的安全提醒

尽量避免接触含有化学物质的家用清洁用品，必须使用清洁用品时要带上橡胶保护手套。

将放在地上的东西拿起或放下时，要屈膝弯腰、完全下蹲、单腿跪下，拿住东西，再慢慢伸直双膝站起，或慢慢屈膝弯腰、下蹲、单腿跪下后轻轻放下东西，再慢慢站起，注意不要压迫腹部。

远离浓烟和灰尘，必要时应该戴口罩。

打扫房间的时候一定要开窗通风，保持室内空气流通。

不要将氨水混入任何含有氯的清洁剂中，否则会产生有害的浓烟，威胁孕妈妈和胎儿的健康。

远离烤箱清洁剂、化学干洗剂等有挥发性和有毒的清洁产品。

最好选用水稀释的清洁剂，避免使用气雾剂。

手洗衣服时使用性质温和的洗衣液。

最好站着洗衣服，避免压迫腹部。

孕3月胎教指导

进入孕 3 月，孕妈妈的身体已渐渐适应生理上的变化，但是早孕反应依然在影响着孕妈妈的情绪，本月胎教的重要基础是孕妈妈要尽量保持平和心态，有烦躁、易怒、抱怨等情绪时要注意及时平复，待情绪放松、心情愉悦后再开始进行胎教。

怀孕第 3 个月时，胎儿已具人形，对外界的挤压、蠕动等动作可以感应到，准爸妈此时可以对胎儿进行一些适当的抚摸，也就是抚摸胎教法，通过轻柔地抚摸腹部，给予胎儿触觉的刺激，促进神经系统和感觉器官的发育。

胎儿的听力一般从孕13周左右开始发育，在孕24周左右发育得和成人的水平相当，因此，从这个月开始，可以逐步地开始听听胎教音乐，利用音乐胎教法辅助练习一下胎儿的听觉。

情绪胎教：放松精神传递平静

如果在怀孕期间承受太大的压力，对孕妈妈及胎儿都不好。然而孕妈妈来自本身及各方面的压力又很难避免，这里为孕妈妈介绍一种消除紧张压力的方法，只要花5分钟，就能得到彻底的放松，与此同时也可以给腹中的胎儿传递一种平静的情绪。放松精神的方法怀孕期间最好每天做1次。

首先是视觉，以轻松的姿势坐在地毯或沙发上，不要让任何人来打扰，然后先环视一下屋子，选出3样东西来。比如桌子上的闹钟、墙上特别喜欢的一幅画及正在读的书等，眼睛所能看到的东西都可以。集中精力，对选出的东西一个一个加以凝视。最好只凝视物体的一部分，例如闹钟正在移动的秒针，书中人的眼睛等。凝视时间并没有严格的限制，不过至少要集中视线5秒钟以上。

其次是听觉，在周围所能听到的声音中选择3种来集中精力听。例如，时钟的滴答声、隔壁传来的小孩叫声，或是窗外的风声。

然后是触觉，同样选择3种东西的感觉来集中精神。如天鹅绒面椅子的触感、呼吸时胸部规律的动作等，对于这些感觉，都一一集中精力去感受。持续做这些练习，直到心灵完全获得平静为止。

双肩下垂，尽量放松眼部和前额的肌肉也有助于精神的放松。如果想放松心情，可以闭上双眼，尽可能地想一些愉快的事情，并随着自己的意愿自由地去联想，如宝宝可爱的笑脸、蔚蓝天空上的朵朵白云等，都会使孕妈妈感到平静和放松。

妊娠反应最难过的阶段

怀孕第3个月左右，尤其是第8周和第9周将是妊娠反应最强烈的阶段，原有的一些早孕反应此时可能会加剧，孕妈妈孕吐、饮食、身体不适感可能会变得更加厉害，但是不用担心，通常过了这一阶段后，妊娠反应会有所减轻，不久便自然消失。

案例：妊娠反应不能太大意

陈女士怀孕4个月时被丈夫送进了医院。经过检查，医生发现陈女士严重脱水、低血钾、低血钠、代谢性酸中毒，身体虚弱得连路都走不了，体重比怀孕前还下降了很多。医生责问陈女士的丈夫为什么不早日送医院进行检查，结果陈女士和她的丈夫都表示：以为这是怀孕的正常反应，所以一直不觉得有问题，直到实在太虚弱了，甚至没有办法保持正常体力时才想到来医院就诊。

怀孕后固然会有正常的妊娠反应，但是孕妈妈及家人还是不能太大意。像上述案例中的孕妈妈就是因为忽视了妊娠反应时存在的异常表现，才会造成后来的危险情况。

妊娠反应一般伴随着体重变化，如果孕妈妈妊娠反应较轻，饮食作息和孕前没有什么变化，体重也可能不增长。但是如果体重增长过快、下降很快或者增长比较缓慢，都有可能是出现了异常情况，这个时候就要及时就医，寻求帮助。如果妊娠反应过于剧烈，影响身体功能的正常运作，也需要及时就医，不能大意。

本周特别提醒 预防早期流产

对于刚怀孕的妈妈来说，最应该注意的就是防止流产，虽然早期流产多与胎儿的先天性异常有关，但孕妈妈的生活习惯或行为也可能造成早期流产。因此，为了避免发生早期流产，孕妈妈要做到：

定期产检

定期产检能得知胎儿的发育状况、健康与否，避免发生早期流产。

禁止吸烟、喝酒、喝咖啡

孕妈妈如果吸烟、喝酒、喝咖啡，流产概率会提高。

正常作息

怀孕早期，孕妈妈应尽量避免工作太过劳累、熬夜等，维持正常的生活作息，并保持心情愉悦。

避免危险动作

孕妈妈应尽量避免爬高、提重物或弯腰拿东西，以免造成腹部不适或受到碰撞，导致流产。

留意可能的流产征兆

一般来说，腹痛、阴道出血都是流产的征兆，如果出现流产征兆，孕妈妈要尽快与医院沟通，不可盲目保胎，因为有些流产是胚胎发育异常导致的。

怀孕第10周 宝宝像一颗小草莓

胎儿发育状况

这时的胎儿身长大约4厘米，体重可达到10克左右，已经很像个小人儿了。胎儿基本的细胞结构已经形成，身体的各部分比如胳膊、腿、眼睛、生殖器和胃肠系统都已初步发育。小家伙的眼皮还没有张开，黏合在一起。手臂更长，肘部更加弯曲，手腕和脚踝已经清晰可见，还会在妈妈腹中做简单的“体操”，左右腿会交替做类似踢腿的屈伸动作。

小腿容易抽筋的孕妈妈，看看是否缺钙

一般在怀孕4个月左右，孕妈妈才开始补钙，但如果怀孕3个月的孕妈妈水肿、抽筋特别严重，也可以看看是否缺钙，并适当地补充一些钙质。

怀孕 3 个月时，胎儿就要从孕妈妈体内摄取大量的钙质，如果孕妈妈钙质摄取不足，胎儿甚至会吸收孕妈妈骨骼分解的钙质，使得孕妈妈自身缺钙。由于钙离子与骨骼肌肉的兴奋性密切相关，孕妈妈血钙低到一定程度会引起小腿肌肉痉挛，抽筋大多发生在夜间，夜间血钙水平比日间低。

需要指出的是，孕妈妈绝不能以小腿是否抽筋作为补钙的指标，因为个体对缺钙的耐受性有所差异，所以有些孕妈妈在钙缺乏时，并没有小腿抽筋的症状。

相反，由于体内缺乏其他微量元素，如镁，或者由于身体疲劳过度等，也有可能出现抽筋症状，一句话：应对抽筋要对症下药。

抽筋发作时怎么办

抽筋多半在夜间发生。由于突然感到疼痛而从睡梦中惊醒，很多孕妈妈往往觉得很惊慌，结果使疼痛感愈发强烈。以下方法可以很快缓解抽筋所带来的痛苦：

绷紧小腿肌肉

孕妈妈可以自己把脚背勾起来，和脚腕保持垂直；也可以请准爸爸帮忙把脚趾向脚背扳起，这样保持几分钟。如果疼痛不太强烈，孕妈妈可以平躺着用脚跟用力抵住墙壁，或马上下床使脚跟着地，都可以起到拉伸小腿肌肉、缓解疼痛的作用。

按摩

孕妈妈可以自己按摩，也可以请准爸爸帮自己轻轻按摩疼痛处的肌肉，也可以起到缓解疼痛、消除抽筋的作用。

热敷

如果拉伸小腿肌肉和按摩还不能奏效，孕妈妈还可以请准爸爸用热毛巾帮自己热敷抽筋的部位。热敷可以促进血液循环，缓解肌肉痉挛，很快就可以消除抽筋带来的不适。

饮食预防抽筋

预防抽筋最应该做的，就是消除容易引起抽筋的诱发因素。

1．缺钙抽筋：孕妈妈应该在医生的指导下补钙。牛奶、虾皮、虾米、海带、紫菜、乳制品、豆制品、木耳、芝麻制品、发菜、生瓜子、雪里蕻、苔菜、口蘑、泥鳅等食物中含有丰富的钙，孕妈妈可以通过多吃这些富含钙的食物来补充，也可以通过服用钙剂来补充。

2．缺镁抽筋：绿叶蔬菜、紫菜、小米、玉米、荞麦面、高粱面、土豆、豆类、冬菜、蘑菇、杨桃、核桃仁、虾米、花生、芝麻、肉类、奶制品都含有丰富的镁，孕妈妈可以通过调整饮食，多吃这些富含镁的食物来补充。

3．疲劳抽筋：孕妈妈可以在条件允许的情况下，每天抽出一点时间锻炼身体，增强肌肉的活力，防止肌肉过度疲劳。平时生活中，孕妈妈也最好经常变换姿势，每隔1小时左右活动一下，以防身体过度疲劳。

4．受寒抽筋：孕妈妈应该注意保暖。如果每晚临睡前用温水泡一下脚，夜间发生抽筋的次数就会少得多了。

/温馨提示/

如果孕妈妈出现臀部抽筋，并向大腿根部放射，可能是坐骨神经受压所致。如果下肢不感到麻木，孕妈妈不必过分担心，只要注意休息，并在医生的指导下进行止痛治疗即可。如果疼痛剧烈，下肢发麻，且持续时间较长、频率稍多，则应及早就医，以免造成意外。

注意少喝含咖啡因的饮料

可乐、红茶、咖啡等饮料孕妈妈要少喝，因为这些饮料中都含有咖啡因，咖啡因能迅速通过胎盘作用于胎儿，对胎儿发育造成不良影响，而且还可能使胎儿细胞发生变异。

胎儿对咖啡因尤为敏感。一些饮料中甚至含有2.4％～2.6％的咖啡因、可乐定等生物碱，所以有的孕妈妈喝了以后会出现恶心、呕吐、头痛、心跳加快等轻微中毒症状，由此可能会影响胎儿大脑、心脏和肝脏等重要器官的发育，甚至会导致胎儿出生后患上先天性疾病。

/温馨提示/

一瓶340毫升的可乐型饮料中约含50毫克咖啡因，一次口服咖啡因达1克，就可导致成人中枢神经系统兴奋、呼吸加快、心动过速、失眠等，更何况是胎儿。

喝汤更要吃“渣”

有的孕妈妈在吃汤菜时，认为营养全部溶解在汤中，而只选择汤而摒弃菜。其实，虽然汤的营养价值很高，但仍有大部分的营养，特别是肉类食物的主要营养成分，如蛋白质、铁质、骨中的钙质等都很难溶解在水中，“滞留”在汤渣里。而且吃“渣”的过程中可以增加膳食纤维的摄入，有利于促进胃肠蠕动，加速新陈代谢，缓解孕期便秘。

/温馨提示/

搭配肉类一起熬汤的蔬菜，应随放随吃。蔬菜中的水溶性维生素因为加热时间长，大部分会被破坏掉。所以，汤中加的蔬菜应随放随吃，以免维生素被破坏。

缓解不良情绪，告别孕期抑郁

怀孕后，除了生理上发生变化，孕妈妈心理也会发生微妙的变化，变得容易忧郁和激动，这些情绪对胎儿和孕妈妈都会有不良影响。

不良情绪的危害

据统计，当孕妈妈处于不安情绪中时，胎儿的胎动次数会比平时多3倍，甚至高达正常次数的10倍左右。如果胎儿长期不安、体力消耗过多，很容易造成出生时低体重。如果孕妈妈与人争吵后，情绪一直不能平复，胎儿的胎动次数会比以前增加1倍。

临床研究已经证明，孕妈妈如果在怀孕4～10周时情绪过度不安，可能导致胎儿口唇畸变，甚至使胎儿出现腭裂性兔唇。

产前严重焦虑的孕妈妈，剖宫产及阴道助产要比正常孕妈妈高1倍，发生早产、流产、产程过长的情况也比较多。

长期忧郁引起的精神过度紧张，则能使孕妈妈的大脑皮质与内脏之间的关系失调，引起循环系统功能紊乱，导致胎盘早剥等情况，甚至使胎儿死亡。即使胎儿能够顺利出生，长期抑郁的孕妈妈所生的宝宝也很容易出现身体功能失调，特别是出现消化系统功能紊乱。

缓解不良情绪的方法

孕妈妈感到忧伤和恐惧时要及时向家人求助，平时也应当积极进行自我疏导。孕妈妈及家人都应当积极努力地做出协调，远离孕期抑郁的困扰。

准爸爸应多关心孕妈妈

专家指出，远离孕期抑郁，缓解孕期不良情绪，准爸爸所起的作用至关重要。妻子怀孕后，如果丈夫能够尽一切可能关心、体贴对方，可以有效减少不良刺激，使之保持愉快心情和稳定情绪。因此，准爸爸一定要承担起共同孕育生命的责任，对孕妈妈多些关心、细心和耐心。

放松心情，不要有太多压力

家人的帮助是必要的，但孕妈妈也要学会自我调节，自我减压，不要给自己太多压力，如果感到烦恼就要学会说出来，不闷在心里。感到心情紧张、难以释怀时，可以适当地进行户外运动，如短途旅游、做孕妇操、游泳等，与朋友见一见、聊一聊，充分的休息能够避免心理疾病的发生。

自己找乐子

可以多关注一些轻松、幽默的信息，借助简单的快乐引发自己的愉悦情绪，减轻抑郁的发生。

苦恼时做个深呼吸

孕妈妈感到心烦意乱时，可以找一个安静的地方进行一下深呼吸，对稳定情绪和集中注意力是非常有帮助的。

进行深呼吸时，孕妈妈可以选择任何场所——可以在床上，也可以在沙发上，只要能使自己的身体得到舒展，又比较安静，就可以了。

选好地方后，孕妈妈要全身放松，使腰背尽量舒展，双目微闭，手可以放在身体两侧，也可以放在腹部(衣服也要尽可能宽松一些)，然后一边默数1、2、3、4、5，一边用鼻子慢慢地吸气，争取坚持5秒钟左右，然后，再缓慢、平静地将储存在腹中的气用嘴或鼻子呼出来。

呼气要慢，最好能保证呼气的时间是吸气时间的2倍。也就是说，如果吸气用了5秒钟，呼气就应该用10秒钟左右。这样反复呼吸1～3分钟，很快就会感到心情平静，头脑清醒。

每天早上起床时、中午休息前、晚上临睡时各进行一次这样的呼吸法，孕妈妈在妊娠期间动辄焦躁的精神状态就可以得到很大改善。

牙齿的几种保健方法

孕期，由于孕妈妈口腔细菌分泌的毒素作用引起牙龈炎，使牙龈暗红肿胀、容易出血，有时还形成触之易出血的硬肿块。

孕妈妈在怀孕后，由于内分泌的影响使得口腔中的唾液变为酸性，对牙齿有腐蚀作用而造成龋病。加之早孕时偏好酸性食物，使得胃部常返酸水至口腔中，加剧龋病。所以，孕妈妈更要注重口腔卫生，以下方法可供参考：

1. 选择刷毛柔软的牙刷，免得碰伤牙龈，少吃坚硬和刺激性的食物，如辣椒、酒，多吃软而富含维生素C的新鲜蔬菜和水果，以减少毛细血管的渗透性。

2. 坚持早晚及进食后漱口，如果吃酸性零食引起了牙齿过敏，可选用脱敏牙膏，不能刷牙时可选用漱口水代替。

3. 每次孕吐后用20％的苏打水漱口，中和胃酸对牙齿的腐蚀。发生牙龈炎时避免吃刺激性食物，要进食有营养的软食。

4. 如果有必须拔掉的牙齿，宜在妊娠第3～7周进行，避免引发流产和早产。经常叩动上下牙齿，增加口腔唾液的分泌，其中一些物质具有杀菌和洁齿作用。

脑筋急转弯

孕妈妈可以和胎儿玩玩动脑游戏，准爸爸最好一起加入，一个提问，一个回答。动脑游戏以不过于复杂、轻松为宜，如本月可以试着玩玩脑筋急转弯。

问：一只蚂蚁不小心从飞机上掉了下来，就死了。猜猜它是怎么死的？

答：饿死的，因为飘得太久了。

问：有一块天然的黑色大理石，在9月7号这一天，把它扔到钱塘江里会有什么现象发生？

答：沉到江底。

问：有一个人，他是你父母生的，但他却不是你的兄弟姐妹，他是谁？

答：你自己。

问：请你把九匹马平均放到十个马圈里，并让每个马圈里的马的数目都相同，怎么分？

答：把九匹马放到一个马圈里，然后在这个马圈外再套九个马圈。

本周特别提醒 及早发现宫外孕

宫外孕也叫“异位妊娠”，是受精卵着床于子宫腔以外形成的。孕妈妈发生宫外孕是十分危险的。学会辨识宫外孕很重要，出现下面几个症状时孕妈妈一定要引起重视：

阴道流血

常表现为短暂停经后出现不规则流血，量少，点滴状，暗红色或褐色。

腹痛

一侧下腹隐痛或胀痛，血液常积聚在直肠而出现肛门坠胀感。如果妊娠部位破裂则出现下腹部撕裂样剧痛，疼痛为持续性或阵发性。

晕厥和休克

表现为面色苍白、四肢厥冷、脉搏快而细弱，一般在100次/分以上，血压下降，甚至测不到。

怀孕第11周 宝宝爱上运动

胎儿发育状况

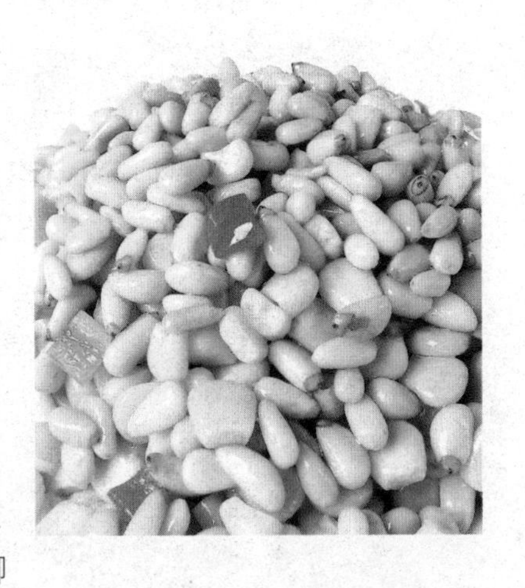

小人儿已经完全成形，身长增长到4～6厘米，体重达到14克，四肢已经可以在羊水中自由地活动，能做更多的“体操动作”。

这个时期，小家伙的头显得格外大，和身体的长度基本相同。眼和耳郭等已发育成形，尾巴完全消失，不但长出了手指、脚趾，手指甲和头发也长出来了。双手能伸向脸部，并且把拇指放进嘴里津津有味地吸吮，或者是嘬嘬大脚趾和小脚趾，还会经常踢踢腿，舒展身体。胎儿的睾丸或卵巢已经长成，开始出现性别差异。

胎儿的各类器官，比如大脑、心脏、肝脏、胃肠、肾脏也发达起来，脊柱也在发育中。

孕妈妈宜吃这些杂粮

小米：小米有滋阴补虚、健脾养肾、除湿利尿之用。孕吐时，用小米煮粥，对减轻恶心、呕吐非常有用。

糯米：糯米味甘性温，能暖补脾胃、益肺养气。糯米比粳米性黏，消化得慢一些，因此脾胃虚弱者不宜多食，以免引起胃胀与消化不良。

玉米：味甘性平，具有调中开胃、益肺宁心、清湿热、利肝胆、延缓衰老等功效。

荞麦：荞麦味甘性凉，有开胃宽肠、下气消积的功效，可用于大便秘结，湿热腹泻等。建议用荞麦面代替一般面条，也可在早餐或加餐时将荞麦粉冲入牛奶中食用。

高粱：高粱性温味甘涩，有健脾胃、消积止泄之用。当孕妈妈消化不良、脾胃气虚、大便稀溏时，可以适当食用。

红薯：红薯味甘性平，有补脾养心、益气通乳、去脏毒之用，能促进肠道蠕动，刺激排便。但红薯中糖类较其他粮食多，妊娠糖尿病患者不宜多食。

吃素的孕妈妈要保证营养的全面均衡

在整个怀孕阶段，孕妈妈需要摄取质量均衡、营养丰富的食物，这样可以减少并发症的产生，孕育出一个健康的宝宝。

吃素的孕妈妈每天的饮食摄取以少量多餐为主，一天分成4～5次来吃，均衡地摄取5大类食物：五谷类、蔬菜类、水果类、油脂类及蛋白质类。

蛋白质类：以往只吃素的孕妈妈，最好多吃蛋类，并多摄取黄豆制品，这样可以帮助摄取高品质的蛋白质与较多的各类维生素、矿物质。

主食：三餐的主食应该以富含维生素B_1、维生素B_6及维生素E的糙米或蛋白质、纤维含量较高的五谷米取代白米。

水果：一般都认为多摄取水果对身体有益，但是如果血糖较高，就要格外注意水果的摄取量，并避免喝果汁。

此外，也要注意素食食材的选购，应以新鲜、天然的食物为主。

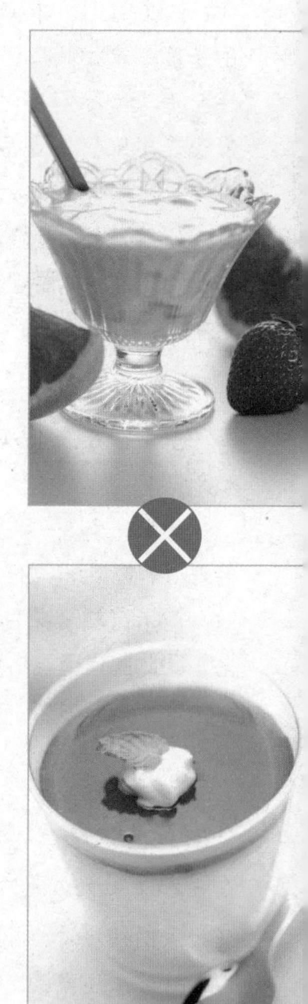

最好不要吃冰镇食物

怀孕早期，多数孕妈妈都会胃火上升，即便不是在特别热的夏天，也会想吃冰淇淋、喝冰水来缓解燥热。

孕妈妈最好不要吃冰镇食物，尤其是孕早期的孕妈妈更要注意克制。最大限度也只是偶尔吃一支冰淇淋，如果某天超过了两支，或者一天内喝冰水超过总需要量的一半，就可能伤及脾胃，影响吸收和消化功能。时间久了，就会出现大便不畅或腹泻、阴道分泌物增多等现象，严重者还可能导致肠胃炎，影响正常妊娠及生产。不仅如此，脾胃功能下降，会增加肠道疾病的感染、发病率，增大用药风险。

建议孕妈妈吃常温下的新鲜蔬果，以补充身体水分。如特别嗜凉，可以用凉白开水代替冰水。此外还应注意营养均衡，调养好身体，这样才能从根本上防止胃火上升带来的“口燥”。

孕期这样洗脸

孕期正确的洗脸方式可以有效护理发生变化的皮肤，对于因为怀孕的影响而导致的皮肤恶化情况，洗脸的方式更加重要。洗脸护理的基础，也是保健的一方面。所以，孕期洗脸也有讲究。可以这么做：

洗脸用水

用干净的自来水就可以了，不用特别追求矿泉水、纯净水。

洗脸水温

用温水洗脸最好，如能将水温控制在34℃左右最好。孕妈妈可以将开水稍微凉凉，手放进水里感觉温暖为宜。此时水的性质与生物细胞内的水十分接近，不仅容易透过细胞膜，溶解皮脂，开放汗腺管口使废物排出，而且有利于皮肤摄入水分，使面部皮肤柔软细腻富有弹性。

为了预防感冒，增强抗感冒的能力，晨起可以用冷水洗脸，但温度不宜过低，不要用冰水，以免刺激皮肤与身体。晚上一定要用温水洗脸，避免冷水刺激，影响睡眠。有的孕妈妈晚上习惯用较热的水洗脸，觉得清洗更干净，但水温如果高于38℃，容易引起血管和毛孔张开，使皮肤松弛无力，容易出现皱纹，还会使血管的弹性减弱，导致皮肤出现瘀血。

洗脸频率

一般冬天早晚各1次，夏天由于出汗多，油脂、汗液多，可以酌情多洗几次，特别是在看完电视、用完计算机、外出活动、大量流汗后都应清洗1次，洗去污垢与细菌。

阴道分泌物增多

怀孕以后，卵巢的黄体分泌大量雌激素和孕激素，以维持受精卵的着床和发育。12周以后，胎盘形成，它逐渐代替了黄体，继续合成大量雌激素和孕激素。因此，孕妈妈体内始终保持着高雌激素和高孕激素状态。

在此影响下，阴道分泌物逐渐增多，分泌物颜色通常为无色，有时呈橙色或淡黄色，有时为浅褐色，孕妈妈不必为此过于烦恼。

但是由于阴道分泌物增多，会刺激外阴部皮肤发痒，如果不经常清洁处理，往往会引起阴部湿疹、阴道炎或子宫颈炎等感染性疾病。

妊娠期要避免这些病就必须保持外阴部的干净，每天可直接用清洁的温盐水擦洗外阴部几次，勤换勤洗内裤。但是外阴不宜洗得过勤，以免造成阴道pH值升高，滋生细菌。如果孕期患妇科炎症，最好在医生指导下，对症选用清热燥湿、止痒的中药煎汤坐浴，尽量不要盲目选择洗液冲洗，也不宜用碱性较大的香皂洗外阴。

如果外阴部红肿得厉害或奇痒难忍，必须到医院请医生诊治，看是否得了阴道滴虫病或其他疾病。如果白带增多同时伴有持续外阴瘙痒和特殊的气味，则应去医院进行检查。

本周特别提醒 大龄妊娠有必要接受羊膜腔穿刺检查

羊膜腔穿刺检查可有效排查先天缺陷

如果孕妈妈超过35岁，那么就属于大龄妊娠，在怀孕第3个月时，大龄孕妈妈有必要做一次羊膜腔穿刺检查，借以检测胎儿是否存在先天缺陷。

羊膜腔穿刺是一种抽取羊水来检测胎儿染色体是否异常等的一种检查，准确率高达99％，是目前最常用的检查方法，也是目前应用最广泛而且较安全可靠的诊断手段。

羊水与胎儿的关系很密切，羊水中有胎儿皮肤、消化道等处脱落的细胞以及胎儿代谢的产物。在B超的协助下，怀孕3个月的时候做羊膜腔穿刺抽取羊水，然后将羊水中的细胞沉淀后做接种培养，可以得到胎儿的细胞染色体，从而诊断有无染色体病。

孕妈妈不必担心这项检查会对自己和胎儿不利。

羊膜腔穿刺检查很安全

一些大龄妊娠孕妈妈尽管知道做羊膜腔穿刺检查的必要性，但还是有些排斥，这可能是因为听说要穿刺羊水，使得孕妈妈害怕胎儿和自己受到伤害。

其实，严格来讲，任何事情都不存在百分之百的完美性，因此，即使是目前应用最广泛也较安全可靠的羊水穿刺也确实有引起流产的可能，但这种概率是十分微小的，相比怀上一个先天缺陷的胎儿来说，做检查的益处更大，而且检查过程并不麻烦。

羊膜穿刺检查一般需要孕妈妈亲自到医院预约，准爸妈可以咨询当地市级以上的医院，咨询后选择就近的医院进行检查。

怀孕第12周 孕早期要谢幕了

胎儿发育状况

胎儿一直在很努力地成长，他的变化是惊人的，孕妈妈摸着自己的腹部，可要好好称赞一下宝贝哟。

这周胎儿身长增至约6.5厘米，头几乎占了整个身体的一半，并且会动了。小手小脚上的蹼状物逐渐消失，手指和脚趾完全分开。骨骼和关节正在形成，已经能清晰地看到膝盖和脚后跟。随着肾脏和输尿管的形成，胎儿可以排泄了。胎盘令胎儿与孕妈妈的联系更加稳定，流产的危险性越来越小。

胎儿已经进入大脑迅速增长期，这是脑细胞快速增殖的第一个阶段，此后的3个月，对胎儿来说主要是大脑的发育，脑的重量会不断增加。

过完这周，孕早期就结束了，最危险的流产期也会过去，孕妈妈和宝贝都将迎来一个新的生命阶段。

吃鸡蛋时需要注意的问题

鸡蛋中含有丰富的蛋白质和磷脂酰胆碱，是孕妈妈补充营养的首选，但是要想让营养能够充分地被吸收，在饮食搭配上要注意以下几点：

鸡蛋不要与白糖同煮

很多孕妈妈有吃糖水荷包蛋的习惯。其实，鸡蛋和白糖同煮，会使鸡蛋蛋白质中的氨基酸形成果糖基赖氨酸结合物。这种物质不易被人体吸收，对健康会产生不良作用。

鸡蛋不要与豆浆同食

有些孕妈妈早上喝豆浆时喜欢吃个鸡蛋，或是把鸡蛋打在豆浆里煮。这样的吃法是不科学的。豆浆性味甘平，有很多营养成分，单独饮用有很强的滋补作用。但是豆浆中含有一种特殊的胰蛋白酶，与蛋清中的卵松蛋白相结合，会造成营养成分损失，降低两者的营养价值。

孕妈妈可以适当吃些零食

孕早期的妊娠反应使得一些孕妈妈食欲降低，这时，孕妈妈可以适当吃些零食补充营养。孕妈妈可以选择一些营养丰富、低糖、低热量、高膳食纤维的食物来充当零食。以下几种可供参考：

大枣

大枣被称为“天然维生素丸”，富含多种营养成分。具有补血安神、补中益气、养胃健脾等功效，还能防治妊娠期高血压，非常适合孕妈妈食用。

瓜子

瓜子的种类很多，如葵花子、西瓜子、南瓜子等。葵花子中富含维生素E，西瓜子中富含亚油酸，南瓜子中则含有蛋白质、脂肪、碳水化合物、钙、铁、磷、胡萝卜素、维生素B_1、维生素B_2等多种营养成分，且比例均衡，非常有利于人体的吸收和利用。

板栗

板栗富含蛋白质、脂肪、碳水化合物、钙、磷、铁、锌、B族维生素等多种营养成分，有补肾强筋、养胃健脾、活血止血等功效。孕妈妈常吃板栗既可以健身壮骨，利于胎儿的健康发育，又可以消除自身的疲劳。

花生

孕妈妈每天吃一点儿花生可以预防产后缺乳，花生的内衣（红色薄皮）中含有止血成分，可防治再生障碍性贫血。但花生脂肪含量较多，食用要适量，不可过多。花生受潮后易霉变，能致癌，所以应将其放在干燥处保存，霉变后一定不要再食用。

除上述几种零食外，水果、酸奶、熟鸡蛋、粗纤维饼干等也是不错的选择。

/温馨提示/

孕妈妈每次吃零食的量不要太多，最好在两餐之间吃，离正餐远一点儿，这样就不会影响正餐的进食量。并且不要边看书或边看电视边吃零食，这样一来不卫生，二来不利于消化。

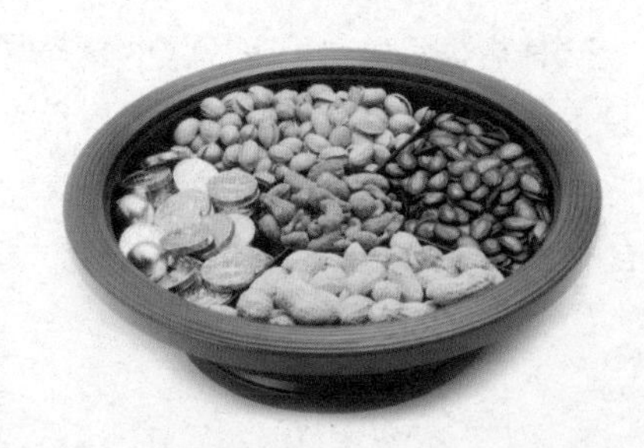

补品补药，服用遵医嘱

由于孕吐反应，有的孕妈妈担心营养不足影响胎儿的正常发育，转而寻求各种各样的补品补药进行大补。这样的心情可以理解，但做法实在不可取。

如果身体健康、营养基本不缺乏的孕妈妈孕吐不是太厉害，身体营养的储备足以满足胎儿的营养需求。孕妈妈一般都有阴血偏虚、阳气偏盛的情况，如果不顾实际情况进行滥补，反而会影响正常饮食的摄取和吸收，甚至会引起内分泌失调。

现在补品补药良莠不齐，很多并不适合孕妈妈食用。如果孕妈妈服用了某些含激素较多的补品补药，就会干扰胎儿的正常发育进程，给胎儿出生后带来不良影响，严重的还有可能危及生命。人参、鹿茸、桂圆等甘温补品，孕妈妈使用后极易出现轻度不安、烦躁失眠、咽喉干痛等症状，严重者还会导致流产。

因此，孕妈妈万不可滥用补品补药，如果觉得自己需要使用，要选择权威机构专门向孕产妇推荐的营养品，更保险的是先向医生咨询，听从医生的建议。

避免二手烟的危害

二手烟对孕妈妈的危害很明显。二手烟可能增加孕妈妈患胃病的概率，还可能会引起畏食情绪。烟尘中的有害物质可能引起胎儿畸形、流产，由于烟雾里面含有的尼古丁可以引起子宫动脉收缩，可能导致胎儿氧气不足、营养不良。

所以，孕妈妈不仅自己不能吸烟，还要避免二手烟的危害。

回避二手烟的一些方法

回避有烟污染的环境，这样可以防止被动吸入二手烟。

请家人坚决不要在家里吸烟，如果家里来了客人，也要妥善地提醒客人不要吸烟。

尽量不要去公共场所。因为公共场所人员混杂，难免会有二手烟。

职场孕妈妈这样回避二手烟

职场孕妈妈在面对无法避免的二手烟时，也不要太过着急、担心，可以采取以下措施进行补救：

每天抽一些时间外出走走，多呼吸一下新鲜空气，并且常开窗转换室内空气。

可在自己的办公室或者办公桌的小范围内放些小盆植物，净化空气，过滤一些烟气。

实在没有办法避开有二手烟的场合时，孕妈妈要记得坐到空气流通的地方，这样可以保证自己尽量呼吸到新鲜的空气。

腹部容易受凉

怀孕第3个月，孕妈妈的子宫逐渐变大，会压迫血管，可能引起血液循环不畅通。另外，由于皮肤伸展，毛孔张开，体内热量散发得很快，腹部总是会有发寒的感觉。

胎儿在孕早期对温度极为敏感，孕妈妈腹部如果受寒，羊水温度就会降低，羊水量会增加，可能引起羊水过多。羊水过多一方面会影响胎儿的发育，另一方面也增加了孕妈妈的负担。

孕妈妈的腹部是胎儿健康成长的重要场所，所以，孕妈妈要避免让自己处于低温的状态，尤其是腹部，平时需要注重腹部保暖，避免受寒。

孕妈妈可以及早穿上外衣，无论在室内还是室外都随手带一件外衣。腹部不能受寒但也不能过热，最好是保持常温。

本周特别提醒 早孕反应即将结束

一般，孕妈妈的早孕反应会从怀孕第2个月开始，怀孕第3个月后会结束。

早孕反应的轻重在不同的孕妈妈身上是不同的，有的孕妈妈能很顺利地度过，而有的孕妈妈可能表现为严重的剧吐，连喝水也会吐，痛苦不堪。

怀孕第3个月，孕妈妈还会出现孕吐现象，除恶心外，胃部情况也不佳，同时，也会感到胸闷，不过这是暂时的，因为孕3月的前两周可能会是妊娠反应最重的阶段。随着孕周的增加，早孕反应反而开始减轻，不久将自然消失。之后孕妈妈食欲开始增加，下降的体重逐渐回升。早孕反应到怀孕第3～4个月都会渐渐减弱。

早孕反应并不是每个人都一样，如果有些孕妈妈基本没什么早孕反应，也不必怀疑自己不正常。因为确实存在这样一种状况：有的孕妈妈从怀孕一开始就没有什么明显的早孕反应，而有少数孕妈妈的孕吐反应会持续到生产。

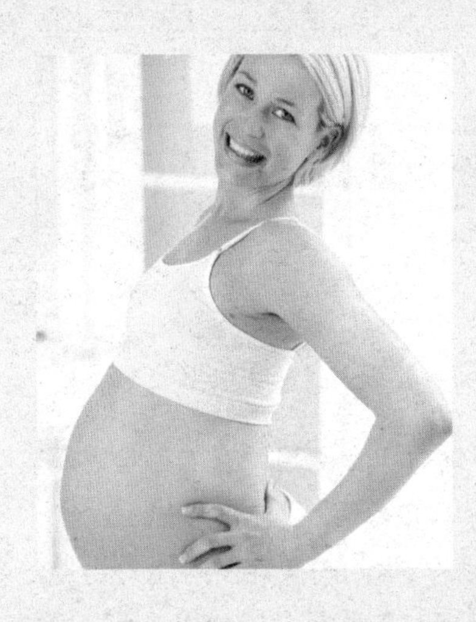

Part 3
孕中期（孕13～28周）快乐度孕

“妈妈，我现在长得结实多了，还能做些小动作呢。你和爸爸以后说话可要小心了，别忘了这里还有一个小小的窃听者哦。”

“宝宝，你生活得好吧，能感觉到我们的爱抚吗？听得到爸爸对你的呼唤吗？给你听的音乐，你喜欢吗？”

——妈妈宝宝心灵对话

省时阅读

读完本章，你将能够：

- 了解胎儿在13～28周中每一周的发育状况。
- 了解胎儿脑发育需要的营养素和食物，科学摄取蛋白质、钙、铁、维生素A、维生素E等营养素，控制食物的量，保持体重增长正常。
- 了解日常活动时的正确姿势；外出时需注意的事项；乳房、头发及皮肤的保养方法；性生活时需注意的事项；产检内容及怎样监测胎动；上班族、双胎妊娠的护理要点。
- 掌握抚摸胎教、语言胎教、音乐胎教、光照胎教的实施时间及方法；了解到情绪会影响胎儿的性格。
- 掌握腰酸背痛、贫血、头痛、下肢静脉曲张、牙龈炎、失眠、水肿、鼻出血、腿抽筋、腹胀等不适或疾病的应对措施。

怀孕第13周 孕中期正式开始

胎儿发育状况

这一周，胎儿的身长大概达到7.6厘米了，体重比上周略微增加，孕妈妈能够比较明显地感觉到腹部增大，过不了多久就需要穿孕妇装了。

胎儿的神经元快速增加，开始有了神经突触。胎儿的条件反射能力增强，当你用手轻轻地触碰腹部，胎儿就会蠕动，不过你还无法感觉到他的动作。手开始能够握拳了，脚趾与脚底也能够弯曲了，脸看起来与成人更像了，只是眼睑依然紧紧地闭合着。肝脏已经开始制造胆汁，肾脏也开始向膀胱输送尿液了。

孕4月营养指导

进入孕4月，胎儿的器官组织开始迅速生长发育，每天需要大量营养素，孕妈妈要尽量满足胎儿迅速生长及自身营养素存储的需要，避免营养不良或缺乏对胎儿生长发育和自身的健康造成影响。

首先应增加主食的摄入，应选用标准米、面，搭配食用一些杂粮，如小米、玉米等。一般来说，孕中期每日主食摄入应在400～500克，这对保证热量供给、节省蛋白质有着重要意义。

其次要增加动物性食物的摄入，因为动物性食物所提供的优质蛋白是胎儿生长和孕妈妈组织增长的物质基础。

此外，孕妈妈应多吃些海产品，多吃鸡蛋。膳食宜粗细搭配、荤素搭配，不要吃得过精，避免造成某些营养元素吸收不够。

本月孕妈妈还应注意补充碘和锌。妊娠14周左右，胎儿的甲状腺开始起作用，制造自己的激素。而甲状腺需要碘才能发挥正常的作用。母体摄入碘不足，新生儿出生后甲状腺功能低下，会影响孩子的中枢神经系统，尤其是大脑的发育。鱼类、贝类和海藻等海鲜是碘最丰富的食物来源。每周可以吃2～3次。

同时，孕妈妈需要增加锌的摄入量。缺锌会造成孕妈妈味觉、嗅觉异常，食欲减退，消化和吸收功能不良，免疫力降低。富含锌的食物有生蚝、牡蛎、肝脏、口蘑、芝麻、赤贝等，尤其在牡蛎中含量尤其丰富。每天膳食中锌的补充量不宜超过20毫克。

补充蛋白质的作用

怀孕第4个月，孕妈妈和胎儿对蛋白质的需求都进入了快速增长的时期。

这个时候，孕妈妈要开始进入蛋白质的储备期了，这不仅是为了满足孕妈妈和胎儿组织增长的需要，也是为分娩消耗及产后乳汁分泌进行准备。

本月，孕妈妈的身体会增加对蛋白质的摄入量，每天比妊娠早期多摄入15～25克蛋白质，尤其是吸收利用率高的优质蛋白，其中动物蛋白质占全部蛋白质的一半以上。

因此，这个阶段孕妈妈的饮食中应该增加奶、蛋类的完全蛋白质，尽量做到每餐荤素搭配，适量进食一些肉类食品，以满足身体对蛋白质的需要。

补充蛋白质不能毫无节制，只要比孕前稍微多一些就可以了，不然，摄入过多的蛋白质会增加孕妈妈的肝、肾负担，还有可能造成妊娠期肝脏功能损伤。

/温馨提示/

怀孕第4个月，孕吐反应基本都会减轻，孕妈妈的胃口也开始变好，但是千万别趁着孕吐期过去，胃口变好一点了而大吃大喝，不然像吹气球一样胖起来也就指日可待了。

不爱吃肉的孕妈妈可以这样补充蛋白质

肉类为人体提供的营养主要是蛋白质，而动物性蛋白质是人体最容易吸收利用的蛋白质。此外，动物的内脏是无机质(磷、铁、镁、锌等)以及B族维生素的重要食物来源。

不爱吃肉的孕妈妈容易缺蛋白质、B族维生素。以下是给不爱吃肉以及素食孕妈妈的营养补充建议：

多摄取乳制品。这类孕妈妈可以每天喝3杯牛奶，或每天250毫升牛奶、1杯酸奶，也可以每天吃2～3块干酪。

多选用豆制品。豆类富含植物蛋白，并且其必需的氨基酸组成与动物性蛋白相近似，比较容易被人体吸收利用。可以常吃豆腐、豆芽、豌豆、扁豆，平常多榨点豆浆喝。

选择全谷物粮食、鸡蛋和坚果。全麦面包和麦片都是由全谷物粮食制成，可在早餐时适当增加。每天适当地吃几粒坚果和两个鸡蛋。

不爱吃蛋的孕妈妈这样补充蛋白质

蛋类是优质蛋白质的来源，利用率很高。蛋中的脂肪绝大部分含于蛋黄中，而且分散成小颗粒，容易被吸收。蛋黄中还含有丰富的钙、铁、维生素A、维生素B_1、维生素B_2、维生素D及磷等营养素。

常见的蛋有鸡蛋、鸭蛋、鹅蛋、鸽蛋及鹌鹑蛋等。不爱吃蛋的孕妈妈可能会缺蛋白质、铁、钙及维生素A、维生素B_1、维生素B_2。

以下是给不爱吃蛋的孕妈妈的营养补充建议：

每天固定食用两份坚果。

多吃富含维生素C的蔬菜和水果，可以增加铁质的吸收。

谨慎服用蛋白粉

服用蛋白粉不当容易使身体一下子摄入过多蛋白质，加重肾脏负担，使孕妈妈出现四肢水肿、血压升高、头疼、眼花等不良症状。如果服用过量，还可能致使一些孕妈妈出现蛋白尿的情况，损害肾脏功能，威胁身体的健康。

孕妈妈只要注意合理调整饮食，每天保证喝1杯豆浆或牛奶，吃1个鸡蛋，再进食适量的肉类与豆制品，就完全可以满足身体对蛋白质的需求，并不需要额外服用蛋白粉。

如果确实需要通过服用蛋白粉来补充蛋白质，一定要向医生进行咨询，在专业医生的指导下科学服用，以避免产生不必要的危害。

孕4月产检的注意事项

从本月开始到怀孕7个月末，历时4个月，医学上定为孕中期。孕中期是整个孕期感觉最舒适、最安全的时期，但是，为了胎儿的健康，孕妈妈依然要按时进行孕期检查。

孕中期检查除了能及时发现异常情况外，医生还会根据具体情况提出保健指导建议，为顺利度过孕晚期和分娩期奠定基础。

孕中期检查的常规项目有身高、体重、血压、子宫底高度、胎动情况、胎心率、胎位、尿糖、尿蛋白等，必要时做B超、心电图等检查。

另外，在孕中期可以做些特别的筛查。例如怀孕15～20周进行唐氏综合征及神经管畸形筛查等等。

孕中期孕妈妈要注意保健，要注意预防妊娠糖尿病，预防各种炎症的发生。

适度游泳，有助减轻孕期不适

游泳是非常适合孕妈妈的有氧运动，不但可以促进孕妈妈的血液流通，帮孕妈妈减轻身体，改善心情，还可以减轻怀孕所带来的种种不适，对孕妈妈来说好处多多。

孕期游泳有哪些好处

消耗多余热量，帮孕妈妈控制体重。

增强孕妈妈体质，促进胎儿发育。

改善情绪。

缓解或消除腰背痛、便秘、痔疮、四肢水肿、静脉曲张等孕期不适。

锻炼孕妈妈的肺活量，使孕妈妈在分娩时可以较长时间憋气，缩短产程。

怎么游

孕妈妈游泳前首先要征询医生的意见，以确定个人情况是否适宜游泳，避免发生意外。

一般情况下，孕妈妈每周可以游泳1～2次，每次可以游500米左右。运动强度以每次游泳后，心跳每分钟不超过130次，运动后10分钟内能恢复到锻炼前的心率为宜。如果超出了这个标准，胎儿可能会受到危害。

应注意的细节

选择卫生条件好、人少的游泳池。

最好在保持恒温的室内游泳池游泳，水温以29～31℃为宜，并要注意避开阳光的直射。

下水前要先做热身运动。

下水时要戴上泳镜，上岸时要注意擦干身体，避免感冒。

不要跳水，不要仰泳。

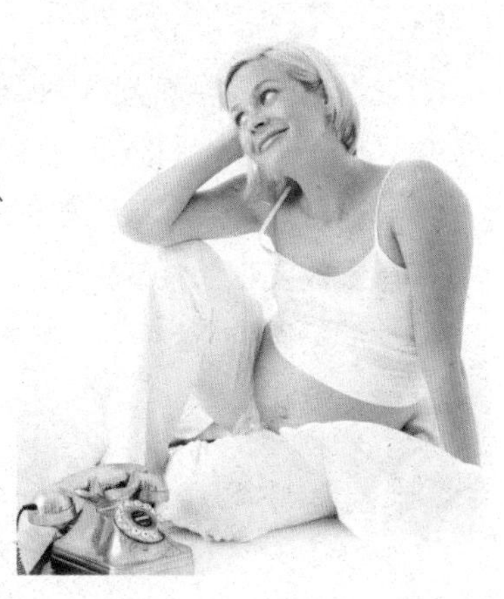

不宜游泳的几种情况

有过流产、早产史，阴道出血，经常腹痛、患妊娠高血压综合征和心脏病的孕妈妈不适宜游泳，应采取别的锻炼方式。

一起来做抚摸胎教

正常情况下，怀孕2个月开始，胎儿就在母体内活动了，但这时的活动幅度很小，孕妈妈不能感知。随着妊娠月份的增加，胎儿活动的幅度会越来越大，从吞吐羊水、眯眼、咂手指、握拳，直到伸展四肢、转身、翻筋斗等。一般过了孕早期，抚摸胎教就可以开始实施，不过根据妊娠的月份不同，抚摸胎教的方法也不同。

怀孕3个月以后，孕妈妈可以进行一些来回抚摸的练习。即在腹部完全松弛的情况下，准爸爸或孕妈妈自己用手从上至下、从左至右，来回抚摸。不过在抚摸的时候，动作要轻，时间不宜过长。

/温馨提示/

进行抚摸胎教时，准爸爸孕妈妈可以通过抚摸的动作配合声音与腹中的胎儿进行“沟通”，在说话的时候注意声音要温柔，这样可以使胎儿有种安全感，能够使他感到舒服和愉快。

本周特别提醒 腰背酸痛

进入怀孕的中后期，孕妈妈的腹部开始有明显的隆起，除了行动上有些不便外，有的时候会出现腰酸背痛的情况。

孕期腰背酸痛的原因

造成孕妈妈腰酸背痛的原因有很多：比如身体重心随胎儿的成长逐渐往前挪，因此加重了腰椎、尾椎的负担，使肌肉承受太多不当的拉扯；体内多余的水分流至骨盆部位静脉时，使得腰部神经与脊椎未能得到充足氧分，也会造成腰酸背痛。此外，怀孕期间激素的变化使关节变松等，也易致使腰背酸痛。

孕期的背痛是不能完全预防的，孕妈妈能做的就是在日常生活中多注意，尽量减少背痛的程度和频率。

减缓腰背酸痛的方法

不要站立太久、长时间走路或提重物。需要长时间站立或走路的孕妈妈可使用托腹带。

变动姿势时，最好能用双手支撑，减轻腰部的负荷。要特别注意不要立即站起来，避免受伤。

不要穿高跟鞋，以减轻脊柱的负担。

要减轻腰部的负担，孕妈妈站立时尽量不要提太重的物品。

尽量不要爬楼梯。

捡拾东西时尽量弯曲膝盖蹲下来再进行下一步动作，避免直接弯腰悬空去捡。

多休息。时常抬起脚对背部也是有好处的。

/温馨提示/

很多孕妈妈认为自己感觉舒服的姿势就是最放松的姿势，其实一旦维持一个姿势超过20分钟，肌肉就会开始紧绷。无论是什么姿势，维持太久都不好，而且不正确的姿势会加剧腰酸背痛，所以保持正确的姿势对孕妈妈也是相当重要的。

缓解腰背酸痛的运动推荐

适度运动可以改善肌肉的柔软度及关节的灵活性，进而加强肌肉的强度和耐力。全身整体性的运动，如步行、游泳、慢跑等，都有助于缓解腰酸背痛。以下几项可以缓解腰背酸痛的运动可供孕妈妈参考：

贴墙运动

站在离墙与小腿等长的距离处，然后将背靠在墙上，再缓慢而舒适地滑下，直到膝盖弯曲达90°为止。每天早晚各做5～6次，可改善腰酸背痛。孕妈妈在做这项运动的时候身边最好能有人照顾。

骨盆与背部摇摆运动

平躺仰卧，双腿弯曲，双足平放，利用足部与肩部的力量轻轻抬高臀部与背部，如此一上一下反复运动。每天5～6次，每次5个回合，可减轻怀孕时的腰酸背痛。

腰部运动

站在椅背后，手扶椅背，双脚分开与肩同宽，慢慢吸气，同时手臂用力使身体重心集中于椅背上，脚尖着地，脚跟抬高，腰部挺直，使下腹部紧靠椅背，然后慢慢吐(呼)气，手臂放松，恢复原来的姿势。每天早晚各做5～6次，可减轻腰酸背痛，还有助于顺利生产。孕妈妈需要注意的是，在这个过程中椅子一定要保证稳固。

/温馨提示/

严重的腰酸背痛虽可以借助药物治疗迅速地获得缓解，但是孕妈妈应尽量避免用服药、打针的方法治疗。预防胜于治疗，孕妈妈平时注意保持正确的姿势和多做运动就能有效避免腰酸背痛的发生。

怀孕第14周 宝宝开始做鬼脸了

胎儿发育状况

本周胎儿的身长会达到7.6～10厘米，体重达到28克。

胎儿的头发开始迅速地生长，皮肤上长着一层细细的绒毛，这层绒毛会在胎儿出生后消失。手指上会出现独一无二的指纹印。由于面部器官发育得比较完整了，所以，胎儿这个时期能在妈妈的腹中里做许多事情了，比如皱眉、斜眼睛、吸吮自己的手指等，这些对他自身大脑的成长都很有利。若胎儿是个女孩，此时她的卵巢里大概会有200万个原始卵泡。

适合孕妈妈食用的坚果

腰果：腰果的营养丰富，含蛋白质达21％，含油率达40％，各种维生素含量也都很高。因此，孕妈妈可以每天摄入5～8粒（10～16克）的腰果。腰果对孕妈妈具有补充体力和消除疲劳的良好功效，还能使干燥的皮肤得到改善。同时还可以为孕妈妈补充铁、锌等。

核桃：核桃有补气养血、温肺润肠的作用。核桃营养成分的结构对于胎儿的脑发育非常有利。孕妈妈每天可以吃2～3个核桃。

葵花子：富含亚油酸，促进脑发育，同时也含有大量维生素E，促进胎儿血管生长和发育，有助于安胎。葵花子还含有丰富的镁，对稳定血压和神经系统有重要作用，孕妈妈每晚吃一把葵花子可起到安眠的作用。

/温馨提示/

在选择干果时，不妨挑那些透明真空包装的，这样质量好，且容易辨别，腰果、花生等坚果含蛋白质丰富，但同时脂肪含量也多，因此要注意控制食用量。

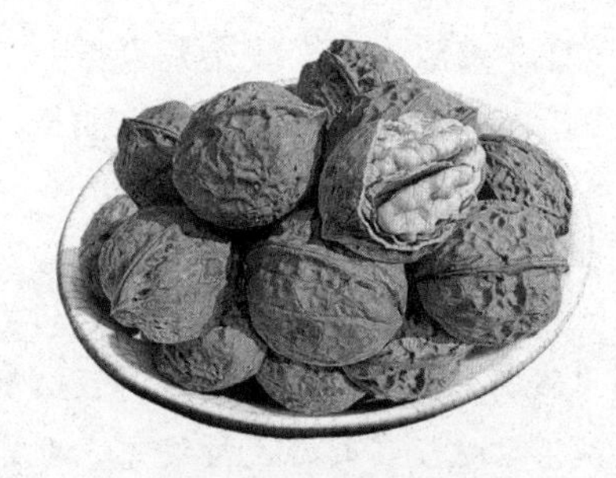

胎儿热量需求大，孕妈妈注意多吃主食

胎儿的迅速增长需要大量的热量，如果孕妈妈热量摄取不足，容易造成胎儿营养不良和各系统、器官发育的迟缓，体重、身长增长慢，最终使得胎儿出生时的体重低于正常值。

热量在每日营养中的分配大致为：

营养元素	热量
糖类	60%～70%
脂肪	20%～25%
蛋白质	15%～20%

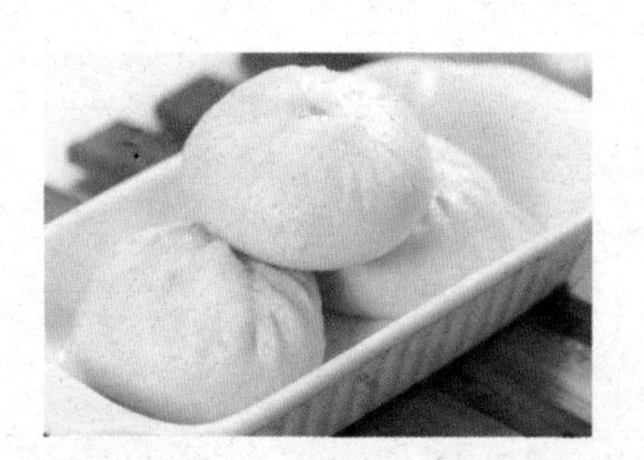

糖类主要从主食中摄取。因此，进入第4月，孕妈妈可以适当增加主食的摄入量，每日增加主食75克左右，要注意多吃米和面，同时搭配一些小米、玉米面、燕麦等杂粮。

适量补充脂肪酸，帮助胎儿大脑发育

怀孕第4个月，孕早期的妊娠反应渐渐好转，孕妈妈基本适应了身体的变化。此时，根据胎儿的身体发育需要，一些要补充的营养现在可以放心有效地进行了。

怀孕4个月后，胎儿的生长发育继续增快，特别是大脑的发育，不仅重量增加，而且脑细胞的数量也迅速增加，因此十分有必要增加有利于大脑发育的营养物质，如磷脂和胆固醇等脂类。

孕妈妈可以经常交替食用一些核桃、松子、葵花子、榛子、花生等脂类食物；同时，还应适量增加植物油的摄取，如豆油、花生油、玉米油等。这些食物富含大脑发育必需的脂肪酸，不仅可满足孕妈妈身体对脂类的需求，还有利于胎儿大脑发育。

进入孕4月后，孕妈妈的腹部逐渐增大、膨隆，身体重心前移，身体各部位的受力方式也发生了变化，在坐、立、行等日常生活行为方面如能注意保持正确的姿势，可以避免出现意外，对安胎与养生都有益。

正确姿势有助安胎

站姿

正确的站姿是：背部挺直，尽量舒展，使胎儿的体重集中到孕妈妈大腿、臀部及腹部的肌肉处，并受到这些部位的支撑。

这种站姿有助于孕妈妈缓解背痛，并可增强腹部肌肉的力量，使孕妈妈分娩后容易恢复体形。

坐姿

怀孕后，孕妈妈不要坐没有靠背的凳子，而应选择有靠背的椅子。坐在椅子上时，孕妈妈应让自己的后背稳稳地靠在椅背上，双腿平放，通过椅背给腰背部的支撑减轻脊柱的压力。如果这样坐觉得不舒服，可以在腰后放一个小靠垫。坐较硬的椅子时，最好加个椅垫。

睡姿

孕妈妈的睡姿也会随时间的推移而变化：刚进入怀孕第4个月、腹部隆起还不高时，孕妈妈可以采用自由的体位，怎么舒服怎么来；到了怀孕第5个月，或腹部隆起已经很高时，最好采取左侧卧的姿势入睡，不要再仰卧了。

起床

孕妈妈起床时，避免猛起身，应该先轻缓翻动一下身体，使自己变成侧卧，再用肘部支撑住自己的上半身，然后再用双手支撑着自己坐起来，伸直背部，最后再将脚放到地上，站起身来。

起立

从椅子上站起来时，孕妈妈应该先把手扶在大腿上，支撑一下自己，然后再挺直腰背，慢慢地站起来。

捡东西

拾取掉在地上的东西时，孕妈妈应该注意不要压迫到自己的腹部：先弯曲膝盖慢慢蹲下，把东西移到靠近身体的地方，用手捡起来，再挺起膝盖，慢慢地站起来。在捡东西的过程中，孕妈妈应尽量保持背部挺直。

坐下

当孕妈妈想坐下时，应先用手在大腿或椅子扶手上支撑一下，再挺直后背，慢慢地坐在椅子上。如果椅子比较宽大，孕妈妈可以先坐在靠边部位，再慢慢向后移动，直至后背靠到椅背坐稳为止。坐好以后，孕妈妈的髋关节和膝关节应呈一个直角，大腿与地平线平行。

做家务

孕妈妈做简单家务时，也应保持背部挺直。一些需要弯腰的家务活最好交给准爸爸，即使自己要做，也应尽量少干，缩短弯腰的时间。扫地、铺床等可以蹲着做或跪着做的活，尽量蹲着或跪着做。洗衣服、洗菜最好将水盆放在与腰差不多高的凳子或平台上，站着进行。

/温馨提示/

孕妈妈应尽量避免搬抬重物。如果非抬不可，应遵守“蹲下抬重物”的原则，蹲下并保持背部平直，用腿部的力量抬起重物，以保证自己的腹部不受压迫，避免出现流产等意外。

通过阅读让心绪宁静

阅读可放松心情

心理学家认为，阅读时人们的思绪会集中在文字上，进入文学世界，紧张的身体和大脑可以因此得到放松，从而可以抚平凌乱的心绪。由此可见，阅读也是一种放松心情、对抗抑郁的好办法。

如果孕妈妈感到沮丧，不妨读读报纸杂志，通过新奇广博的见闻、优美的图片和文字舒缓不快，给自己的心灵寻找一些安慰。

如果孕妈妈感到枯燥，不妨看一看艺术画册，让艺术的深邃和魅力给自己的生活抹上丰富的色彩。

如果孕妈妈感到压抑，不妨去阅读小说，让天马行空的想象、扣人心弦的情节带领自己从现实生活中逃离，放飞心绪，去寻找理想中的美好天空……

即使在心情平静的时刻，多阅读一些有关怀孕、生产方面的书籍也可以让孕妈妈增长知识，放松心情，保持良好心态。

远离精神刺激性强的书籍

情趣高雅、内容丰富的书，比如行文优美的散文，描述各地风土人情的游记，有趣的童话故事，艺术价值高的美术作品，育婴书刊杂志等可以放松孕妈妈的心情，愉悦紧张神经，健康身心，这些书孕妈妈尽可能多读。

要避免阅读容易引起恐惧、紧张、压抑等不良情绪的书籍，比如情节庸俗、趣味低下的小说，以情节离奇、宣扬暴力的凶杀情节为主要内容的书籍，宣扬色情的黄色书籍，充斥着血腥场面描写的恐怖小说等，这些书籍容易使人感到压抑、紧张，并容易沉溺于不良情绪中，对胎儿的身心发育不利，应该坚决远离。

孕4月胎教指导

进入孕中期，胎儿的神经系统、感觉系统、听觉系统开始发达，细部肌肉对外界刺激会形成特定的反应，例如他不高兴时会咧嘴，紧张时会握紧自己的拳头，听音乐的时候他还会摇摆脑袋。

这个时期，胎儿能听到和分辨各种不同的声音，并进行“学习”。因此，语言胎教应当成为每天胎教内容的重点。

准爸妈要多与胎儿对话，讲讲故事，唱唱歌，爸爸妈妈的声音将会成为他良好的听力启蒙。

音乐胎教的曲目要相对固定，每天

听一段时间，形成习惯后，乐曲能在胎儿的头脑中留下比较深的印象，可以起到促进胎儿大脑和智力发展的作用。

怀孕第4月，胎儿比较稳定，孕妈妈可以适当多做些运动，加大运动量，一些容易操作的家务活，比如洗碗、扫地等都可以量力而为，让胎儿和自己一起体验动一动的感觉。

语言胎教这么做

刚开始和胎儿说话，准爸爸孕妈妈可能还不是很习惯，经历了前几个月的讲故事、说心里话的简单练习，从本月开始，准爸妈可以尝试自创一些交流的方式，以下提供一些参考。

给胎儿起个乳名

在怀孕5～6个月，胎儿有了听觉，准爸妈可给胎儿取一乳名，与胎儿对话时可以经常呼唤乳名，一则容易展开对话，二则乳名也会对胎儿带来很深的印象。胎儿出生后，当他听到曾经熟悉的名字时，会有一种特殊的安全感，烦躁、哭闹会明显减少，有时还会露出高兴的表情。

对话的内容与形式

从怀孕4～5个月开始，每天定时和胎儿说话，每次时间不宜过长，1～3分钟即可。说话的内容不限，可以问候，可以聊天，可以讲故事、朗诵诗词、唱歌等，但应以简单、轻松、明快为原则。最好每次都以相同的词句开头和结尾，以加深记忆，这样循环发展，不断强化，效果会很好。

准爸爸孕妈妈也可以向胎儿重复一些简单的字，如奶、干、湿、尿、口、鼻、水等。随着孕期的进行，除了重复单字练习外，还可以对胎儿进行系统性的语言诱导。

准爸爸也要参与语言胎教

胎儿特别喜欢准爸爸的声音，因为男性的声音低沉、浑厚。心理学家特别指出，让准爸爸多对胎儿讲话，不仅增加夫妻间的恩爱，共享天伦之乐，还能将准爸妈的爱传到胎儿那里，这对胎儿的情感发育有很大的好处。

贫 血

由于妊娠的血容量增加，血液会相对稀释，孕妈妈会出现贫血。另外，由于胎儿发育也需要吸收铁，孕妈妈可能会出现缺铁性贫血，尤其是多胎妊娠和患胃肠道慢性疾病的孕妈妈，贫血可能会更早出现。

孕妈妈贫血可能会引起早产，影响胎儿吸氧、发育。孕期贫血，如果补充不够及时，也会对产后恢复造成一定影响。

孕妈妈要坚持孕期检查，排除贫血可能，如果发现有贫血现象，要在医生帮助下进行治疗。日常饮食中也要注意多食用一些可以防止贫血的食物，如大枣、红豆、动物肝脏、蛋黄、蔬菜、水果等，这些能起到防止缺铁性贫血的作用。

贫血严重的孕妈妈在医生指导下服用一定量的铁剂也是必要的。

头痛、头晕

睡眠不足、睡眠质量不好、疲劳过度、环境嘈杂、孕期抑郁等都有可能使孕妈妈产生头痛、头晕的症状。

如果是轻微的偶发的头痛、头晕，要注意休息，适当运动，呼吸新鲜空气。在室内待的时间较长时，要注意开窗换气，保持空气流通。如果是由于孕期抑郁所致，要及时解决心头烦恼，保持心情愉悦。

如果头痛、头晕持续发作，比较严重，要及时到医院就诊，排除疾病的可能。

! 本周特别提醒 出现妊娠纹，腹部瘙痒难忍

正常情况下，人体腹部皮肤的弹性纤维与胶原纤维有一定的弹力，并可在一定限度内自由伸缩。但是当孕妈妈怀孕超过3个月时，增大的子宫突出于盆腔，向腹腔发展，腹部开始隆起，皮肤的弹性纤维与胶原纤维开始拉伸，当拉伸超过一定限度时，皮肤弹性纤维就会发生断裂，这时，皮肤弹性纤维断裂的地方就会出现瘙痒，甚至疼痛感。当皮肤弹性纤维断裂程度加深时，就会出现淡红色或紫红色的不规则纵形裂纹，即妊娠纹。

怀孕时腹部瘙痒，孕妈妈千万不要乱抓，因为一旦抓破，就可能导致感染，可以涂抹润肤霜或橄榄油来缓解不适；饮食忌多油、多糖。日常要多喝水，不要用过热的水洗澡，不要过多使用香皂、肥皂进行清洁。可以适当使用碱性小的洗面奶、浴液。

出现妊娠纹的时间不同的孕妈妈会有不同的表现，大部分孕妈妈会在孕晚期出现，也有一些孕妈妈在孕中期出现。

妊娠纹并不可怕，一般在产后颜色会慢慢变淡。孕妈妈不必紧张。

/温馨提示/

如果除瘙痒外，孕妈妈皮肤上还出现红色丘疹、风团、红斑和水疱等，应及时就医。

怀孕第15周 “我”的性别不重要

胎儿发育状况

这一周胎儿身长、体重飞速增长，达到了10～12厘米，体重达到了50克。在随后的几周里，胎儿的身长和体重还会迅猛地增长，会是现在的一倍，甚至更多。

此时腿长超过了胳膊，手的指甲也完全形成了，指部的关节可以运动了。胎儿最大变化就是会在你的子宫里打嗝了，这其实是开始呼吸的征兆，不过由于此时气管里充斥的是流动的液体而不是空气，所以并没有真正的呼吸。

预防并应对缺铁性贫血

缺铁性贫血的危害

怀孕中期，随着胎儿的生长，以及胎儿从母体中摄取并储存出生后所需要的铁，孕妈妈对铁的需要量大大增加。如果孕妈妈的饮食中所含的铁元素不多，又没有在医生指导下服用铁剂进行补充，就容易出现缺铁性贫血。

贫血会造成孕妈妈子宫、胎盘的血液供应不良，使孕妈妈对失血的耐受性变差，容易出现宫缩无力、产程延长、产后出血等危急状况。贫血还会引起孕妈妈免疫力下降，使孕妈妈发生感染的概率比正常孕妈妈高5～6倍。严重贫血的孕妈妈由于血红蛋白携氧量不足，很容易使胎儿缺氧，引起胎儿宫内发育迟缓、早产，甚至死胎。

所以，贫血虽然不是凶疾，对孕妈妈和胎儿健康的危害却不能小觑，一定要提早预防，及时纠正。

积极防治

预防和应对缺铁性贫血的最有效的方法就是补铁。

为满足胎盘发育、子宫增大、母体血红蛋白增多、分娩失血等对铁的需求，孕妈妈在整个孕中期（怀孕4～7个月）每天应该摄入25毫克铁。

大枣、红豆、动物内脏、瘦肉、动物血、蛋黄、鸡、鱼、虾、豆制品、绿叶蔬菜、西红柿、黄花菜、桃子、李子、樱桃、葡萄干等食物中含有丰富的铁，孕妈妈可以有选择地食用。

如果条件允许，孕妈妈还可以在医生的指导下服用补铁剂进行补充。

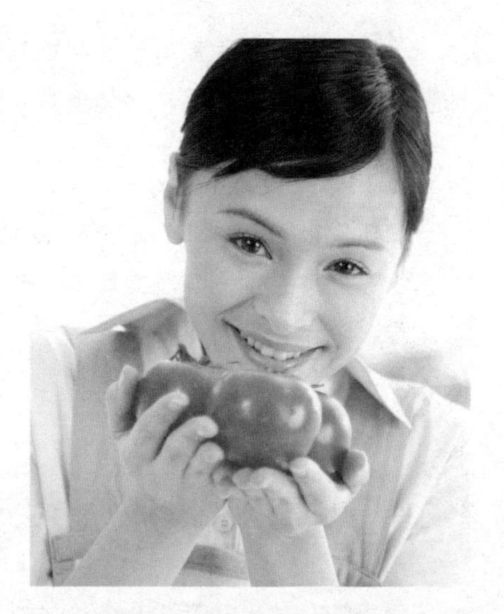

服用补铁剂的注意事项

铁剂服用过量会引起铁中毒，使人出现恶心、呕吐、腹痛、腹泻、呕血、便血等症状，还可以引发严重低血压、昏迷和休克。所以，服用铁剂补铁最好在医生的指导下进行，服用量不宜过大，以免中毒。

铁剂对胃肠有刺激性，会导致恶心、呕吐、上腹痛等症状。如果在饭后服用，可以减轻这些症状。

动物性食物中的铁比植物性食物中的铁更容易被人吸收和利用。动物血中的铁吸收率最高，为10％～76％；其次是肝脏和瘦肉。

维生素C、果糖、氨基酸、脂肪等物质可增加铁的吸收，茶、咖啡、牛乳、植物酸、麦麸等食物中所含的某些物质可抑制铁的吸收。

用铁制炊具烹调饭菜也可以补铁

铁锅、铁铲等铁制炊具在烹制食物时会产生一些铁，溶解在食物中后，会形成可溶性的铁盐，通过肠道被人体吸收。所以，尽量使用铁制炊具做菜做饭，也可以起到一定的补铁作用。

加餐的注意事项

进入孕中期之后孕妈妈的食欲会大增，这个时候需要增加更多的营养，很多孕妈妈在正餐的时候吃得不多，剩下的一部分量就只能放在加餐的时候吃。孕妈妈在加餐的时候要注意食物的多样化和营养的均衡。

通常，正餐过后两个半小时到3个小时就可以加餐了。加餐食物中要有一点主食，也就是粮食类的东西，如全麦面包或者燕麦片等，这是加餐的饮食基础。剩下的就是一天要求补充的500毫升牛奶。这500毫升牛奶建议分两到三次喝，最好放到加餐里面，如可以早上喝一点牛奶，加餐的时候喝一点，晚上临睡之前的加餐也可以包括牛奶。此外，加餐食物中要有水果，其次是坚果，两者互相搭配，一天可以食用3次，每次分一部分的量在加餐时食用。

孕妈妈在加餐时最好不要喝饮料，含糖饮料要少喝，可以饮用鲜榨果汁。也不要吃膨化食品与腌渍食品，比如薯片、豌豆脆、腌渍的火腿香肠等。

/温馨提示/

早餐和午餐之间或者下午4点钟左右，孕妈妈可以食用25克左右的芝麻糊。芝麻能够提供身体一日所需能量，甜淡的口感还能满足想吃东西的欲望。加餐时要注意，同一类食物不要重复食用，变着花样地吃最好，每天都换换样儿，既补充营养又不会吃腻。

孕中期性生活的注意事项

孕中期是整个孕期中最安全的性爱时机，但仍需注意一些细节，避免对胎儿造成刺激与伤害。

孕中期性生活的几点建议

性生活前做好个人卫生

如果卫生做得不到位，手部、身体上的细菌很容易通过孕妈妈的阴道到达子宫，使胎儿受到感染。性生活前，双方要充分对手掌以及指甲、生殖器等进行清洗，并且养成勤剪指甲的习惯。

前戏不要过于激烈

如果过度刺激孕妈妈的乳头，有些孕妈妈会因此发生腹部膨胀，对母子不利。所以，准爸爸要尽量避免过度抚摩孕妈妈的胸部。如果孕妈妈的乳头流出液体，更不能进一步刺激孕妈妈的乳房。另外，准爸爸还要尽量避免过于激烈地刺激孕妈妈的阴道。

选择不压迫腹部的体位

如果孕妈妈在性爱过程中感觉疼痛、辛苦或者腹部受压，千万不要强迫自己忍耐，而应该马上换别的体位。另外，孕妈妈仰卧做爱时有时会因血压下降而感觉不舒适，此时也要暂时中断休息一下，并适当地将身体左右倾斜调整，不适感就会慢慢消失。

如果感到十分疼痛，就要暂时中断一下

如果孕妈妈感到腹部肿胀或疼痛，应暂时中断休息一会儿，待肿胀感消失后，再继续。

应戴安全套

精液中含有使子宫收缩的前列腺素，因此性生活时最好让准爸爸戴上安全套，特别是有过剖宫产、早产和腹部易肿胀的孕妈妈。

适宜频率

孕中期的性生活以每周1～2次为宜，切忌过于频繁。

用亲密接触代替性爱

有些孕妈妈在孕中期会表现出强烈的性欲，当准爸爸准备配合时又会突然拒绝，令准爸爸困惑不已。其实，这时的孕妈妈并不是真想性交，而是想享受和准爸爸亲密接触所带来的甜蜜感。此时，准爸爸对孕妈妈多进行一些热情的拥抱、甜蜜的接吻与温柔的爱抚效果会更好。

不用完全禁止性生活

案例：梦中性高潮

听说性生活可能会对胎儿造成影响，孕早期还容易导致流产，于是刘女士从怀孕后就开始与丈夫分床睡，完全禁止了性生活。但是，怀孕第4个月的时候，刘女士常常在梦中梦到自己达到了性高潮。刘女士非常担心这会影响到胎儿的健康。

孕早期和孕晚期避免性生活是对的，因为这两个阶段进行性生活都很容易给胎儿带来不利影响。但是像刘女士这样怀孕后完全禁止性生活是没有必要的。

孕中期进行健康而适度的性生活是允许的，还能大大增进孕妈妈和准爸爸的亲密感情。况且进入孕中期后，由于性激素的作用，孕妈妈的生殖器官血流更加丰富，阴道变得湿润而容易进入，生殖器

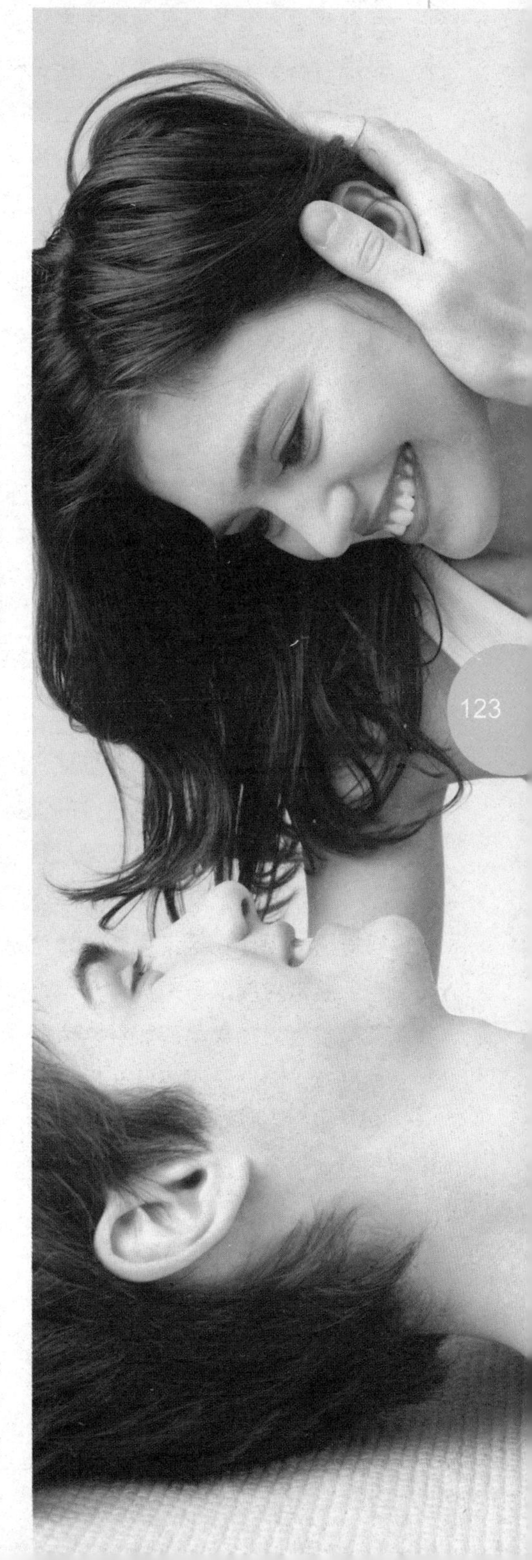

和乳房更加敏感，双方的性生活更容易取得和谐与快感。害怕性生活对胎儿造成危害是没有科学根据的。胎儿生活在一个厚壁的子宫腔里，周围又有羊水帮助减轻外界的刺激与震荡，所以适当的性生活不会对胎儿造成伤害。

不过，孕妈妈和准爸爸应该了解孕期孕妈妈的身体变化，性生活须以安全为上，不可因性生活而影响妊娠。尤其是准爸爸，必须对孕妈妈的孕期变化有更多的了解、理解和支持。

如果孕妈妈因为心理上的原因，不愿意进行性生活，准爸爸也不可责怪，准爸爸可以在沟通中慢慢培养孕妈妈的情绪。

/温馨提示/

并不一定非要进行性生活才能性满足。夫妻双方可以回顾一下以前经常一起做的除了性生活以外的事情，用美好的回忆、温柔的亲吻、拥抱、秘密的情话来达到情感上的满足。

舍弃腰带，展现孕妈妈独特魅力

腰带是现在市场上不可缺少的一种服饰搭配，对于女性来说，腰带已经不仅仅是饰品，最重要的是它有很好的塑身作用。腰带对孕妈妈的吸引力也是不容小觑的，但进入孕中期后，孕妈妈应果断舍弃腰带。

孕妈妈妊娠期间身体形态发生变化，衣着打扮也有特殊的要求，基本准则是要足够舒适，因此扎腰带束腰的做法是不合适的。

腰带对腹部有束缚作用，而胎儿在腹内的活动需要空间，并会随着不断的成长而不断扩大。如果孕妈妈经常束腰带、穿类似收身塑形的收腰裤等会影响到胎儿的活动与发育，因此孕妈妈怀孕后应不扎腰带或少扎腰带。

所谓少扎是要做到尽量不扎腰带，确实需要扎腰带时，可以尽量将腰带束得高一些，减少对身体的束缚，扎带时间不宜过长。

听音乐《月光》

背景介绍

德彪西(1862—1918年)是法国浪漫主义作曲家中最著名的一位，他的油画像总会被挂在音乐教室的墙壁上，许多浪漫主义影视作品（比如岩井俊二的影片）也常常以他的作品作为背景音乐，其中《月光》就是他脍炙人口的代表作。

和贝多芬的《月光》相比，德彪西的《月光》有着明显不一样的风格。如果说“静”是贝多芬月光的最大特点的话，那么“动”便是德彪西月光的精髓所在，在他的音乐里，月光如水般倾泻，缓缓流淌，充盈整个房间。

乐曲简析

德彪西的钢琴曲《月光》，描绘了月光的美丽与神秘，音符的流淌仿佛带动了月光的流动，月色像水一样流淌进听者的耳、眼、心。

想象一下月色的朦胧与美，在这美丽的景色中，自己正和胎儿舒服地坐在一把躺椅上，远处是深蓝如钻石般的天空。这种静谧的美感也会通过孕妈妈的感觉神经静静地感染着腹中的胎儿。

做一次全面的产前检查

产前检查应从月经停止及发生早孕反应时开始。怀孕第4个月时，应再做一次较全面的检查，包括以下内容。

基本情况：年龄、职业、住址；传染病及遗传病史；月经周期、初潮年龄、行经天数；婚姻史；妊娠及分娩史；本次妊娠经过；病毒性感染情况及X线检查情况等。

全身检查：检查全身情况、营养情况，测量身高、体重、血压，检查乳房发育情况，并检查各脏器情况。

产科检查：包括腹部检查（子宫底高度、腹围、胎位、胎心等）、阴道检查（阴道有无霉菌或滴虫，产道及附件是否有异常）、骨盆检查（测量骨盆内外径）。

化验检查：进行必要的血常规、血型、尿常规、肝、肾功能等检查。

产前检查需要定期进行，从孕3月（即妊娠第12周）开始第1次产检，每个月检查1次，孕7个半月（即妊娠30周）之后每2周1次检查，孕9月（即妊娠36周）之后每周检查1次。

! 本周特别提醒 抑郁症

抑郁症主要表现为情绪低落、焦虑不安或反应迟钝等。有将近10％的女性，在孕期会感觉到程度不同的抑郁。孕期抑郁症与产后抑郁症一样普遍，但往往容易被忽视。

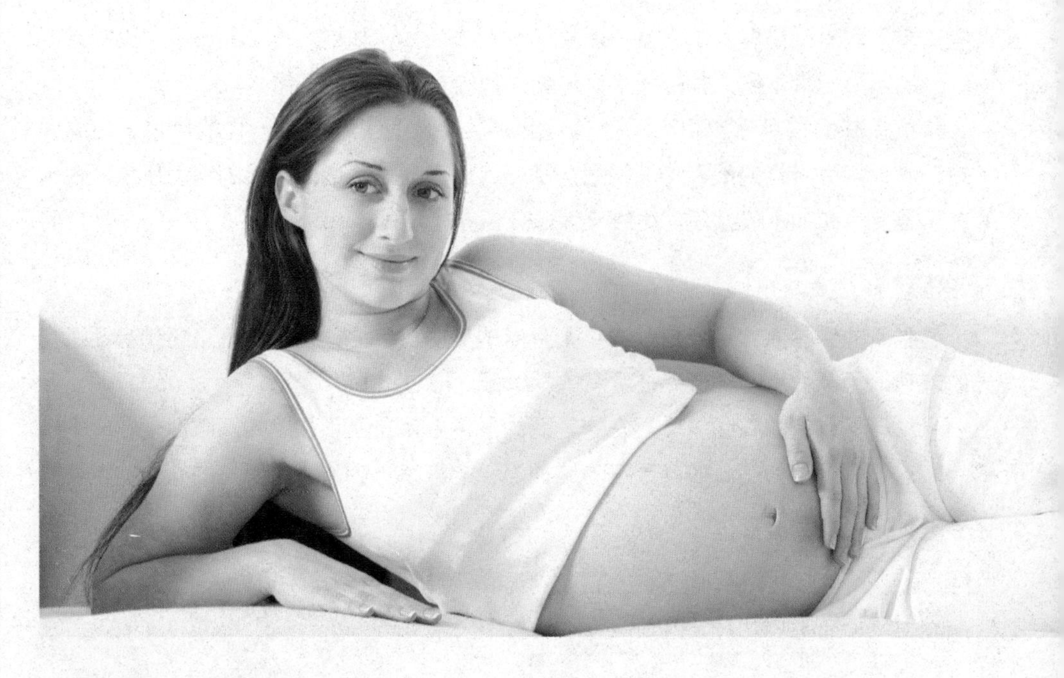

抑郁症的几大表现

如果在一段时间（至少是2周内）有以下的4种或4种以上症状，则说明孕妈妈可能已患有孕期抑郁症：

- 注意力无法集中，记忆力减退
- 总是感到焦虑、迷茫
- 脾气变得很暴躁，非常容易生气
- 睡眠质量很差，爱做梦，醒来后仍感到疲倦
- 非常容易疲劳，或有持续的疲劳感
- 不停地想吃东西或者毫无食欲
- 对什么都不感兴趣，懒洋洋的，总是提不起精神
- 持续的情绪低落，莫名其妙地想哭
- 情绪起伏很大，喜怒无常

抑郁情绪的不良影响和调整方法

孕期的抑郁情绪得不到及时调整，容易增加产后抑郁症的概率。如果孕妈妈在孕期长期抑郁，可造成胎盘血液循环不良，影响胎儿发育，诱发妊娠高血压综合征，还

可引起胎儿畸形，导致难产等。孕期抑郁情绪还会使孕妈妈照料自己和胎儿的能力受到影响，婴儿出生后问题也更多。因此，孕妈妈一定要学会调节自己的孕期情绪。

首先，孕妈妈要尽量通过各种方式来放松自己，也可以暂时离开令孕妈妈郁闷的环境，培养一些积极的兴趣爱好，转移自己的注意力。

其次，对于孕期生活中遇到的难题，孕妈妈要和准爸爸多沟通，和准爸爸保持良好的关系，让准爸爸成为孕妈妈的坚强后盾。还可以对亲密的朋友倾诉，让他们给予理解和帮助。

再次，想象一下胎儿出生后的美好生活，这样，当前的困难就变得不那么难解决了，一切的付出都会得到回报的。

/温馨提示/

如果孕妈妈做了种种努力，情况仍不见好转，或者有伤害自己和他人的冲动，那么孕妈妈应该立即寻求医生的帮助，医生会指导孕妈妈服用一些对自身和胎儿没有不良反应的抗抑郁药物，以免病情延误，给自己和胎儿带来不良后果。

保持乐观、开朗情绪的建议

孕妈妈可以有选择地参加文娱活动，通过游戏、休闲活动等来减轻压力，充实自己的孕期生活，使自己的生活更积极、更充满乐趣。

孕妈妈还可以有选择地听一些音乐。比如：莫扎特的《弦乐小夜曲》《摇篮曲》《幻想曲》《嬉游曲》《午夜的月光》《安睡吧小宝贝》等（当然，还有其他的音乐，孕妈妈可以根据自己的条件加以选择，但要避免速度过快、嘈杂的音乐）。听这些音乐，可以起到安胎、养胎的作用。

呼吸运动让孕妈妈更轻松

放松身心的呼吸法可消除紧张不安及焦虑的情绪，使孕妈妈感到平静和安详。每次可以做15分钟，但要在饭前或饭后1小时进行。

平躺在床上或铺了垫子的地板上，闭上双眼，深吸气，屏气并慢慢数到5，然后呼气。尽可能地把呼吸放慢而且要匀速。

保持深呼吸，并依次放松脚趾、脚背、脚跟、脚踝、小腿、膝关节、大腿、髋关节、骨盆、腹肌及腹部脏器、臀肌、腰背肌肉、胸腔器官、肩膀、手臂、左（右）手、颈部、头部。

把精力集中在呼吸运动上，倾听自己的呼吸，还可自言自语“吸气、屏气、呼气”。还可以随着自己的意愿自由联想，如可爱孩子的笑脸等。

怀孕第16周 心情好胃口也好

胎儿发育状况

这一周的胎儿身长大概达到了12厘米，体重迅速增加到150克。更让孕妈妈开心的是，你能比较明显地感觉到胎动了，有的时候还会有些许的触痛感，这都是正常反应，不用担心。

现在的胎儿会在你的子宫里玩耍了，他最喜欢玩的便是跟他紧密联系的脐带了。胎儿的循环系统及尿道在这一周也完全步入正轨了，他能够不断地吸入和呼出羊水了。

适合孕妈妈吃的植物油

每一种植物油的味道、营养和作用都是不同的，孕妈妈可以根据自身需要和烹调的方式来选择植物油。目前市场上最常见的有以下几种：

大豆调和油

这是市面上比较常见的油，它是由几种烹调油经过搭配调和制成的，是烹调主要用油。它的营养价值会依原料不同而有所差别，但可以确定的是，它们都富含不饱和脂肪酸、维生素E。

用法：具有良好的风味和稳定性，且价格合理，适合日常炒菜及煎炸之用。

花生油

花生油的脂肪酸组成比较合理，含有40％的单不饱和脂肪酸和36％的多不饱和脂肪酸，富含维生素E。花生容易霉变产生黄曲霉毒素，所以一定要选择质量最好的一级花生油。

用法：它的热稳定性比大豆油要好，适合日常炒菜用，但不适合用来煎炸食物。

芝麻油

芝麻油也就是香油。它富含维生素E，单不饱和脂肪酸和多不饱和脂肪酸的比例是1：1.2，对血脂具有良好影响。它是唯一不经过精炼的植物油，因为其中含有浓郁的香味，精炼后便会失去。

用法：芝麻油在高温加热后会失去香气，因而适合做凉拌菜，或在菜肴烹调完成后用来提香。

菜籽油

菜籽油也叫菜油。它所含的亚油酸等不饱和脂肪酸和维生素E等营养成分能很好地被人体吸收，又几乎不含胆固醇，因此也是一种较为营养和健康的食用油。由于它是从植物种子中提取出来的，因此含有一定量的种子磷脂，对血管神经和大脑的发育十分重要。

用法：由于含有较高量的芥酸，因此有一股令人不愉快的气味，不适合凉拌，而适合炒菜。经过高温加热后的菜籽油不宜反复使用。

/温馨提示/

食用油不适宜放在炉灶边。炉灶旁温度较高，油脂长时间受热，就会发生分解变质，而且，食用油受高温影响，油脂中所含的维生素A、维生素D、维生素E等均被氧化，降低了营养成分。因此，最好将植物油放在室温较低的地方，并且要注意避光保存。

胎儿会玩脐带了

这个月里，胎儿又长大了一圈，腿长超过了胳膊，指部的关节也开始活动了。

这个月胎儿会动得越来越多了，他不仅会在子宫里挥拳、踢脚，甚至还会翻身，而且最神奇最好玩的事情就是胎儿会在子宫中玩耍了，而不再是由于受到刺激而产生的单纯的条件反射了，他开始寻求主动的娱乐活动，因为他有了玩具——脐带。

怀孕第4个月时，孕妈妈能明显感觉到有一下一下的阵发性的轻微疼痛，那正是胎儿在揪脐带玩。胎儿有时会拉脐带，用手抓它，将脐带拉紧到只能有少量空气进入，但是不必太担心，胎儿自己会有分寸，他不会玩到让自己一点空气和养分都没有的。

夏天使用空调、电风扇的禁忌

孕妈妈的新陈代谢十分旺盛，皮肤散发的热量会增加，如果孕期适逢夏季，孕妈妈出汗会更多，因此常常借助电风扇、空调来纳凉。使用这两者时需要注意以下两点：

电风扇不应直接对着孕妈妈吹

电风扇的风吹到皮肤上时，汗液蒸发作用会使皮肤温度骤然下降，血管的外周皮肤温度相对偏高，导致血流量增多，为了调节全身体温，达到均衡状态，全身的神经系统和各器官组织必须加紧工作，因此吹风时间长，人并不感到轻松，反而更容易疲劳。

孕妈妈使用电风扇时最好是吹吹停停，不要长时间给身体某个部位固定吹风，电风扇吹的风比较强硬，特别是高速时风力更强，长时间吹会使那些部位的肌肉、关节酸痛。

可以将电风扇对着身边的墙壁吹，这样墙壁“反射”回来的风会温和很多。

空调可以用，控制温度最重要

很多人认为孕妈妈不能吹空调，因为打开空调后，房间门窗要紧闭，因此室内空气质量会降低，长时间在有空调的房间停留，孕妈妈容易头痛、头晕。且空调房间与室外有一定温差，孕妈妈容易感冒。

使用空调确实存在如上隐患，但并不是绝对不可以用，只要用法得当，保证孕妈妈的健康就可以了。空调房的温度最好定在26～28℃，室内外温差不要太大，室内感觉微凉即可，并避免直接吹到空调的冷风。

此外，空调房应经常打开门窗，换一换新鲜空气。

吹毕空调出门时，孕妈妈应站在门口先让身体适应一下温差，而后再走出房间。

/温馨提示/

从空调房出去时，可以捏着鼻子走出去，这样可以减少感冒的可能。

游戏对弈

本月胎儿的大脑正在形成，脑部发育非常迅速，因此可进行适当脑部刺激训练。准爸妈不妨多动动脑，玩玩对弈游戏。

围棋、象棋、跳棋等都是对弈游戏，准爸爸孕妈妈不妨挑选一个双方都比较感兴趣的游戏。

下棋对动脑很有好处，是培养思维能力的高雅运动。对弈时，在不断提出问题和解决问题的过程中，能使大脑得到良好的锻炼。

对盘局的记忆训练可提高记忆能力。下棋还能陶冶性情，对弈过程要集中精神，静心定气，有助于思想品德的修行。

准爸爸孕妈妈通过对弈可以进一步交流情感、增进彼此的感情，在游戏的过程中帮助孕妈妈放松心情，让胎儿感觉到准爸妈之间的和谐与爱。

和准爸爸一起听胎儿有力的心跳

在胎儿全身脏器的发育中，心脏是最早具有功能的器官之一，早在第四五周的时候，他的心脏就开始跳动了。孕4月，准爸爸趴在孕妈妈腹部上已经可以听到胎儿的心跳，也可以借助听诊器听到。

胎心可以反映胎儿的情况

胎心起初跳动较慢，到第8周后，每分钟能达到160次；第14周以后下降为每分钟140次左右；以后保持在每分钟120～160次。

胎心跳动的速度稳定下来后，可以直接反映胎儿的情况。胎心跳动过快、过慢或不规则都说明胎儿情况异常，可能是宫内缺氧引起的，准爸爸学会监测胎心音可及时发现胎儿的异样情况。

听胎心音的方法

要听胎儿的心跳声，准爸爸应先找到胎心的位置。胎心位置因胎位而异，如胎头朝下，在孕妈妈肚脐的右下方或左下方听；若臀在下，那就在肚脐的右上方或左上方

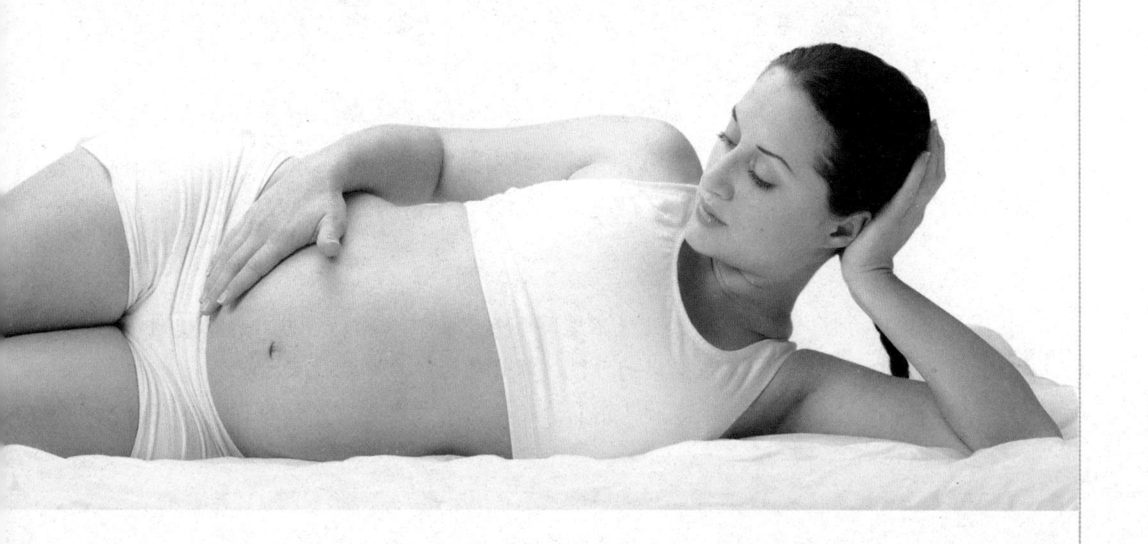

听。最简单的方法是，在产检时请医生帮助确定，然后记住这个位置，以后在这个范围寻找胎心音即可。

听胎心音前，孕妈妈需要排尿后仰卧床上，伸直两腿，准爸爸可直接用耳朵贴在孕妈妈的腹壁上听，仔细地听就会听出胎心跳动的节律。

可能会听到的其他声音

胎心音是双音，犹如钟表的“滴答”声，清脆整齐，速率较快。但是准爸爸在听时，可能会听到其他的声音，比如：

1. 脐带杂音：一种酷似吹风样的声音，是一种单音，速率与胎心相同。

2. 子宫杂音：吹风样的声音，音调低沉有力，速率与脉搏速度相同。

3. 腹主动脉音：似敲鼓一样的“咯咯”响，速率亦与脉搏相同。

4. 胎动音：一种没有一定规律的杂音，部位多变化，时有时无。

听胎心音不是一下就能掌握的，要学会从其他声音中分辨出胎心音。通过听胎心音，准爸爸孕妈妈可以加深感情，加深与胎儿的情感联系。无形之中，胎儿会感受到爸爸妈妈浓浓的爱意，也会更健康地生长发育。

胎动是观察胎儿健康的好指标

胎动代表胎儿的健康，若是胎盘功能不佳、脐带血流不畅，胎儿所得到的营养较差，活动力便会较差，因此，胎动是判断胎儿是否健康的重要指标之一。

一天之内，正常的胎动频率和次数，一般是每小时3～5次，12小时胎动为40～60次。不过，清晨胎动最少，下午6点以后会增多，晚上8点到11点最为活跃。形成这种胎动规律就表示胎儿已经形成了自己的“胎儿生物钟”。

虽然胎动的强弱与频率，因个体的不同会有很大的差异，但是有些情况需要引起注意：若12小时内胎动少于30次，或1小时内胎动少于3次，就表示胎儿可能有缺氧的情形。胎动频率减少或停止，可能表示胎儿在子宫内处于缺氧状态。

温馨提示

孕4月胎动还比较微弱，因此还不需要每天都去记录胎动。进入胎动较为明显的孕6月后需要保持每日记录胎动的习惯，以此作为观察胎儿健康情况的指标。

如果此阶段能够感到胎动出现异常情况时，不要忽视，应该及时去医院进行检查。

孕期牙齿问题

怀孕使得孕妈妈体内激素增多，容易使牙龈毛细血管扩张、弯曲、弹性减弱，造成牙龈炎。牙龈炎的表现为牙龈充血肿胀，刷牙容易出血，偶尔有疼痛不适。也可能出现牙龈颜色加深、牙齿容易动摇等症状。不注意清洁口腔卫生或孕前就有牙齿隐患的孕妈妈患牙龈炎的概率更大。通常孕期牙龈炎会在怀孕末期慢慢消失。

有些孕妈妈因为孕吐造成胃酸反流，容易引起牙齿的腐蚀现象，还有一些孕妈妈由于孕期饮食习惯的改变，爱吃零食，食后不注意清洁口腔，容易产生蛀牙。牙痛问题困扰孕妈妈，也容易影响进食，影响胎儿的营养需求。

预防孕期牙齿出现问题，首先要注意清洁口腔卫生。要养成正常的刷牙习惯，不要大力刺激牙龈，以免加重症状。其次，注意改变饮食习惯，均衡饮食，忌食刺激、冰凉食物。可多食用蔬菜、水果、米饭、鱼、肉、蛋、奶类等食品，保证钙质的吸收。再次，孕中期出现牙龈问题时可以去医院进行一般简单、保守的牙科治疗手术。怀孕前3个月与后3个月都对牙齿治疗不利。建议孕前就去做牙齿检查，排除牙齿疾患，养成良好的口腔保健习惯，防止口腔问题为孕期带来麻烦。

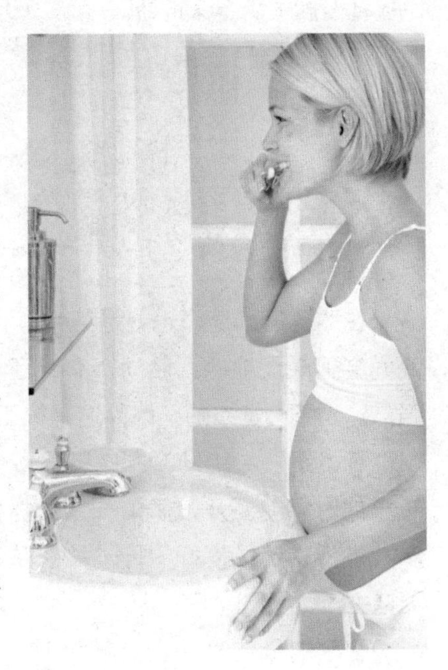

不论是什么样的牙齿问题，一定要咨询医生，在不影响孕妈妈与胎儿健康的情况下方可进行治疗。

胎儿“挑食”的本领是天生的

虽然在孕妈妈的腹中，胎儿不需要张口寻找吃的东西，但是他的味觉器官仍然在不停地发育，胎儿感觉味道的“味蕾”，在妊娠3个月时就逐渐形成，到第7个月时将发育成熟。

4个月大的胎儿味觉已经出现，能够辨别羊水的味道，从而决定吞咽与否，或吞咽多少，胎儿还会津津有味地品尝稍带咸味的羊水。如果往羊水里注入葡萄糖，胎儿将以高于正常1倍的速度吸入羊水，而如果向子宫注入一种味道不好的营养液，胎儿会立即停止吸入羊水，并开始乱动，明显地表现出厌恶情绪。

这就是说胎儿能分辨哪些是“好吃”的东西，哪些是“不好吃”的东西，胎儿“挑食”的习惯在胎内就养成了。

/温馨提示/

胎儿在子宫内的环境适应能力之一就是他的味觉能力，但是胎儿这个时候还不是通过嘴而是通过大脑来感受味道的。

本周特别提醒 胎教的最佳时机在有胎动之后

在怀孕第16周，也就是第4个月的时候，有的孕妈妈会很明显地感到胎动，有时还会有些触痛感，当然这是不必担心的，因为这是很正常的现象。

有了第一次胎动，那么就表示孕妈妈孕期最有意思的时候就要开始了，一定要抓住这段时间多和胎儿进行交流，良好的母子关系从现在开始就要建立了。

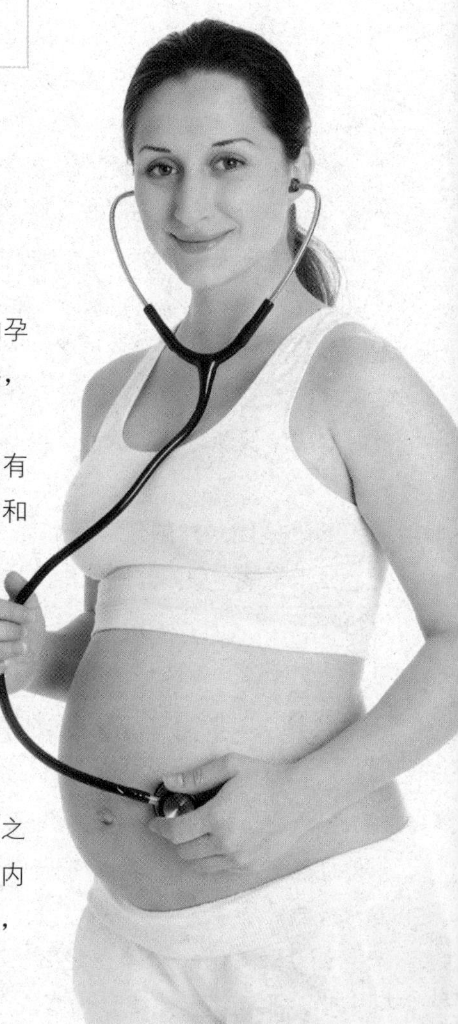

胎教的最佳时期也是这个时候，因为胎儿可以听到爸妈的各种声音，他最喜欢听的声音之一就是妈妈温柔的说话声。因此，孕妈妈要准备好和胎儿进行言语交流。

准爸爸的低频声音也是胎儿最喜爱的声音之一。因此，准爸爸孕妈妈最好能每天坚持与子宫内的胎儿讲话，让胎儿熟悉并记忆父母的声音声调，锻炼其智力。

怀孕第17周 心动与胎教

胎儿发育状况

此时的胎儿长约13厘米，体重大约是170克。

骨骼都还是软骨。循环系统、尿道还有肺不但逐渐发育，而且已经在工作——胎儿现在可以吸入和呼出羊水了。可爱的胎儿会做像并拢指尖这样的更为细致的动作。小家伙很淘气，除了玩玩小手和小脚，也会去拉扯脐带。若是孕妈妈用手抚摸腹部，会感到胎儿的轻微反应，小家伙对触压有了感觉。

这一周可以借助听诊器听到胎儿的心跳了，这对于孕妈妈来说，会更深刻地体会到胎儿的存在。

孕5月营养指导

进入孕5月，胎儿的大脑、骨骼、牙齿、五官和四肢都将进入快速发育的时期，为了满足胎儿生长发育的需求，孕妈妈的体内基础代谢会逐渐增加，对各类营养的需求都会持续增加。为了满足热量需要，孕妈妈应注意变换主食的品种花样，如粳米、高粱米、小米、玉米、薯类等。

进入本月之后，胎儿的骨骼生长得特别快，并开始出现牙龈的雏形。本阶段将是骨骼迅速钙化时期，对钙质的需求剧增，因此孕妈妈尤其要注意补钙，可以选择含钙丰富的牛奶、孕妈妈奶粉或酸奶来补钙。考虑到胎儿骨骼发育和即将开始的视网膜发育，孕妈妈应注意补充维生素A、钙和磷。食物中肝、奶、蛋黄及鱼等含维生素A较多，还应吃些胡萝卜、南瓜、李子等。

/温馨提示/

由于食欲增加，进食量逐渐增多，孕妈妈有时会出现胃中胀满的情况。此时可服用2～3片酵母片，以增强消化功能。也可每天分4～5次进食，这样既可补充相应的营养，也可改善因吃得太多而胃胀的感觉。

孕5月要全面补钙

补钙的重要性

孕期缺钙，不仅母体会引起相关疾病，并发妊娠高血压综合征，新生儿也易发生骨骼病变、生长迟缓、佝偻病及新生儿脊髓炎等。

孕妈妈缺钙严重，可致骨质软化、骨盆畸形而诱发难产。但补钙要适量，补钙过量会造成胎儿娩出困难。

一般饮食进补不会导致钙摄入过量，钙摄入过量主要是针对补充钙剂而言的。

孕中期是胎儿骨骼成形的关键时期，孕妈妈对钙的需求量大增，日常饮食可能无法满足该需求。因此，从本月开始，孕妈妈可以在产科医生或者营养师的指导下适当补充一些含钙营养素制剂，或者钙片。

如何判断是否缺钙

缺钙的一些常见症状如下。

小腿抽筋

一般在怀孕5个月时可出现，往往在夜间发生。值得注意的是有些孕妈妈虽然体内缺钙，但并不表现出小腿抽筋的现象，可能会因此忽视补钙。孕妈妈孕期体检时应注意向医生询问。

牙齿松动

钙是构成人体骨骼和牙齿硬组织的主要元素，缺钙能造成牙齿珐琅质（牙釉质）发育异常，抗龋能力降低，硬组织结构疏松，如果孕妈妈感觉牙齿松动，可能是缺钙了。

关节、骨盆疼痛

如果钙摄取不足，为了保证血液中的钙浓度维持在正常范围内，在激素的作用下，孕妈妈骨骼中的钙会大量释放出来，从而引起关节、骨盆疼痛等。

饮用牛奶可补钙

乳类是天然钙质的极好来源，只要不是妊娠反应过大的孕妈妈，都可以通过饮用牛奶来补充一些钙。

1袋250毫升的牛奶可补充250毫克的钙。孕妈妈每天喝2袋牛奶即可。其中1袋应该在晚上睡前喝，这样可以维持夜间血钙正常，防止腿抽筋。

有的孕妈妈可能有乳糖不耐受反应，即喝了牛奶之后会发生腹泻，遇到这种情况可以用酸奶来代替牛奶。酸奶是鲜奶经过乳酸菌发酵制成的，在营养价值上和鲜牛奶一样，而且相对而言，酸奶中的钙、磷等矿物质更容易被人体吸收。酸奶还含有益生菌群，对肠道非常有好处，孕妈妈适当饮用可以加强肠胃的消化吸收功能，缓解孕期便秘症状。

注意：牛奶与酸奶都不宜空腹饮用。严重缺钙的孕妈妈应该在医生指导下通过服用钙片来补充钙质。

温馨提示

孕中期，孕妈妈每天需补充1 000毫克钙，孕晚期需增加至1 200毫克钙。

选择高性价比的钙片

选择高性价比的钙片要从品牌、钙片的体积、种类、吸收率等多方面入手，具体可参考以下建议：

应该选择由国家卫生部门批准的、品牌好、信得过的优质钙产品。注意查看产品的外包装，主要查看生产日期、有效期限及生产批号等。

钙片的体积则不宜大，也不宜太

小。孕妈妈因妊娠反应或者腹部逐渐增大导致食欲下降，太大则难以服下，太小又会增加服用次数，对肠胃都会造成刺激。

常见的几种钙制剂中元素钙的含量差别很大，它们依次为碳酸钙含40％、碳酸氢钙含23.3％、枸橼酸钙含21％、乳酸钙含13％、葡萄糖酸钙含9％。其中，碳酸钙中元素钙含量最高。

研究表明，各种钙剂在人体的吸收率为28％～39％，最高不超过30％，其余的从粪、尿及汗排出。要谨慎选择厂商宣传吸收率过高的产品，以防受骗。

在两餐之间服用钙制剂可避免食物中不利因素的影响，有利于钙的利用，而且分次服用钙剂比集中服用的效果更好。

补钙需要注意的问题

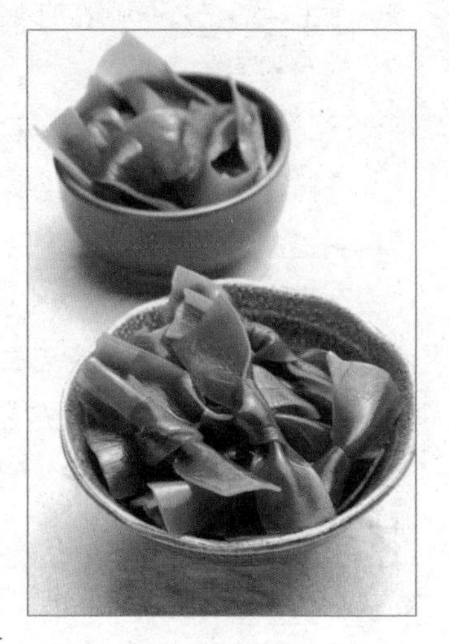

孕妈妈补钙时，需要注意钙的摄入量和人体对钙的吸收能力，一般需要注意以下问题：

孕妈妈在饮食中应有意安排富含钙质的食物摄入，特别是早期孕吐反应剧烈的孕妈妈更要加强。可多吃一些虾皮、腐竹、黄豆或豆制品及绿叶蔬菜等含钙量丰富的食物，并保证每天2袋（500毫升）牛奶或酸奶的摄入量。

补钙的同时要注意补充磷。如果磷摄入不足，钙磷比例不适当，尽管补充了足够的钙，但钙的吸收和沉积并无明显增加。海产品中磷的含量十分丰富，如海带、虾、蛤蜊、鱼类等，另外蛋黄、肉松、动物肝脏等也含有丰富的磷。

铁对钙的吸收有一定的抑制作用，同样钙对铁的吸收也不利，如果孕妈妈有缺铁性贫血，那么补钙与补铁的时间最好隔开。

孕妈妈平时要多晒太阳。孕妈妈如果多晒太阳，就能得到足量的维生素D，从而使胎儿的骨骼和牙齿变得更结实，肌肉变得更强壮。最好选择在上午或午后晒太阳，要避开正午的阳光以免晒伤皮肤。

钙容易与草酸、植酸等结合成不溶性钙盐，影响钙的吸收，因此补钙最佳时间应是在两餐之间、睡觉前。最好是晚饭后休息半小时后再补钙，因为血钙浓度在后半夜和早晨最低，最适合补钙。

碳酸饮料、菠菜等食物会减少钙的吸收，加重钙元素流失，孕妈妈要尽量少食用。菠菜可用水焯后食用。

/温馨提示/

不要过多地摄入食盐。过多摄盐会增加钙在尿中的流失量。据调查，成人每日摄入0.5克盐，尿中的含钙量不变；若增加为5克，则尿中的钙量显著增加。

孕5月产检的注意事项

怀孕第5个月，孕妈妈应该去医院做第3次产前检查。检查前应自己在家做一个简要清晰的回顾，列出需要咨询的问题，检查时就可以清楚地把这一段时间以来身体的变化告诉医生，如是否有呕吐的现象，有无头痛、眼花、水肿、阴道流血或腹痛等症状。

本月检查的内容主要包括：身高、体重、腹围、子宫底的测量、血压、血、尿常规化验、骨盆外测量及B超等。

在孕20周以后，医生会建议孕妈妈在进行产前检查的同时，孕妈妈或家人还应进行自我监测，以便随时了解胎儿的生长情况，保证胎儿的正常发育。

孕期自我监测的方法很多，常用的方法有：测胎动、听胎心及检查子宫底的高度。如果发现胎动、胎心音或子宫底高度出现异常，或与妊娠月份不符，则可能说明胎儿有缺氧、发育迟缓或存在其他不正常情况，甚至可能表明胎儿有危险，孕妈妈应该及时到医院做进一步的检查。

护理好乳房，为哺乳做准备

母亲的乳房是宝宝的天然“粮库”，在整个孕育过程中扮演着分泌乳汁、喂哺婴儿的重要角色。乳房须好好护理，才能方便于后期哺乳。

注意乳房卫生

坚持每天用干净的毛巾和温水擦洗乳晕和乳头，并将皮肤皱褶处擦洗干净。

不宜选择香皂之类的洗浴产品清洗乳房，以防碱性物质伤害乳房皮肤。也不要使用乙醇（酒精），以免造成乳房皮肤干燥皲裂。如果污垢严重，可以选用比较温和的香皂，如婴儿香皂进行清洁。

凹陷的乳头容易积存污垢，孕妈妈可以先涂上油脂软化污垢，然后用性质温和的皂水清洗干净。

乳头护理的5个要点

未经过吸吮的乳头，皮肤较为脆弱，容易在分娩后让宝贝吮破，导致母乳喂养失败。因此，孕期进行乳头护理非常重要。护理要点如下。

1. 从怀孕第5个月起，经常用温水擦洗乳头，清除附在上面的乳痂，涂薄薄一层油脂。油脂可选择健康的橄榄油或合格的乳头保护霜。

2. 洗澡后，先涂油脂，然后用拇指和食指轻轻抚摩乳头及其周围皮肤。

3. 不要强行去除乳头上硬痂样的东西。可在入睡前覆盖一块长约10厘米、涂满油脂的四方纱布，第2天早晨起床后再擦掉硬痂。

4. 经常用干燥、柔软的小毛巾轻轻擦拭乳头皮肤，增加乳头表皮的坚韧性，避免以后哺乳时因宝宝的用力吸吮而造成损伤。

5. 如果乳头凹陷或扁平，擦洗时可以用手捏住乳头轻轻向外拉扯，将凹陷的乳头捏出来，进行纠正。但不宜过于用力、频繁。如果乳头凹陷或扁平严重，一定要向医生寻求专业帮助。

/温馨提示/

牵拉乳头可能会引起子宫收缩，动作一定要轻柔，时间尽量短，如果子宫出现频繁收缩应立即停止。值得注意的是，有习惯性流产、早产史的孕妈妈不适合在孕期做乳头纠正，只能在产后处理。

适度按摩可以美胸健胸

按摩可以使孕妈妈的乳头和乳晕皮肤变厚，增强乳头、乳晕对哺乳刺激的耐受力，如果没有早产、习惯性流产史，孕妈妈可以在妇产科医生的指导下进行乳房按摩。

按摩方法

孕妈妈还可以按下面所述的方法在家进行胸部按摩：

1. 清洗乳晕和乳头后，用热毛巾敷盖乳房并用手轻轻地按住。

2. 双手手指从乳房四周由内向外轻轻按摩。

3. 用手指指腹在乳房周围以画圈方式轻轻按摩。

4. 轻轻按住乳房并从四周向乳头方向轻轻按摩；拇指和食指压住乳晕边缘，再用两指轻轻挤压。

按摩注意事项

每天沐浴或睡觉前轻轻按摩2～3分钟，可以软化乳房，促进产后乳汁分泌，对产后乳房恢复、防止胸部下垂，都将产生很好的效果。但不可盲目进行。按摩过程中要密切关注身体的反应，如果下腹部疼痛，应该立刻停止。

按摩动作要轻柔不要过度

乳房按摩以促进血液循环和乳腺发育为目的，按摩的频率和力道适中即可，动作尽量轻柔，不可过度用力。怀孕第5个月的乳房也不宜过度按摩，孕妈妈只要建立起护理乳房的观念即可。

切勿使用丰乳霜

乳房的大小并不会影响到哺乳。因为担心乳房太小而导致奶水不足的孕妈妈切勿使用丰乳霜。因为市面上的丰乳霜绝大多数含有激素，使用后容易给胎儿造成危害。事实上，随着产后哺乳时宝宝的不断吮吸，乳房本身是会逐渐变得充实、饱满的，并不需要使用任何丰乳产品。

孕5月胎教指导

胎儿的各项感觉功能逐渐完善，能对各种外界刺激做出反应，并且能以潜移默化的形式储存于大脑之中，正是胎教的天赐良机。

本月胎动越来越明显，用触摸方法进行胎教的次数可以增多了，在胎动最为频繁与活跃时做触摸胎教最好，但是应注意区分胎动是胎儿在睡觉时翻身、偶尔活动，还是确实醒着在娱乐。如果有早期宫缩的现象，则不可用触摸动作。

本月语言胎教依然要继续，音乐胎教不要间断。

这个月里，胎儿的胎动会让孕妈妈的孕期生活充满乐趣，身心均处于较为稳定的时期，不妨多找些有趣的事情做，比如和家人说一说这一天中发生的趣事，度过一个色彩斑斓的孕 5 月。

抚摸胎教：触压拍打练习

一般在怀孕4个月以后，孕妈妈可以在来回抚摸的基础上进行一些轻轻地触压拍打练习。

具体做法：孕妈妈平卧，然后放松腹部，先用手在腹部从上至下、从左至右来回抚摸，并用手指轻轻按下再抬起，然后轻轻地做一些按压和拍打的动作，给胎儿以触觉的刺激。

刚开始时，胎儿不会做出反应，孕妈妈不要灰心，一定要坚持有规律地去做。一般几周的时间后，胎儿就能“听懂”孕妈妈的“语言”了，会对触压动作开始有所反应，如身体轻轻蠕动、手脚转动等。

刚开始时每次可以练习5分钟，胎儿做出反应后，每次可以练习5～10分钟。

按压拍打胎儿时，动作一定要轻柔，同时还应随时注意胎儿的反应，如果感觉到胎儿用力挣扎或蹬腿，则表明他不喜欢，应立即停止。

头发易干易断，出现掉发

怀孕后，由于激素的变化头发也会发生很大变化，可能变得更好，但也可能变得糟糕。孕妈妈此时可能会出现头发易干、易断的情况，而且头发也掉得很多。

出现这些问题时可以这么护理：

如果头发性质变化较大，要更换洗发用品，宜选择温和、适合自己的洗发水。

适当使用一些营养成分高的护发素，可以起到营养发质、保护头发的作用。

可经常洗头，保持头发和头皮的清洁，但不要频繁洗头。

饮食中注意摄入一些对头发有好处的食物，如核桃、芝麻、瘦肉、新鲜蔬果等。

如果掉发特别严重，要及时就医。

本周特别提醒 不要过于担心胎儿的身长

一些孕妈妈因为担心胎儿过大或过小而产生焦虑，其实这是不必要的。胎儿的大小正常与否要在怀孕周数正确的前提下才能得知，因此首先要确认怀孕周数。

月经周期规律：对于月经正常的孕妈妈，怀孕周数从最后一次月经的第一天算起。

月经周期紊乱：这时必须以超声波测量胎儿大小，再以“胎儿身长+6.5=怀孕周数”这个公式来计算怀孕周数。但这个公式只适用于怀孕4个月之前，此后要改为测量头围、腹围来推测怀孕周数。

一般，胎儿的大小是与怀孕周期成正比的，虽然不同周期胎儿的大小不同，但是只要胎儿身长与周期相符就是在正常范围内。

怀孕第18周 要留心体重增加

胎儿发育状况

这一周，胎儿的身长接近14厘米，体重大约200克。

此时胎儿的头已占身长的1/3，眼睛原来偏向两侧，现在开始向前集中。头部及身体上呈现出一层薄薄的胎毛，白色的脂肪逐渐覆盖皮肤。手指、脚趾长出指（趾）甲，并呈现出隆起；耳朵的入口张开；牙床开始形成；头发、眉毛齐备；由于皮下脂肪开始沉积，皮肤变成半透明，但皮下血管仍清晰可见；骨骼和肌肉也越来越结实，骨骼差不多已成为类似橡胶的软骨，并开始逐步硬化。

胎动越来越频繁，孕妈妈可以清晰地感觉到这种变化。

适量补充维生素A

维生素A，又名视黄醇，是人体内一种十分重要却又无法自行合成的必需营养素。维生素A可以促进人的生长发育，帮助人提高免疫力，维持人的正常视力和上皮组织健康。胎儿发育的整个过程都需要维生素A。如果孕妈妈在怀孕期间缺乏维生素A，不但可能导致胎儿发育不良或死胎，使宝宝出生后出现中枢神经、眼、耳、心血管、泌尿生殖系统异常，还可能使孕妈妈患夜盲症，极少数会失明（维生素A严重缺乏时才会出现）。

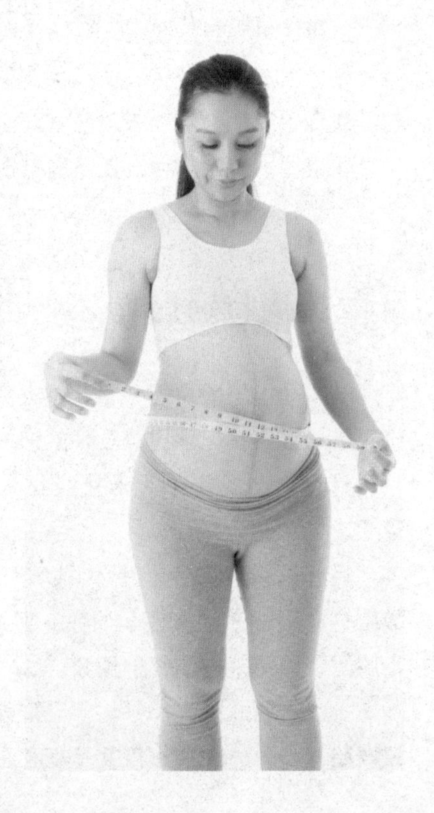

如何补充

由于需要为胎儿提供和储存维生素A，妊娠期的孕妈妈每天需要的维生素A比一般人要多一些，并随孕期的不同而有所变化：孕期的孕妈妈每天所需的维生素A大约为1 000微克视黄醇当量。

动物肝脏、蛋黄、胡萝卜、红薯、南瓜、西红柿、柿子中的维生素A含量比较多，孕妈妈可以根据自己的情况适当地选择食用。

注意不要过量

由于维生素A可以在人体内蓄积，如果补充太多，很容易引起维生素A过量，使孕妈妈出现维生素A中毒，并影响胎儿。一些研究表明，孕妈妈在孕期摄入过量的维生素A，胎儿出生后患唇裂、腭裂，耳部、眼部及泌尿系统缺陷的概率要大大高于不过量补充维生素A的孕妈妈。

补充维生素A的注意事项

与存在于动物性食品中、以视黄醇的形式存在的维生素A相比，存在于胡萝卜、南瓜等植物性食物中的以β胡萝卜素形式存在的维生素A可以通过人体代谢将多余的部分排泄出去，是更加安全的补充方法，孕妈妈最好采用这种方式进行补充。

维生素A属于脂溶性维生素，孕妈妈在补充维生素A时适量摄入一些脂肪，可以促进维生素A的吸收。

维生素E、磷脂酰胆碱等抗氧化剂有利于维生素A的吸收，可与维生素A一起补充。

/温馨提示/

猪肝中所含的维生素A特别丰富，每100克猪肝中大约含有8 700国际单位维生素A，如果吃得过多，很容易过量。所以，孕妈妈吃猪肝应该坚持少次少量的原则，每周吃1～2次，每次吃50～100克，不要过多。

适当补充维生素E

维生素E，又名生育酚，是一种对人体生理功能有益的重要营养素。维生素E具有很好的抗氧化性，可以防止体内的脂肪化合物氧化。在孕育方面，维生素E可以帮孕妈妈维持正常的生育能力，预防流产和早产。如果孕妈妈在孕期体内缺乏维生素E,不但很容易早产，而且孕育残障和出生后患溶血性贫血症的宝宝的概率会大大增加。

该怎么补充

孕妈妈对维生素E的需要量是每天12毫克，比一般人每天多摄入2毫克左右。由于维生素E补充过量容易使人中毒，使孕妈妈出现血压升高、头痛、头晕、视力模糊、疲劳、呕吐和腹泻等症状，孕妈妈一定要按照医生的指导在安全的剂量范围内补充，千万不要过量。

小麦胚芽油、棉籽油、玉米油、菜籽油、花生油、芝麻油等食用油脂（橄榄油的含量比较少），莴笋、黄花菜、卷心菜、菠菜等绿叶蔬菜，榛子、胡桃等坚果，猕猴桃等水果，土豆、红薯、山药等根茎类食物，猪油、猪肝、瘦肉、乳类、蛋类等食物中都含有维生素E，孕妈妈可以根据自己的情况选择食用。

/温馨提示/

维生素E属于油性物质，可以帮助孕妈妈保存皮肤的水分，并且比较安全。冬天气候干燥的时候，孕妈妈可以把维生素E涂在嘴唇、脸、手及其他裸露在外面的皮肤上，预防干裂。

适量补充磷脂酰胆碱

磷脂酰胆碱是一种对人的生长发育具有重要作用的物质。对胎儿来说，磷脂酰胆碱可以促进大脑细胞的健康发育，还是神经细胞间信息传递介质的重要来源，是胎儿生长发育过程中非常重要的益智营养素。

孕妈妈在怀孕期间适当地补充些磷脂酰胆碱，对促进胎儿脑细胞和神经系统的健康发育、脑容积的增长是非常有益的。

如何补充

孕妈妈每天只需要补充500毫克磷脂酰胆碱就可以满足自己和胎儿的需要。

蛋黄、大豆、核桃、酵母、鱼头、芝麻、蘑菇、山药、黑木耳、谷类、小鱼、动物肝脏、骨髓、红花子油、玉米油、葵花子等食物中都含有一定量的磷脂酰胆碱，孕妈妈可以根据自己的实际情况选择食用。

戴眼镜的孕妈妈不要选用隐形眼镜

孕前已习惯佩戴隐形眼镜的孕妈妈进入孕期最好摘掉，换戴框架眼镜更健康。因为长期佩戴隐形眼镜加上孕期身体的特殊变化，容易出现角膜损伤、溃疡性角膜炎等不利状况，还可能引起视力减退，甚至失明。

孕期身体变化与隐形眼镜的利害关系

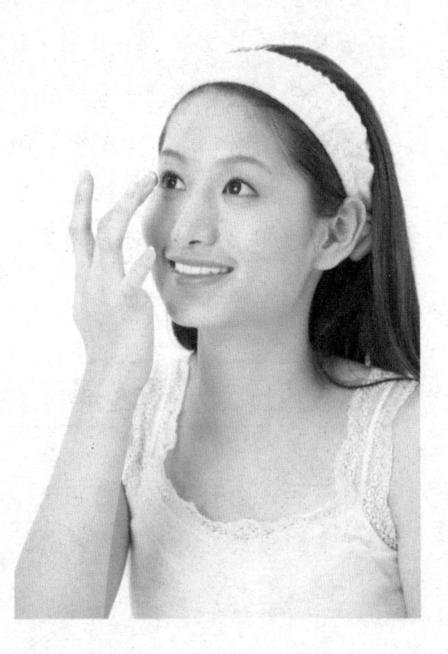

怀孕期间，孕妈妈体内的孕激素、雌性激素分泌旺盛，体内激素水平大大高于孕前，这会使孕妈妈出现水肿症状，角膜也是很容易发生水肿的部位之一。

角膜肿大后，孕妈妈再去佩戴隐形眼镜，就会使镜片和角膜紧紧贴在一起，引起镜片透气性降低，影响角膜的营养供给。如果长期持续下去，就会引起角膜缺氧、角膜损伤或出现影响视力的新生血管，使孕妈妈患溃疡性角膜炎的可能性大大增加，严重时还会引发视力减退，甚至失明。

如果必须戴眼镜，孕妈妈最好选择不会和角膜进行直接接触的框架眼镜。遇到非佩戴隐形眼镜不可的情况，孕妈妈可以选择一次性使用的日抛型隐形眼镜，并注意在佩戴时洗净双手，以防感染。

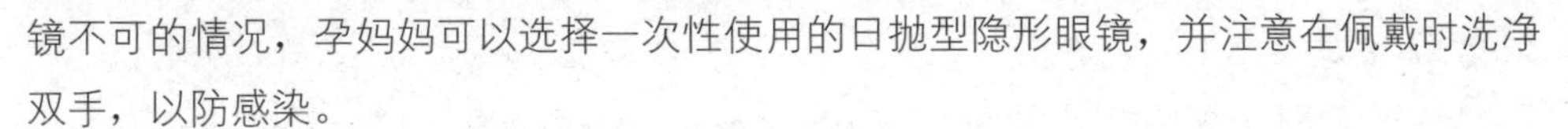

到了孕期的最后3个月（孕8～10月），孕妈妈最好禁用任何类型的隐形眼镜，改戴框架眼镜。

/温馨提示/

尽量少进行眼部化妆。不要使用以氯霉素为主要成分的眼药水。减少使用吹风机。不要进行近视眼手术。避免室内过于干燥。不要用手揉眼睛，减少角膜损伤及感染。

注意保持口腔卫生，避开妊娠期牙龈炎

牙齿出血是孕期的常见症状，原因是孕妈妈体内雌、孕激素增多，使牙龈毛细血管扩张、弯曲、弹性减弱，以致血流瘀滞及血管壁渗透性增加，也叫“妊娠期牙龈炎”。由于这种现象是因妊娠后体内的内分泌改变而发生的，分娩后可以不治自愈。

如果孕妈妈口腔不卫生或牙齿排列不齐等，会使牙龈炎的症状加重。能保持口腔清洁的孕妈妈出现牙龈炎的概率比较低。

孕妈妈应注意妊娠期的口腔卫生，坚持饭后漱口、早晚刷牙，必要时可适当增加刷牙次数。

最好使用软毛牙刷，顺牙缝刷牙，清除食物残渣，尽量不碰伤牙龈，刷牙用力适度，不要过于用力，以免损伤牙龈。

保持口腔良好的卫生状况，可大大减少妊娠期牙龈炎的发生。

另外，如果牙齿情况严重到需要治疗，可以选择在本月（孕5月）进行，因为此时胎儿情况比较稳定。

预防妊娠斑可选择使用自制面膜

怀孕后，由于体内激素变化，孕妈妈容易出现恼人的妊娠斑。本月，孕妈妈不妨尝试自制面膜来改善脸部色素斑。

两款自制美肤面膜

蜂蜜燕麦面膜

原料：燕麦粉1大匙，蜂蜜2小匙，纯净水适量。

制作步骤与使用方法：

①将燕麦粉与蜂蜜混合。

②加入适量的纯净水搅拌均匀即可。

③清洁面部，将调好的面膜均匀涂抹于脸上，15分钟后，再用温水将脸洗净。

功效：补水滋润，具有温和的深层清洁功效。比较适合干性、缺水性的肌肤使用。

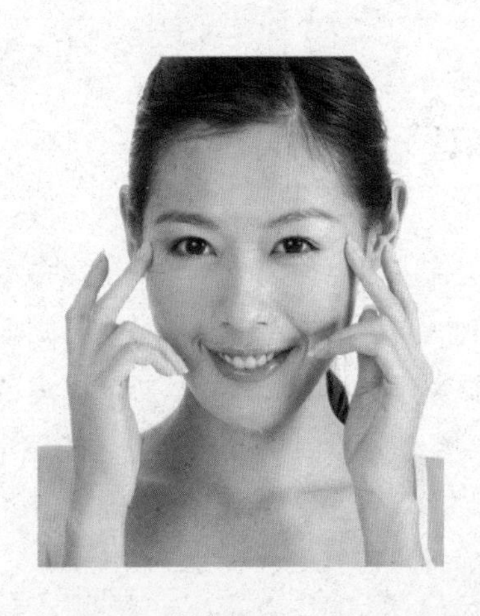

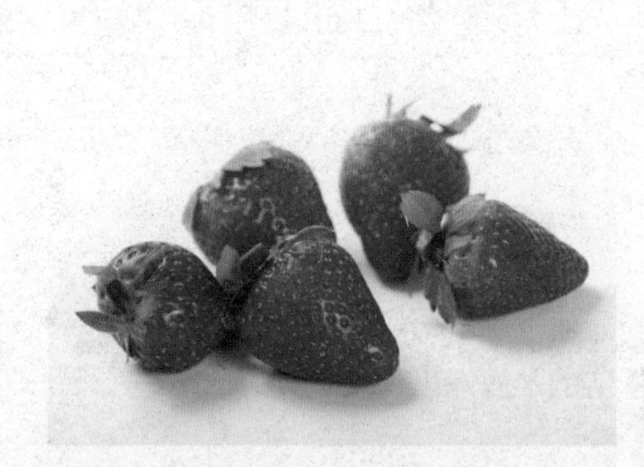

草莓西红柿面膜

原料：鲜西红柿 1个，鲜草莓 2个。

制作步骤与使用方法：

①将西红柿洗净，撕去外皮；草莓去蒂洗净。

②西红柿切小块后，把草莓和西红柿一起放入榨汁机榨成汁后，用面膜纸浸入。

③洁面后将浸泡好的面膜纸贴在脸上，保持20分钟，之后用清水清洗干净。

功效：补水保湿、清热解毒，具有美白肌肤的功效。

关于妊娠斑的其他知识

孕期出现妊娠斑不要有心理压力，一般情况下，妊娠斑在产后会逐渐消退。

但是妊娠斑的消退需要有一段时间，不要因为着急就盲目祛斑或者选择不可靠产品与技术试图快速祛斑。可以通过食疗加速自然代谢，如可以吃些西红柿，西红柿中含有丰富的番茄红素和维生素C，可起到淡斑的作用，也可以多吃些苹果。

开始准备胎教卡片

图像卡片胎教法是到孕晚期才开始使用的胎教法，但考虑到孕期所需要的身心保养，孕妈妈在孕早期就可以开始准备了。

孕晚期的时候，胎儿开始有情绪反应，会有微笑、皱眉、哭泣的表情，孕妈妈可通过深刻的视觉印象将卡片上描绘的图像、形状与颜色通过自己的想象传递给胎儿。

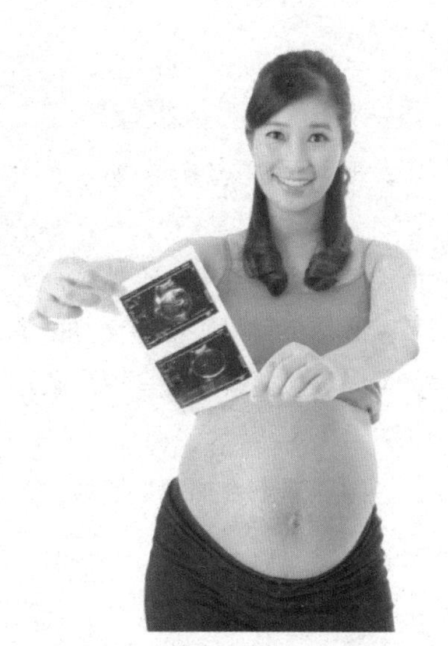

制作卡片的纸以浅色为宜，比如淡黄、淡蓝、粉色、纯白色等，大小为约12厘米的正方形即可，不可太大。

写字的笔为彩色笔，也可以单单选用深色的或者黑色的，这样写上去的字显得清晰，有助于孕妈妈在胎教过程中强化意念，集中注意力，并促进孕妈妈获得明确的视觉感。

卡片上的内容主要为：数字、拼音、英文字母、汉字。还可以加入一些图片辅助教学,如风景画等。

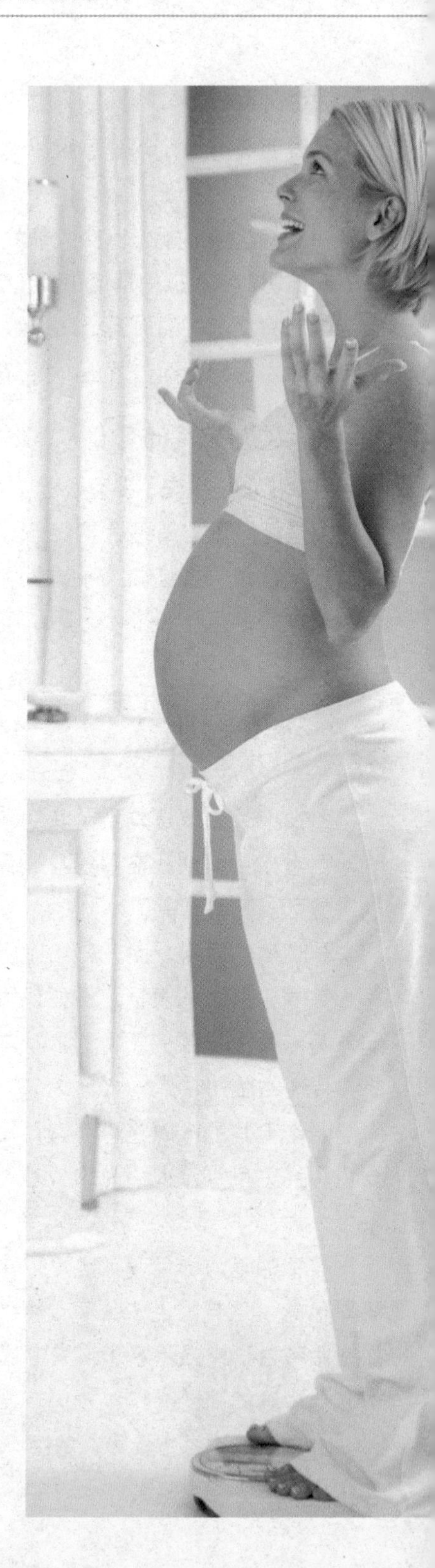

/温馨提示/

做胎教时，孕妈妈应保持轻松愉悦的心情，集中注意力与胎儿对话。这主要是为了使母亲的感觉和思考的内容与胎儿的发育状况相吻合，使胎教更有效果。每次胎教开始前，孕妈妈可以先把呼吸调整得深沉而平静，然后把要教的内容描绘出来。

本周特别提醒 孕妈妈要把握好体重增长速度

孕妈妈在怀孕期间体重增长是正常和必要的。孕早期过去，孕妈妈食欲变得好起来，从没像现在这样可以大快朵颐地享受，但是孕妈妈一定要把握好体重增长速度，不然很容易变成超重妈妈。

正常的体重增长速度

怀孕女性整个孕期合理的体重增加量是12～15千克。其中3～4千克是胎儿的重量，其他的是胎盘、羊水等一些附属产物的重量。怀孕不同时期，孕妈妈体重增加的速度有快慢之分，体重增加主要集中在孕中期和孕晚期。

孕4月，孕妈妈进入孕中期，食欲比较旺盛，即使体重增加速度比较快，每周也最好不要超过0.5千克。

/温馨提示/

一般妊娠早期孕妈妈体重无明显增加，从怀孕第4个月开始，每周体重增加大约0.35千克，最多的时候，可能会达到0.5千克。

怀孕第19周 乳房护理很重要

胎儿发育状况

这一周胎儿大约有15厘米长，体重约225克，身体比上个月长了2倍。

小家伙的胸脯不时地鼓起来、陷下去，这是胎儿为了适应以后离开妈妈的“小房子”的生活在努力练习呼吸呢。只是胎儿此时呼吸的不是空气，而是羊水。胎儿越来越不老实了，时不时地踢腿、屈身、伸腰、滚动及吸吮自己的大拇指。

巧妙应对孕期失眠

睡眠不佳的孕妈妈可以这么做：

睡前喝杯牛奶

牛奶中含有两种催眠物质，其中一种是能够促进睡眠的以血清素合成的色氨酸，另外一种则是具有类似麻醉镇静作用的物质。睡前喝一杯热牛奶可以让孕妈妈睡得更好。

晚餐可食用小米粥

小米可以起到安神的作用，这是因为小米具有较高的色氨酸含量（每100克小米色氨酸含量高达202毫克），具有催眠作用。同时，小米富含淀粉，进食后能使人产生温饱感，可以促进胰岛素的分泌，从而提高进入人脑内色氨酸的数量。将小米熬成稍稠的粥，睡前半小时适量进食，有助于睡眠。

可嗑些葵花子

葵花子含多种氨基酸和维生素，可调节脑细胞的新陈代谢，改善脑细胞的抑制功能。睡前嗑些葵花子，可促进消化液分泌，有利消食化滞、镇静安神、促进睡眠。同类食品还有蜂蜜、莲子、核桃、大枣、豆类、百合、食醋等，经常在睡前食用可改善睡眠。

多吃含铜食物

矿物质铜和人体神经系统的正常活动有密切关系。当人体缺少铜时，会使神经系统的抑制功能失调，致使内分泌系统处于兴奋状态，从而导致失眠。含铜较多的食物有乌贼、鱿鱼、蛤蜊、蚶子、虾、动物肝肾、蚕豆等。

/温馨提示/

保持稳定情绪、愉悦心情，多和家人聊天、分享心事，饮食注意搭配——做到以上几点，孕期失眠自然会离你而去。如果必须用药，要谨遵医嘱，勿盲目服用，避免药物对胎儿造成不利影响。

孕期甜食需适量

甜食过量问题多

孕妈妈爱吃甜食可能出现消渴症状，需要饮用大量的水，而饮水过量会增加心脏和肾脏的负担，并影响其他营养物质的摄入。

甜食摄入过多还会使孕妈妈体内的血糖陡然升高又很快下降，不利于胎儿的生长发育。此外，还易引起妊娠糖尿病，继而引发各种感染，如果血糖浓度持续增高可导致胎儿巨大，不利于孕妈妈和胎儿的健康。

因此，孕妈妈应注意控制甜食的摄入量，要少食用糖类及含糖量高的蛋糕、水果派、饼干、果酱、加糖的碳酸饮料、加糖的水果汁、巧克力、冰淇淋等食物，要控制体重的过快增长。

温馨提示

甜食不单纯限于吃起来甜的物质，精制碳水化合物也属于甜食中的一部分。孕妈妈应当避免过多食用如白糖、红糖、糖浆、葡萄糖等精制碳水化合物，这些食物若食用过量会使血糖平衡失调，而像粳米、面粉、豆类、土豆等属于非精制碳水化合物，这些食物中含有一定量的植物纤维可避免糖分摄取过量。日常饮食一定要注意做到优质适量，均衡营养。

用红糖代替白糖

孕妈妈食糖时在需要使用白糖的部分，可用红糖代替。

红糖性温，味甘，有益气补血、行血活血、健脾暖胃、化食散热的功效，可有效防治孕妈妈孕期贫血。

红糖是未经提纯的蔗糖，其中保存了许多对孕妈妈有益的成分，如所含的钙、铁元素都比较丰富。红糖还含有胡萝卜素、维生素B_2（核黄素）、烟酸和其他微量元素，这些成分都是孕妈妈十分需要的营养成分。

按摩穴位缓解眼睛疲劳

怀孕期间，孕妈妈的泪液分泌会减少，同时泪液中的黏液成分增多，这些变化会让孕妈妈经常性地感觉到眼睛干涩、疲劳、不舒服。

穴位按摩减疲劳

按摩正确的穴位可以帮助孕妈妈消除眼部疲劳，刺激容易老化的眼睛肌肉，恢复活力。

按压眉间法：拇指腹部贴在眉毛根部下方凹处，轻轻按压或转动。重复做3次。眼睛看远处，眼球朝右—上—左—下的方向转动，头部不可晃动。

按压眼球法：闭着眼睛，用食指、中指、无名指的指端轻轻地按压眼球，也可以旋转轻揉。不可持续太久或用力揉压，20秒钟左右就停止。

按压额头法：双手的各3个手指从额头中央，向左右太阳穴的方向转动搓揉，再用力按压太阳穴，可用指尖施力。如此眼底部会有舒服的感觉。重复做3～5 次。

除此以外，用力眨眼，闭眼，也能消除眼睛疲劳。

不要盲目使用眼药水

孕妈妈眼睛难受时最好不要随意使用任何药物，如果确实需要，要由医生指导用药。因为大部分眼药属抗菌消炎药，有的也含一些激素，对胎儿不利，如含氯霉素的眼药水，使用后可能导致新生儿产生严重的不良反应,因为氯霉素具有严重的骨髓抑制作用。在孕早期和即将临产的阶段尤其要注意避免盲目使用眼药水。

多晒太阳促进身体对钙质的吸收

怀孕第5个月，胎儿四肢、脊柱已开始进入骨化时期，牙胚正在发育，孕妈妈对钙的需求量比较高。从这个月起，孕妈妈应当经常去户外晒太阳，因为晒太阳有利于人体钙的吸收。

多晒太阳可以增加紫外线照射机会，补充维生素D，促进钙的吸收。太阳光分为可见光和不可见光，不可见光指紫外线、红外线等。紫外线可穿透皮肤表面，作用于皮下的脱氢胆固醇，合成维生素D，维生素D可以促进肠道对钙的吸收。在没有维生素D 的情况下，人体对钙的吸收会大打折扣。

所以勤晒太阳对于孕妈妈来说是一个重要而又经济的补钙良方。长期在室内工作，缺少晒太阳机会的孕妈妈，可以抽空在阳光充足的窗前多站站，缓缓地伸个懒腰，轻轻踱步，既可以减轻疲劳，也可以补钙。

当然，饮食中注意多吃含钙食物，根据身体情况，遵照医生嘱咐适量服用钙制剂也是必要的，两者并不冲突。

本月可选择穿上孕妇装

怀孕第5个月之前，孕妈妈可以穿宽松一点的衣服。进入第5个月后，随着子宫的增大。腹部也渐渐大起来，这时孕妈妈应该要选择穿专门的孕妇装，可以让孕妈妈和胎儿更舒服。

选择一套合适的孕妇装需要注意以下几点：

1.穿脱容易。孕妇装首先要穿脱容易，方便孕妈妈起居。

2.裙装不宜过长。裙装造型比较容易修饰不断变化的体形，而且造型优美，也比较舒适，是很多孕妈妈的首选。但选择裙装时要注意衣裙不宜过长。过长容易显得身体笨重，走路时不留意也容易被突出物挂倒或者绊倒。现在的孕妇装款式越来越多，孕妈妈可以选择中长度衣裙或者裤装等。

3.不同季节选择适宜面料。夏季较热，以棉织品、麻织品较好；春秋天气属于过渡期，天气趋热或渐凉，以毛织物、针织品等为宜。冬季需要保暖，也需要轻便性，可以选择呢绒或者带有蓬松性填料的服装。服装还要根据个人身体状况选择，如果孕妈妈很怕冷，可以选择更为保暖的服装，但不要太闷热、太厚或者太硬。

玩踢肚游戏

胎儿在母体内有很强的感知能力，与胎儿做游戏不但可以增进胎儿活动的积极性，而且有利于他智力的发育。

“踢肚游戏”就是特别适合这个时期（孕19周）胎儿的胎教法。孕妈妈或者准爸爸用手掌轻轻拍击胎儿，以引导他用手推或用脚踢来回应，通过这种游戏达到胎教的目的。

经过踢肚游戏胎教法训练的胎儿出生后，学习站立和走路都会快些，动作也较灵敏，而且不爱啼哭，相比未经过这种胎教训练的宝宝更活泼可爱。

做这种游戏前通常需要经过一段时间的抚摸训练。

踢肚游戏怎么玩

当感觉到胎儿踢你的肚子时，轻轻拍打被踢的部位，然后等待第2次踢肚。

通常1～2分钟后胎儿会再踢，这时候再轻拍几下，接着停下来。

待胎儿再次踢肚的时候，可以更换拍打的部位，胎儿会向着改变的地方去踢，但应注意改变的位置不要离胎儿一开始踢的地方太远。

这个游戏可每天进行2次，每次几分钟，最好在每晚临睡前进行，因为这时胎儿的活动最多，但时间不要太长，以免引起胎儿过于兴奋，这样孕妈妈会无法安然入睡。同时还要注意，准确判断胎儿的作息规律，不要在他睡觉偶尔翻身的时候去拍打，以免影响胎儿的睡眠。

本周特别提醒 指甲生长加快，易脆易断

怀孕导致体内的内分泌环境发生变化，孕妈妈的指甲可能会长得很快，而且也变得不如原来结实，稍微碰一下就会折断。有的孕妈妈的指甲会变得凹凸不平。有些孕妈妈的指甲可能会与以上情况截然相反，怀孕后指甲情况可能会比孕前还好。这都是

正常现象。通常指甲脆弱的问题会在产后自愈。

有些孕妈妈为了保持指甲美丽，就去涂指甲油，认为可以使指甲变得更为坚固。这是错误的认识。指甲油所含的色素及其他有毒物质影响胎儿的生长发育，而且涂指甲油后，掩盖了指甲的真正色泽与情况，不利于医生判断指甲问题是否由其他原因造成。

几点关于指甲的常见问题

身体的一些健康状况会在指甲上有一定的反映，孕妈妈平时多注意观察指甲上的微妙变化，便可预测身体的一些基本情况。常见的症状有以下几个。

1.出现凹痕。如果孕妈妈的指甲上出现凹痕，那么可能缺钙就比较严重了。孕期摄钙不足会造成肌肉痉挛、抽筋，关节酸痛，还可导致孕妈妈骨质疏松，引起骨软化症。此时，孕妈妈要注意多食用一些含钙量高的食品，如：牛奶、奶酪、鸡蛋、豆制品、海带、紫菜、虾皮等。

2.甲床苍白。如果孕妈妈的指甲形状像一个小匙子，甲床苍白，那么就有贫血的可能。孕妈妈要关注孕期检查报告，如果确实有贫血情况，可遵医嘱口服铁剂，也可以食补。

3.指甲无光。如果孕妈妈的指甲无光并且全部是白色的，这可能是妊娠合并有肝部疾病的征兆，孕妈妈会常觉得手脚发凉、精神很差、易疲劳，而且皮肤容易干燥、粗糙，毛孔粗大。平时饥饱不匀的不良饮食，会引起消化液分泌异常，导致肝脏功能的失调。所以指甲变白的孕妈妈孕期检查时别忘了检查肝功能。

4.指甲发黄。如果孕妈妈的指甲发黄，很容易折断，如做家务的时候轻轻碰撞一下，指甲就会折断，那就要警惕有没有妊娠期糖尿病了。妊娠期糖尿病将危及大人和胎儿健康，有的人患糖尿病的明显症状是多饮、多食、多尿和消瘦，有些孕妈妈却可能没有什么明显症状，不易被发现，应及时到医院就诊，说明情况，看看是否有必要做抽血筛查和糖耐量试验。

孕期指甲护理指导

孕期护理指甲可以这么做：

经常修剪指甲，不要留得过长。过长的指甲容易受到伤害，也容易藏污纳垢。如果不慎抓破皮肤，可能会导致感染。洗手后可以经常涂抹护手霜，保持手部的湿润。如果指甲很干，可以在早晨和晚间涂抹适量的凡士林，起到滋润的作用。

做家务时，如果要接触清洁剂，应该戴上有防护作用的橡胶手套，避免对手部的刺激与伤害。

日常注意多喝水，饮食要均衡，确保毛发、指甲等这些“小零件”健康生长。

怀孕第20周 做美丽孕妈妈

胎儿发育状况

胎儿的头发在迅速生长，身体比例终于显得匀称，皮肤渐渐显现出红色，皮下脂肪开始沉着，皮肤不透明了。

各种感觉器官比如味觉、嗅觉、听觉、视觉等也在迅速生长发育，神经元在胎儿的大脑中发育，神经元数量的增长开始减慢，但是神经元之间的相互连通开始增多。

胎儿的心跳十分活跃，手脚可以在羊水中自由地活动。

合理膳食，避免“低体重儿”

巨大儿对孕妈妈与胎儿自身都有不利影响，但低体重儿对优生也不利。

出生体重低于2 500克的新生儿称为低体重儿。怀孕第8～38周的时间里，孕妈妈营养不良或因疾病因素都可能导致胎儿发育迟缓，在出生时体重过低。

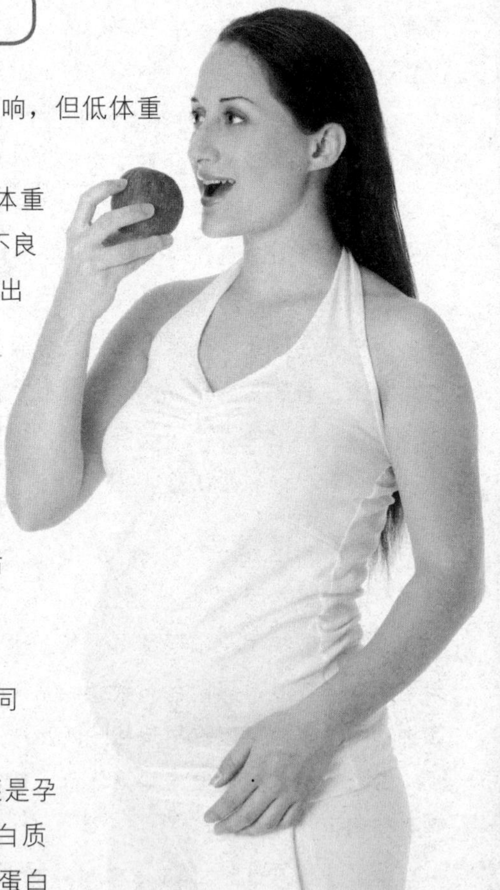

低体重儿与正常婴儿相比皮下脂肪偏少，保温能力较差，其自身呼吸功能和代谢功能都比较弱，容易感染疾病，病死率比体重正常的新生儿要高得多。低体重儿还可能会出现脑细胞数目偏少，影响到日后的智力发展。

因此，孕妈妈要合理膳食，并保证规律的作息与良好的心态，在避免巨大儿的同时，也尽量避免足月低体重儿的发生。

造成低体重儿的原因很多，主要原因还是孕妈妈摄入的营养不足，特别是维生素、蛋白质的供应不充足。孕妈妈可以根据前文提供的蛋白质、各类维生素的补充建议调配饮食。此外，孕妈妈一定要避免挑食、偏食的毛病，保证每日摄入足够的营养，为胎儿的生长发育提供有力支持。

最近有研究表明，孕期补充足量叶酸也能够有效避免低体重儿的产生。因为叶酸有助于胎儿新细胞的生长，对胎儿发育和基因的形成至关重要。日常饮食中可经常食用一些富含叶酸的食物，如菠菜、生菜、芦笋、龙须菜、豆类、酵母、动物肝脏及苹果、柑橘、橙汁等。

为避免低体重儿的发生，坚持按时进行孕期检查也是必要的。通过孕期检查，及时掌握胎儿的生长发育情况，如果发现异常，可根据医生建议进行及时调整。

孕中期旅行，孕妈妈注意5件事

进入孕中期，胎儿情况稳定，此时可以安排一些适当的旅行。外出难免会对孕妈妈存在一些不利因素，所以孕妈妈要旅行时，应做好多方面准备，确保旅途安全。

孕期旅行注意5件事

制订合理的旅行计划

行程安排上一定要留出足够的休息时间。若行程难以计划和安排，有许多不确定的因素，最好还是不去为好。

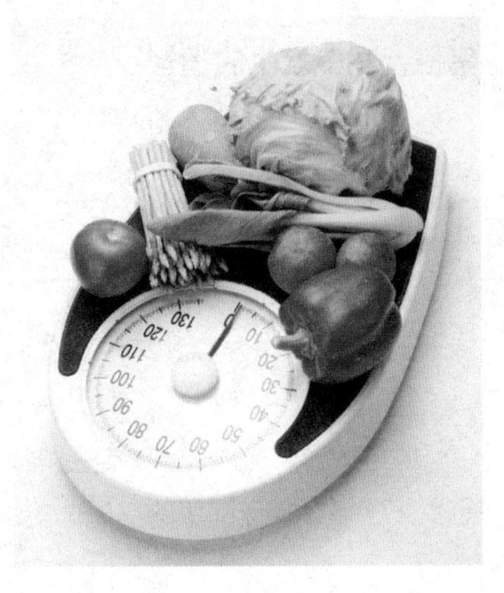

途中要有人全程陪同

最好是由准爸爸、家人或好友等熟悉的人陪伴前往。

随身携带药品

适宜孕妈妈服用的常用药品，如果是有特殊身体情况，旅行前一定要咨询医生意见。一些治疗外伤的药水药膏、创可贴等可以酌情携带，但一定要了解是否适合孕妈妈。

运动量不要太大或太刺激

例如不要玩过山车、自由落体、高空弹跳等，如果是爬山，不要选择坡度较陡，难于行走的地方，应以修身养性，适量运动为衡量标准。

旅途中随时注意身体状况

若有任何身体不适，如阴道出血、腹痛、腹胀等，应立即就医，不要轻视身体上的任何症状而继续旅行，避免错过最佳诊治时机。

/温馨提示/

旅游前最好先咨询产科医生，以确定是否适合旅游。

旅途中的衣食住行

旅途中孕妈妈的衣食住行需要注意以下几方面。

衣：衣着以穿脱方便的保暖衣物为主，也可戴上帽子、围巾等，以预防感冒；若所去地区天气炎热，遮阳帽、防晒油不可少；多带一些一次性纸内裤以应急。

食：避免吃生冷、不干净的食物，以免造成消化不良、腹泻等突发病症；乳制品、海鲜等食物容易变质，若不能确定是否新鲜，最好不要吃。

住：避免前往海岛或交通不便的地方；蚊蝇多、卫生差的地区不可前往。

行：坐车、搭飞机一定要系好安全带，而且要在落座前找好洗手间的位置；不要搭坐摩托车或快艇；登山、走路要注意不要太费体力，一切宜量力而为。

案例：不该发生的遗憾

孕妈妈刘小姐怀孕2个月时，公司有一个重要会议要在国外举行。刘小姐很想去参加，她听从家人的嘱咐询问医生出行意见。经过了解，医生得知刘小姐此前曾经有过3次流产经历，其中有2次是手术流产，外出风险较大。于是，建议刘小姐最好不要参加，以免发生意外。但由于不想放弃这次重要的机会，刘小姐最终还是选择参加。结果，到国外第4天的时候，就发生了自然流产。

外出旅游，无论是国内还是国外，舟车劳顿都对孕妈妈的身心不利，如果去异国他乡，还存在水土不服的问题。刘小姐曾有流产经历，又为胎儿的孕育带来了一定风险。

不过，发生这样的流产也多半与胚胎的质量有关系。之前我们说过，胎儿其实并不是弱不禁风、不堪一击的，如果是非常健康的胚胎，不会因为一次国外旅行就轻易流掉，多半是由于胚胎发育存在一些问题，在外因的作用下，发生了自然流产。

孕妈妈外出购物需注意

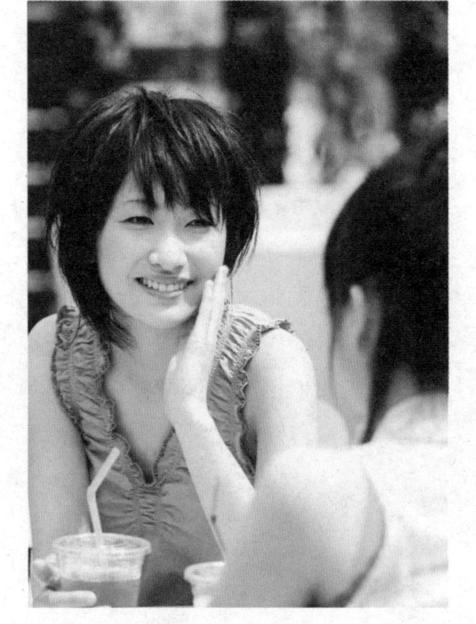

进入怀孕第5个月之后，孕妈妈的身心日渐稳定，只要一切健康，出门购物是没有问题的。逛街走路也是一种很好的锻炼。在外出的时候，孕妈妈要注意下面几点：

不要在人流高峰时间搭乘公交车出行。平时出行逛街最好要有家人陪同，那样不仅可以帮忙提重物，还可以保护孕妈妈的安全。

逛街购物要有计划，预先列好清单。买齐所需物品之后就离开人多的场所，减少在一些拥挤场所的逗留时间。尽可能避开人流高峰，免受拥挤之累。在逛街途中可选择一些街心花园或人少安静处休息一会儿。

气候恶劣（寒潮、大风、大雨、大雾）时，不要上街购物，以免因身体笨重不便而发生摔伤或扭伤，或因滑倒而引起流产或早产。在流感和其他传染病流行时，也不要到人群过于拥挤的地方去。

购物时间最好不要超过2个小时。行走速度不宜快，更不要穿高跟鞋。不要在刚装修完毕的商场或商店停留过久，以免接触装修材料产生的化学污染物。

逛完街后回到家里应当及时洗手、洗脸，换下外衣。购回的物品要合理存放，外包装要妥善处理。也可坐定后闭目养神或听听音乐，以消除躯体疲劳，缓解紧张情绪。

孕期恰逢冬季时要注意的问题

在冬季，孕妈妈首先要注意穿着保暖，其次注意保持卧室温度恒定，防止受寒。为了暖和需要紧闭门窗，但因此可能会忽略房间的通风，空气缺氧，细菌密度高，使孕妈妈感到身体不舒服，对胎儿发育也不利。

为了能开窗换气，又避免室内过于寒冷，可以选择在天暖的中午或早晨多开窗子，换入新鲜空气。

此外，即使在冬季，孕妈妈也不可整天闷在室内，应选择好的天气到室外做适宜的运动，并接受阳光照射，比如在室外散步，做舒缓的体操等，可使肌肉筋骨活动，血液流通畅快，而且可以呼吸新鲜空气。

冬季下雪或冰冻的情况较多，此时就是常人也行动不便，孕妈妈在外出时更要特别注意，防止摔跤。上下班最好有人陪护。穿鞋也要格外注意，要穿防滑鞋。

孕妈妈依然要少到人多拥挤的地方，避免被传染感冒。

这个月去拍大肚照吧

胎儿越来越大，与准父母见面的时间也越来越近，这是一段对准爸妈和胎儿来说都无比珍贵的时间。孕妈妈不妨去拍张大肚照，为自己和宝宝留下美好的回忆。

孕妈妈拍摄大肚照要以安全为第一守则，在拍照时间、动作设计、拍摄环境方面需多加注意。

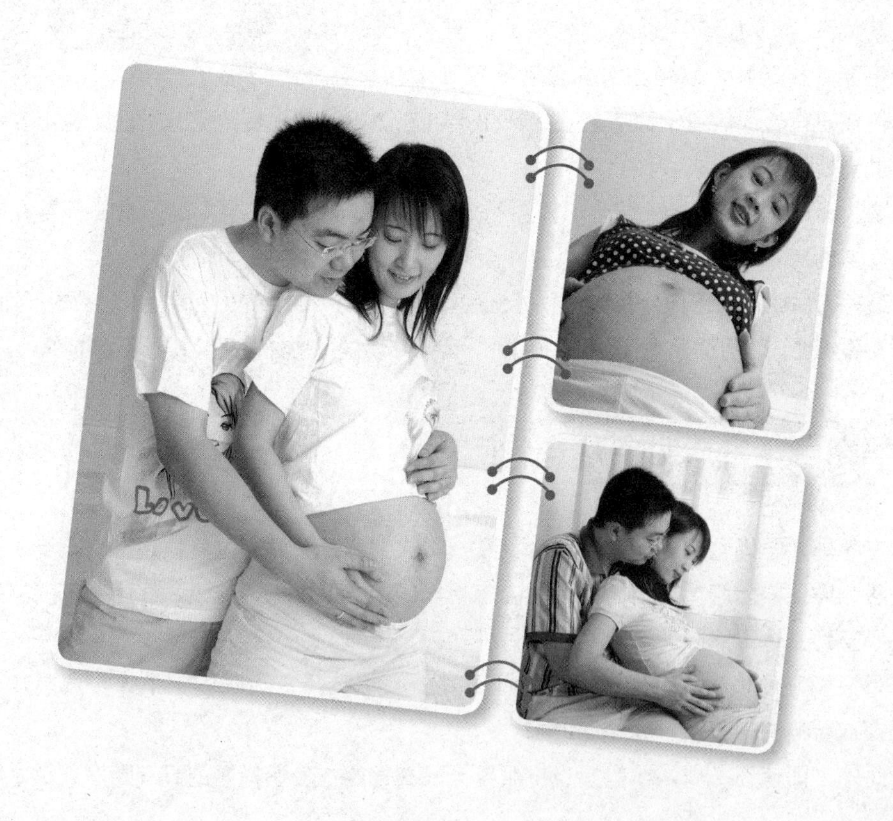

拍大肚照宜选择风和日丽的日子，拍摄环境可以选择在自己家里，这样就避免出门的麻烦了；也可以选择行人较少、拍摄环境条件很好的户外。如果专门要去影楼或外出拍摄的话，孕妈妈带上自己的安全化妆用品，避免使用影楼的化妆用品。

注意拍摄时间不宜太长，也不宜设计“高难动作”，最主要的就是要突出孕妈妈幸福的感觉。同时照几张与准爸爸一起的温馨照片。

双胞胎孕妈妈的孕期护理原则

怀双胞胎的孕妈妈身体处于高负荷状态，双胞胎孕妈妈要注意自我护理：

按时去医院做产前检查，避免妊娠高血压综合征（妊高征）。妊高征常表现为不明原因的高血压、水肿、蛋白尿，严重者可引发子痫，严重危害孕(产)妇及胎儿的生命安全。产前检查可对此进行早排查早治疗。

保持充足睡眠，每天的睡眠时间不应少于10小时，睡姿以左侧卧位为宜。同普通孕妈妈相比，多胞胎孕妈妈更容易感受到怀孕压力的困扰，身体反应也大得多。双胞胎孕妈妈要多休息，保持心情愉快。

注意休息，避免早产。孕育双胞胎会使子宫过度膨胀，子宫难以拉长到适应双胎过大生长的程度，容易发生早产。孕妈妈在怀孕中后期的休息是非常必要的安胎方法。

! 本周特别提醒 乳房开始分泌“初乳”

怀孕进入第5个月，可能会有乳汁分泌，不过量只有一点点，像是分泌物的感觉，每次碰一下或者挤一下乳头，就会挤出来一些透明状的像水一样的液体，随着孕期增加，这种情况可能会更频繁。

从怀孕开始，乳腺就已经在激素的作用下增长了，到了中期这种增长的速度会加快。有一些孕妈妈会在孕中期就有乳汁分泌，这是很正常的，建议不要用手去挤乳房。

在怀孕时，乳房为了保证乳腺管畅通，常常会分泌一些液体出来，这也叫“乳头出水”。乳头出水的浓度各异，可能浓度很低，可能黏稠，可能很淡，可能呈水状。出水的可能性因孕妈妈年龄的增高和怀孕次数的变多而增高，有时初次怀孕年龄较小的孕妇也会分泌，这是正常的现象，不用担心。

怀孕第21周 换上孕妇装吧

胎儿发育状况

胎儿21周了，恭喜孕妈妈，安全度过了怀孕的一半时间啦！和宝宝相处得很愉快吧？

本周胎儿身长16～18厘米，体重300～350克。从这时起，胎儿的体重将会大幅度增加，眉毛和眼睑清晰可见。小家伙现在看上去变得滑溜溜的，他的身上覆盖了一层白色的、滑腻的物质，这就是胎脂。它可以保护胎儿的皮肤，以免在羊水的长期浸泡下受到损害。胎儿的听力达到一定的水平，他已经能够听到妈妈的声音了。如果是女宝宝，她的阴道已经形成了，并且会持续发育。

小家伙现在非常爱动，平均一个小时可以动50次呢！夜深人静的时候，可以强烈地感觉到。

孕6月营养指导

进入孕6月，孕妈妈的体形会显得更加臃肿，本月末的孕妈妈将会是一个大腹便便的标准孕妇模样了。此期，孕妈妈和胎儿的营养需要猛增，很多孕妈妈从这个月开始发现自己贫血，这是由于胎儿生长和孕妈妈自身血容量增加导致的缺铁性贫血，孕妈妈要注意摄入充足的矿物质铁，来防止妊娠期贫血的发生。

从孕5月开始，胎儿的骨骼生长进入了快速期，对钙的需求量增加，本月孕妈妈仍需注意持续补钙。

本月尤其要注意铁元素的摄入，铁是组成红细胞的重要元素之一，一旦铁质摄入不够，孕妈妈就容易出现缺铁性贫血的症状。应多吃含铁丰富的菜、蛋和动物肝脏等，以防止发生缺铁性贫血。此外，要保证营养均衡全面，使体重正常增长。

孕6月重点补充铁

整个孕期，孕妈妈膳食中铁的供给量应由一般成年女性的每日20毫克提高到每日25毫克。进入本月之后，随着胎儿的不断生长发育的需要，以及孕妈妈自身血容量的不断增加，对矿物质铁的需求量日渐增加。为了避免出现缺铁性贫血，孕妈妈应注意及时补充铁质。以下是给孕妈妈的补铁建议：

多吃富铁食物

适当多吃瘦肉、家禽、动物肝及血(鸭血、猪血)、蛋类等富含铁的食物。豆制品含铁量也较多，肠道的吸收率也较高，要注意摄取。主食多吃面食，面食较粳米含铁多，肠道吸收也比粳米好。

注意搭配食用有助于铁吸收的食物

水果和蔬菜不仅能够补铁，所含的维生素C还可以促进铁在肠道的吸收。因此，在吃富含铁的食物的同时，最好一同多吃一些水果和蔬菜，也有很好的补铁作用。鸡蛋和肉同时食用，提高鸡蛋中铁的利用率，或者鸡蛋和西红柿同时食用，西红柿中的维生素C可以提高铁的吸收率。

孕6月产检的注意事项

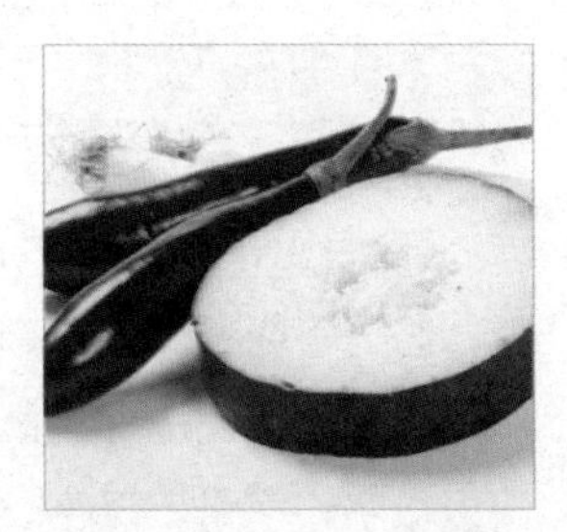

怀孕第6个月是孕妈妈进行第4次产前检查的时间。出门前，注意携带产前检查本、零钱、卫生纸等，检查前保持空腹，以保证各项指标不受胃内食物的影响。

如同上月，检查时，孕妈妈应该告诉医生这一段时间以来身体是否发生了特别的变化，有没有不适，如消退不了的水肿、体重突然增加、头痛、胃痛、恶心、尿量及排尿次数减少等。如果有龋病，医生会建议孕妈妈在这个时期进行治疗。

本次检查的内容和上次基本相同，医生会根据孕妈妈身体各项指标的变化，来判断孕妈妈的身体是否健康、胎儿的生长发育是否正常。

这一阶段的孕妈妈，子宫底高度为18～21厘米，或脐上一横指，子宫底长度为22.0～25.1厘米。在尿常规的化验中，如果蛋白的排出量超过0.5克，则属异常；如果超过5克，则提示有重度妊娠高血压综合征。

温柔的腹部按摩可助消除妊娠纹

孕妈妈腹部的妊娠纹可以通过按摩得到有效的预防或淡化，准爸爸可以亲自服务。

为了保护腹中的胎儿，在做腹部按摩之前，准爸爸一定要做好如下准备：去掉手上的戒指、手表等物件，洗净双手，擦干，把手搓热，然后在孕妈妈的腹部抹上一层按摩霜或按摩油，用指尖轻柔地做缓慢的环行运动，就像在给皮肤搔痒，要避免过度强烈的拉扯。

除纹霜或者按摩膏要以安全温和为标准，橄榄油对于消除妊娠纹是一个不错的选择。坚持做轻柔的腹部按摩，可以增加皮肤弹性，配合除纹霜同时使用，可以有效预防妊娠纹生成或淡化已形成的细纹。

/温馨提示/

按摩时，可以调暗室内灯光，放一些轻音乐，孕妈妈放松地选择一个尽可能舒适的姿势躺下，愉快地享受准爸爸的贴心服务。

孕6月胎教指导

6个月大的胎儿已经产生了自我意识，渐渐形成了个性特征与爱、憎、忧、惧、喜、怒等不同情感，渐渐“懂事”了，这个时候是对胎儿进行直接胎教的良好时机。

因此孕妈妈应保持旺盛的求知欲，多给胎儿进行音乐胎教、语言胎教等，教胎儿认识数字、字母、汉字、音乐符号，也可多教他念一念童谣、儿歌，学一些简单的单词和词语，如“爸爸”“妈妈”等。这将对胎儿智力的开发和身体的发育起到积极的作用。

孕6月左右，胎儿的听力发育水平和成年人相当，此刻进行音乐胎教要特别注意用对方法、选对音乐。

本月胎儿的状况稳定，可继续做孕妇体操、散步或游泳，还应当积极通过触觉来给胎儿做运动。

音乐胎教的注意事项

音乐是胎儿所能听到的妈妈身体以外的世界上最美好的声音。孕妈妈在孕期多听音乐，不仅可以使自己的情绪得到调节，还可以使胎儿的生长发育环境得到改善，促使胎儿发育得更加健康、聪明。

音乐胎教的几种方法

音乐熏陶法：通过孕妈妈收听音乐，使自己在优美的音乐声中放松心情，调整身心状态，为胎儿创造良好的发育环境，促使胎儿变得更健康、更聪明的胎教方法。

哼唱谐振法：孕妈妈用轻柔的声调对胎儿哼唱优美、轻松的歌曲，达到与胎儿心音共鸣的胎教方法。

父教子“唱”法：准爸爸抚摸着妈妈的腹部，对着胎儿轻声“教唱”一些简单的音阶或儿童歌曲的胎教方法。

胎教器传声法：孕妈妈在医生的指导下，选用适当的胎教传声器将胎教音乐传播给胎儿，让胎儿直接“听”音乐的胎教方法。

/温馨提示/

使用传声器进行音乐胎教要注意声音不宜过大。因为声波传入孕妈妈体内的振幅会大大增强，这些声波在孕妈妈腹壁，皮下组织，子宫壁，羊水，胎儿头骨的反射、折射、散射、吸收等复杂作用下失真，不但起不到胎教的作用，还可能对胎儿的躯体和听觉系统产生伤害。所以，在孕期进行音乐胎教，除非特殊情况，否则不建议使用传声器，正常播放音乐就已经足够了。

音乐胎教的注意事项

孕妈妈听音乐应该根据自己的生活规律随时听取，但不宜戴耳机，音量应控制在45～55分贝。给胎儿听音乐、唱歌的时间最好选在晚上7点到9点，听的时间不宜过久，一般以5～10分钟为宜。请专业人员帮助选购胎教音乐光碟，以确保光碟的质量，尽量降低噪声。

选择合适的胎教音乐

并不是所有的音乐都适合作为胎教音乐，只有适合母亲和胎儿的音乐才可以称为胎教音乐。一般说来，胎教音乐有以下几个特点，孕妈妈应该牢牢记住，并以此为根据做出选择。

1.音乐节奏不能太快，音量不宜太大：太快的节奏会使胎儿紧张，音量太大则会使胎儿感到不安，甚至损害胎儿的听觉器官。因此，节奏太强、音量太大的摇滚乐不适合作胎教音乐。

2.音乐的音域不宜过高：过高的声音会造成胎儿神经之间的串联刺激，使胎儿的脑神经受到损伤。

3.音乐中不宜出现突然的巨响：突然出现的巨响会使胎儿受到惊吓，影响胎儿的健康和发育。所以，胎教音乐的戏剧性不宜太强，变化不宜太大。

胎教音乐应该具有明朗的情绪、和谐的和声。

适当地想象可加强胎教音乐的效果

孕妈妈在听胎教音乐时，如果能合着音乐展开丰富的想象，比如常想象晴空万里的蓝天、悠悠的白云、红彤彤的晚霞、清澈见底的小溪、皎洁的月光、微笑的面孔、可爱的婴儿等，这些生动感人的景象给胎教增添了丰富的感情色彩，将会出现更好的效果。

本周特别提醒 水肿

常见水肿情况

多数孕妈妈在孕期都会出现水肿的情况，尤其是在孕后期。

孕期水肿要区别对待

一般的孕期水肿是正常现象，但是造成孕期水肿的原因有多种，营养不良、贫血等都可能造成水肿。如果水肿已经发展到休息后也不能消退，甚至有其他不适症状，这可能是因为其他疾病引发的，要及时去医院就医，不可置之不理。

如何判断水肿是否超出了正常指征呢？

最简单的方法是看水肿有没有超过膝部，孕妈妈休息后水肿是否能够消退，如果水肿漫延至全身，久久不退，甚至同时伴有心悸、气短、四肢无力、尿少等不适症状时，一定要及时去医院进行检查。

如何摆脱孕期水肿

孕妈妈可以通过以下方法进行缓解：

保持侧卧睡眠姿势，并保证充分的休息，这可以最大限度地减少早晨的水肿。孕妈妈每天卧床休息至少9个小时，最好中午也能躺下休息1个小时。

要避免久坐久站，要经常改换坐立姿势。步行时间不要太久。坐着时可放个小凳子搁脚，促进腿部的血液循环通畅。

每坐一个半小时要站起来走一走；站立一段时间之后也应适当坐下休息。

注意保暖，不要穿过紧的衣服。为了消除水肿，必须保证血液循环畅通、气息顺畅，所以不能穿过紧的衣服。

挑选一双合脚的鞋子。鞋子不要太松也不要太紧，鞋底不要太薄也不要太厚，保证合脚舒适。

不要吃过咸食物。为了避免水肿加重，孕妈妈要吃一些清淡的食物，不要吃过咸的食物，每日摄盐量应控制在6克以下。水肿较严重时，需适当控制水分的摄入。

适当食用红豆、洋葱、薄荷、大蒜、茄子、芹菜、冬瓜、西瓜等利尿消肿的食物，可帮助身体排出多余水分，消除水肿。

适度的泡澡也可以减轻水肿症状。同时还可以配合适当的按摩方法帮助消肿。注意按摩时要从小腿逐渐向上，这样才有助于血液返回心脏。

适当运动，如散步、游泳等都有利于小腿肌肉的收缩，使静脉血顺利地返回心脏，减轻水肿。

怀孕第22周 宝宝超过半斤重

胎儿发育状况

本周的胎儿可以算作很健壮啦。身长19～22厘米，体重400克左右，看上去已经很像小宝宝的样子了。由于体重偏小，他的皮肤依然是皱皱红红的，这皱褶也是为皮下脂肪的生长留有余地。

嘴唇、眉毛和眼睫毛已各就各位，清晰可见，10个小手指上也长出了娇嫩的指甲。恒牙的牙胚在发育。视网膜已经形成，具备了微弱的视觉。听力已经基本形成，他已经能够辨认孕妈妈的说话声、心跳声和肠胃蠕动发出的声音。

肺中的血管也在形成，呼吸系统正在快速地建立。胰腺及激素的分泌也正在稳定的发育过程中。男孩女孩各自的外生殖器已经形成，通过超声波已经能够判断出胎儿的性别。内生殖器(睾丸或卵巢)也已形成，并各自开始分泌激素。

控制饮食，预防营养过剩

进入孕中期，孕妈妈已经摆脱了恶心、呕吐、没食欲的早孕反应，胃口会迅速好转。此时，胎儿也开始进入了迅速发育的时期，所以，相对于孕早期而言，孕妈妈在孕中期的饮食量会相应增多，也会变得比较容易饥饿。

除此之外，很多孕妈妈有一个误区，认为怀孕后大力补充营养是越多越好，认为这样有助于孕育出健壮又聪明的宝宝，因此饮食常常变得不加节制。

孕期补充营养是有限度的，过度地补充只会使孕妈妈出现营养过剩，增加孕妈妈患妊娠糖尿病、妊娠中毒症的风险。

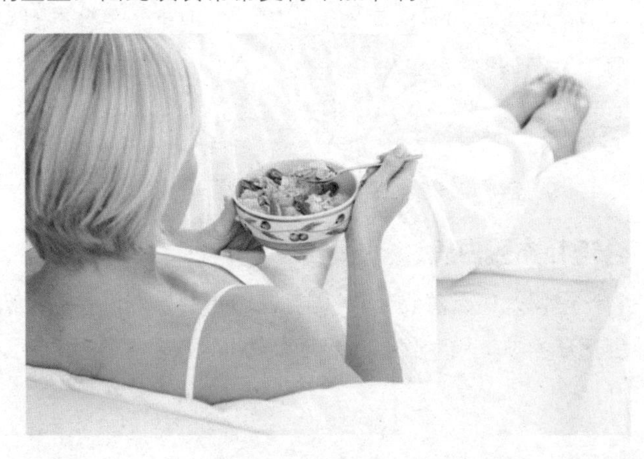

此外，过度补充营养还有可能使孕妈妈孕育出巨大胎儿，为分娩增加难度和难产的风险。

巨大儿的危害

巨大儿指出生时体形过大的婴儿。在我国产科学的概念里，新生儿出生体重等于或大于4千克就可以称为巨大儿。

产生巨大儿的原因主要有两个：一是孕妈妈孕期营养过剩，二是孕妈妈患有妊娠期糖尿病。

胎儿体形过大存在着不可忽视的危害：

第一，巨大儿是导致难产的重要原因之一。一般情况下，正常大小的胎儿是通过妈妈的骨盆娩出的。由于巨大儿的胎头过大，并且很硬，胎头往往会在骨盆入口处“搁浅”，再加上胎儿身体过胖或肩部脂肪过多，还容易并发肩难产，使孕妈妈娩出胎儿的困难更大。孕育巨大儿的孕妈妈通常需要施行剖宫产，一旦处理不当，会危及母子的生命。

第二，巨大儿出生后罹患肥胖、高血压、糖尿病等成年人疾病的概率大大增加。由于巨大儿比普通胎儿成熟得晚，这些胎儿出生后的适应能力一般较差，并且特别容易出现呼吸困难的状况。

如何判断孕妈妈是否营养过剩

判断孕妈妈摄入的营养是否过剩，最直接的方法就是看孕妈妈体重的增长速度是否过快。

孕早期的3个月中，孕妈妈大约每月会增加1.2千克体重；孕中期的4个月中，孕妈妈每一周都会增加0.35～0.5千克体重，整个孕中期增重1.4～2千克；到了孕晚期，孕妈妈的体重增加会呈现先上升、后减缓的趋势，孕9月体重增加会减缓，孕10月体重会停止增加（甚至会轻一些），整个阶段大约增重4千克。

怀孕期间，孕妈妈最好每月称1次体重，并及时和以前的体重进行比较。如果孕妈妈的体重增加超出平均值太多，就很可能是营养过剩，最好去医院就诊，在医生指导下进行调整。

怎样预防营养过剩

预防营养过剩，最简单的方法就是控制饮食。

合理补充蛋白质

孕妈妈每天需要补充100克左右蛋白质，只要每天吃1～2个鸡蛋或喝2杯牛奶，再加上适量的肉类和豆制品，就可以获得足够的蛋白质，不必通过吃十几个鸡蛋来补充。

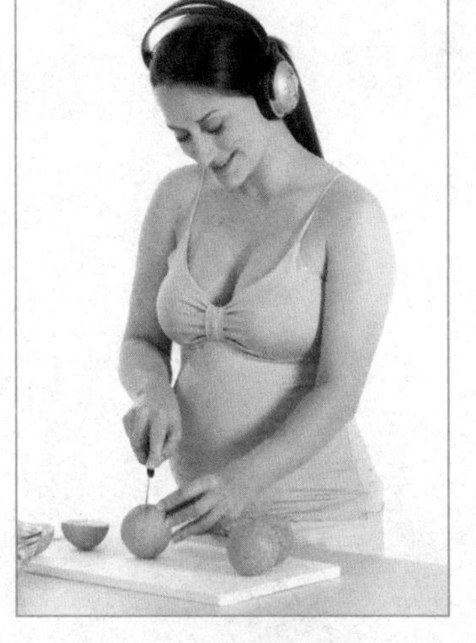

优化饮食结构

孕妈妈每天需要适当地吃一些主食、肉类和蛋、乳制品，此外还需要多吃芥蓝、西蓝花、豌豆苗、小白菜、空心菜等绿色蔬菜，为自己补充足够的膳食纤维、胡萝卜素、维生素C、钙、铁等营养素。

科学地吃水果

孕妈妈在孕期可以吃一些水果，但以每天不超过300克为宜。因为水果中的含糖量很高，吃得太多容易摄入过多的热量，使孕妈妈发胖。

少量多次，合理进食

为了避免一次性吃得过多，孕妈妈可以一天吃5～6餐，每次要少吃一点，切忌饥一顿饱一顿，一次吃得过量。

其他注意事项

少吃高盐、高糖及刺激性食物。

多吃蒸煮食物，少吃煎炸食物，以免摄入过多油脂。

此外，孕妈妈还要参加一些强度不太大的运动，或做一些不使自己太劳累的家务活，以促进体内的新陈代谢，消耗多余脂肪，维持体内的营养平衡。

小窍门：医治孕妈妈鼻出血

孕妈妈在孕期休息不好、营养不均衡，体内雌激素水平升高，致使血管扩张充血，鼻子内部的血管很丰富，血管壁也较薄，很容易出现鼻出血。

一旦出现鼻出血，千万不要慌张，可走到阴凉处坐下或躺下，抬头，用手捏住鼻子，然后将蘸冷水的药棉或纸巾塞入鼻孔内止血。如果不能在短时间内止住流血，则可以在额头上敷上冷毛巾，并用手轻轻地拍额头，从而减缓血流的速度。

鼻出血止住后，鼻孔中多有凝血块，不要急于将它弄出，尽量避免用力打喷嚏和用力揉，防止再出血。

为了避免发生鼻出血，建议孕妈妈不要抠鼻子或使劲揉鼻子。如果天气干燥，孕妈妈应多吃苹果、梨、西瓜等水果，少食辛辣食物，保持大便通畅。也可每天用热水泡脚，预防鼻出血。

对内热较重的鼻出血孕妈妈，可在咨询医师后，适当用些清热凉血的中草药如栀子、金银花、菊花、黄芩，泡水喝或煎煮饮用。

如果孕妈妈有严重的鼻腔感染，一定要在医生指导下用抗生素治疗，因为感染本身也会影响胎儿发育，青霉素、头孢类抗生素对孕妈妈和胎儿是安全的，可在医生指导下使用。

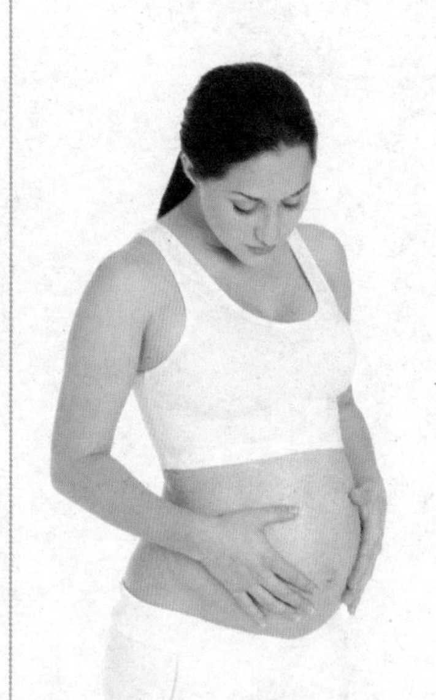

孕妈妈不要用搪瓷杯喝热饮

孕妈妈要尽量少用搪瓷杯来喝热水或者汤。

研究发现，搪瓷器皿表面的瓷是由硅酸钠与金属盐组成的，其中铅含量很高，还含有铋、镉和锑等有毒金属元素。搪瓷器皿经4％的醋酸浸泡，即可渗出一定量的铅、镉等有害元素。经过100℃温度和一定时间煮沸，也可溶出一定量的铅和镉。铅可引起人体中枢神经系统的损害，从而导致行为改变，还能引起小细胞性贫血。镉能抑制并破坏体内许多酶系统的活力，并有致癌危险。此外，搪瓷所含的铬、锡、铋、锑等均属有毒金属。

由于胎儿正处在发育阶段，孕妈妈若接触铅等有害物质，很容易造成畸胎，甚至死胎。因此，孕妈妈不应使用搪瓷器皿喝热饮料、酸性饮料或进食其他酸性食物，以防各种有毒金属元素对母体和胎儿造成危害。

根据胎儿性格选择不同的胎教音乐

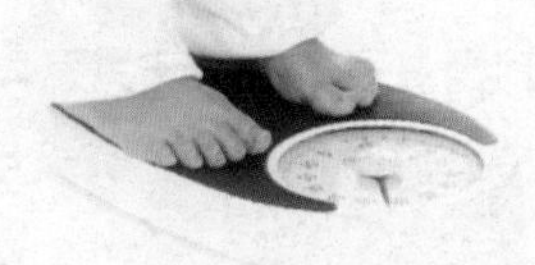

第6个月时，胎儿的听力几乎和成人接近，他的身体能感受到音乐的旋律，体会到美感，因此这个阶段正是对胎儿进行音乐胎教的良好时机。

准爸妈在选择胎教音乐时，也可以参考以下胎儿的性格，主要是根据胎动的类型来确认音乐类型。

这一时期胎儿的特质会有所显现，比如有的胎儿“淘气”，有的“调皮”，也有的“文静”，只要多多留心，就可以掌握一些胎儿的性格。

通常，活泼好动的胎儿喜欢听一些节奏缓慢、旋律柔和的乐曲，如《勃兰登堡协奏曲》《摇篮曲》等；文静、不爱活动的胎儿则喜欢听一些轻松活泼、跳跃性强的儿童乐曲、歌曲，如《铃儿响叮当》《牧童短笛》等。

除此之外，《踏雪寻梅》《雪绒花》《回乡偶书》《游子吟》《唐僧骑马咚咚咚》《走跑歌》《大蜗牛》等也适合在本月聆听。

/温馨提示/

如果能和着节奏，将音乐表达的内容与和胎儿玩耍结合起来，将对胎儿的生长发育起到明显的效果，从而收到更好的胎教效果。

孕妈妈情绪影响胎儿性格

胎儿性格在一定程度上受到遗传因素的影响，但并非完全取决于遗传因素，也不完全是后天形成的。一般来讲，胎儿在妊娠5周起就能对刺激做出反应；8周时能做出许多诸如蹬脚、摇头等动作来表示他的喜好或厌恶；从6个月起，胎儿就过着积极的情绪生活，不满意时也会发点小脾气。

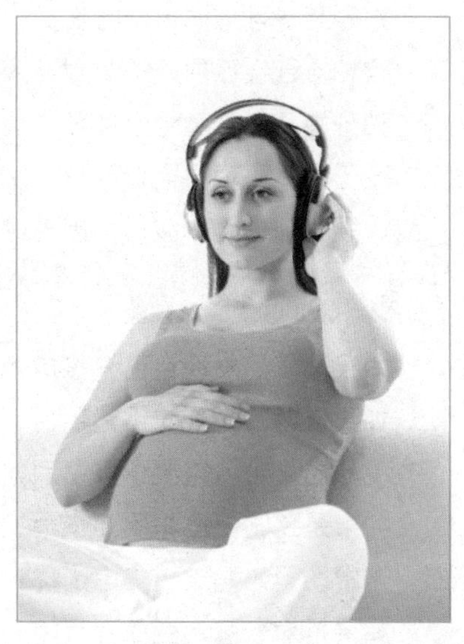

孕妈妈的情绪对胎儿的影响很重要。孕妈妈的焦虑、恐惧和不安所引起的一系列生理变化都能影响到胎儿。消极因素会导致母体对胎儿的供养减少，使胎儿也置于不安与恐惧之中。

有调查发现，夫妻吵架、邻里不和所导致的不良心境对胎儿的影响最大。特别是孕妈妈发怒时，大声哭叫能引起胎儿不安和恐惧，而且发怒时体内分泌大量去甲肾上腺素，使血压上升，胎盘血管收缩，引起胎儿一次性缺氧，从而影响身心健康。

因此，孕妈妈应注意保持良好的情绪状态，使胎儿得以健康发育。

本周特别提醒 孕妈妈不要过度焦虑，避免妊娠焦虑症

妊娠焦虑症就是妊娠期孕妈妈情绪不稳，时常忧心忡忡。不良的情绪对孕妈妈和胎儿影响都不好，临床上也显示，妊娠期过度焦虑、对情绪调控不稳的孕妈妈生出的孩子日后也常出现情绪问题，影响正常的心智生长。因此，孕妈妈千万不要过度焦虑，万事都有解决方法，以轻松的心态对待怀孕后遇到的种种问题。如果发现有妊娠焦虑症的苗头，应及时就医治疗。

妊娠焦虑症的常见表现

妊娠焦虑症的表现如下：

焦急，常会感到紧张，有突发的、无从解释的惊慌失措，神经过敏，有时心脏突突地跳得使人发慌。

感到压抑、惶惶不安，忧愁或恐惧，常有惊恐性的幻想或空想，害怕自己有病或胎儿有病，或身边亲近的人有病，或担心胎儿将要死亡，担忧或自我感觉死亡逼近；很容易激动。

担心某些可怕的事情会临头；担心自己在他人面前出洋相或做出愚蠢的举动。

害怕自己会孤独，怕遭到家人非难，怕会被遗弃，会无人理睬。

怕分娩，有时甚至会神经质地发抖或因恐惧引起颤抖，或惊恐性发汗。

至于身体表现方面，会有：胸口疼痛、压迫或紧缩感；头晕目眩；便秘或腹泻；头痛、颈背部疼痛；疲乏、虚弱或稍微活动就筋疲力尽等。

有焦虑倾向时这么做

如果孕妈妈发现自己有焦虑倾向，时常不开心，一定要及时向家人与医生寻求帮助。如果自己的表现与上述项目有吻合处，或者吻合的项目很多，就更加证明孕妈妈正在受焦虑之苦，需要积极主动地及时去找人聊天排解。

如果是关于自己与胎儿生理上的担心，要找医生聊聊，让医生用专业知识作出判断，来帮助孕妈妈走出焦虑困扰。

如果是对家庭、生活存有担心与疑虑，要及时找准爸爸及其他家人进行沟通，请他们倾听自己的诉说，帮助自己解决心头烦恼。

另外，孕妈妈自己也可分散一下注意力，如看看电视电影、听听音乐、散散步、做做操等。还可以多找朋友聊聊天，会让孕妈妈的精神放松、头脑冷静。

切忌独自猜测、惶恐不安、沉默不语。

怀孕第23周 宝宝越来越活跃了

胎儿发育状况

又一周过去了，怎么样，孕妈妈是不是感觉胎儿越来越活跃了？

23周的胎儿看起来已经很像一个微型宝宝了，他的身长大约20厘米，体重大约450克。胎儿在这时候会不断地吞咽，但是他还不能排便，直到出生后才会自己独立完成这件事情。

胎儿在这时候更加喜欢听抒情优雅的古典音乐。孕妈妈可以做一个实验，放些节奏快声音大的音乐，你会发现胎儿对这种音乐的反应很剧烈，胎动幅度加大；当音乐换成轻柔舒缓的时候，胎儿会安静下来，可见他对音乐和声音的敏感程度。

孕6月的零食建议

进入怀孕第6个月，每天为孕妈妈准备一些合适的零食是很有必要的。

较通用的零食建议

下表中提供的零食可以在食用的时候选择，适合所有孕妈妈。

名称	做法及营养
半个香蕉卷进全麦面包	含钾、蛋白质的超级营养零食
全熟的白煮蛋	可以获得的蛋白质
猕猴桃	完美的维生素C来源
芒果块	丰富的维生素A
烤土豆洒上纯酸奶	丰富的铁
苹果片配奶酪片	不仅是吃水果，而且是获得纤维素和钙的很好途径
香脆果粒酸奶+麦片	富含钙质、蛋白质及纤维素

除上述几种零食外，孕妈妈还可以吃一定量的水果、酸奶、粗纤维饼干等。

给职场孕妈妈的零食建议

还在上班的职场孕妈妈零食时间与进食量可能不如在家里随意，因此这里特别为职场孕妈妈提供了一份可以在不同的时间段食用的零食建议，以供参考。

8：30—9：00

可食用麦片、奶茶。选择麦片时最好选择低糖的，冲泡时适量加入一些牛奶，保证营养的同时还改善了味道。

9：30—10：30

吃点苏打饼干。苏打饼干含有的油脂相对少一些，食用起来更健康。

12：30—13：00

可喝一些酸梅汤等解暑饮品。最好在饭后半小时喝。

14：00—14：30

补充一些新鲜水果。新鲜水果是不可缺少的健康零食，既能补充营养还可提高身体的免疫力。

15：00—16：00

果干或坚果。果干和坚果中含有不少微量元素及矿物质，对母体与胎儿都有益。最好选择经过脱水处理制成的果干，如红薯干等，这类零食热量低一些。

/温馨提示/

不要在电脑旁边吃零食，也不要边看文件边吃零食。因为这样不但不卫生，也不利于消化。每次吃零食的量不要太多，最好在两餐之间吃，离正餐远一点儿，这样就不会影响正餐的进食量。

每周吃1～2次海带

建议孕妈妈在孕期应保证每周吃1～2次海带。

海带富含碘、磷、硒等多种人体必需的微量元素，其中钙含量是牛奶的10倍，含磷量比所有的蔬菜都高。海带还含有丰富的胡萝卜素、维生素B_1等维生素，在美发、防治肥胖症、高血压、水肿、动脉硬化等方面有一定的功效，故有“长寿菜”之称。

海带不仅是孕妈妈最理想的补碘食物，还是促进胎儿大脑发育的好食物。这是因为孕妈妈缺碘会使体内甲状腺素合成受影响，胎儿如不能获得必需的甲状腺素，会导致脑发育不良、智商低下。即使出生后补充足够的碘，也难以纠正先天造成的智力低下。

最适合孕妈妈的海带吃法是将海带与肉骨或贝类等清煮做汤，此外，清炒海带肉丝、海带虾仁，或将海带与绿豆、粳米熬粥，凉拌也是不错的选择。

/温馨提示/

用海带煮汤时需注意：海带要后放，不加锅盖，大火煮5分钟即可。

炒海带前，最好先将洗净的鲜海带用沸水焯一遍，这样炒出来的菜才更加脆嫩鲜美。海带性寒，对于孕妈妈来说，烹饪时宜加些性热的姜汁、蒜泥等，而且不宜放太多油。

孕妈妈坚持午睡的好处

孕妈妈的睡眠时间探秘

孕妈妈的睡眠时间应最少达到8个小时，这是生理需要，睡眠是消除疲劳的主要方式。孕妈妈睡眠不足会引起疲劳过度，使得机体抵抗力下降，不能对抗外来的细菌或病毒感染，从而引发各种疾病。

孕妈妈睡眠时间的长短要依个人实

际情况来决定，有些孕妈妈仅睡5～6个小时就能感到体力恢复，大部分孕妈妈则需要更多的时间。

正常成人每天睡眠时间一般需要8个小时，而孕妈妈因身体各方面的变化，很容易感到疲劳，睡眠时间要比平时多1～2个小时，最少也应该保证8小时的睡眠时间。

午睡对孕妈妈有好处

孕妈妈保证充足的睡眠时间能为胎儿创造一个良好的环境。怀孕时期，孕妈妈如果能睡得很熟，脑垂体会分泌出生长激素，这主要是为了胎儿成长而分泌的，是胎儿成长不可或缺的物质。这种激素也有帮助孕妈妈迅速消除身心疲劳的效果。

因此，如果孕妈妈发现自己白天变得很容易疲劳，也是正常现象。白天感到困倦时就睡个午觉，可以很有效地消除疲劳。工作中的孕妈妈如果不能保证午睡，就要在工作间隙注意多休息。

怀孕6个月以后，孕妈妈每天中午最好能保证1个小时的午睡时间，但最多不能超过2个小时。午睡从几点睡到几点，最好有个安排。

午睡姿势的讲究

午睡以选择卧床，并以侧卧位休息为佳。

到了怀孕第6个月，子宫增大到对周围脏器，包括心脏、肺脏、泌尿器官等都有所压迫或者推移，影响胎盘和全身的供血等，对胎儿和孕妈妈都不好，孕妈妈采取左侧卧位的睡姿可有效缓解仰卧带来的压力与其他影响。

左侧卧位是我们一直提倡的最佳孕期睡姿，但是也并不是所有人都必须一直按此姿势休息，如果侧卧休息令孕妈妈感到很不舒服，这时可以选择令自己舒服的姿势。不用因为不能保持左侧卧位而感到担心与苦恼。

不要趴着睡觉或搂抱一些东西睡觉等，尤其是职场孕妈妈要避免伏桌休息，避免腹部受压，影响胎儿。

孕妈妈最好在计划怀孕前就要养成良好的睡眠习惯，以免影响宝宝的生长发育。

温馨提示

孕妈妈不要长时间看电视，因看电视睡得过晚，会妨碍孕妈妈的睡眠和休息。另外，电视中的紧张情节和惊险场面会对孕妈妈造成刺激。

定时讲故事，让胎儿跟孕妈妈一起读书

胎儿在七八个月大的时候，大脑就可以捕捉到外界的信息，所以胎儿是有记忆的，如果孕妈妈能够定时讲故事给胎儿听，可以让胎儿有一种安全与温暖的感觉。孕妈妈若能经常重复讲同样的故事给胎儿听，会令其神经系统变得对语言更加敏锐。

练习方式

孕妈妈可以选一则认为读来非常有意思、能够感到身心愉悦的儿童故事、童谣、童诗，将作品中的人、事、物详细、清楚地描述出来。例如，太阳的颜色、家的形状、主人公穿的衣服等，带领胎儿融入故事描绘的世界中。

避免暴力的主题和激情、悲伤的内容，选定故事内容之后，设定每天的“说故事时间”，最好是准爸妈两个人每天各念一次给胎儿听，借着说故事的机会与胎儿沟通、互动。

注意事项

念故事前，最好先将故事的内容在脑海中形成影像，以便比较生动地传达给胎儿。

如果没有太多的时间，不能像平时一样讲述内容较丰富的故事给胎儿听，至少也要选择一页图画仔细地讲给胎儿听。

在选择胎教书籍时，不要有先入为主的观念，要尽量广泛阅读各类书籍。

本周特别提醒 孕妈妈不必要过度进补

尽管营养专家多次强调孕期孕妈妈应控制饮食，以免进补过度造成巨大儿。但是一些孕妈妈在怀孕期间仍然不能很好地遵照要求进行健康饮食。这些孕妈妈可能总是担心自己吃的食物不能满足胎儿需求，如果家庭中有老人坚持“一个人吃两个人的饭”的饮食观点，更可能影响这些孕妈妈选择拼命吃、使劲吃、什么好吃就吃什么的行为，希望借此为胎儿提供更多营养。结果使得自己的体重不断地增长，一不留神成了超重妈妈。

这样的想法其实误解了孕期营养饮食的目的。事实上，在孕期不同的阶段，胎儿会根据自身生长发育的需求自动地选择吸收营养的种类与量。并不是孕妈妈想要给胎儿什么营养，胎儿就能吸收什么营养，也不会因为孕妈妈今天多吃了几份食物，胎儿就会加倍吸收。

胎儿的体重增加与孕妈妈的营养摄入密切相关，但是孕妈妈的体重增长并不意味着胎儿体重增长。

临床上，一些孕妈妈的体重增加不少，但是胎儿体重却不足，如果通过检查排除了孕妈妈和胎儿的疾病因素，那就是因为孕妈妈在孕期摄取了过多高热量食物，饮食不均衡所致。比如孕妈妈是因为暴饮暴食或运动不足等导致的体重增加，这只是孕妈妈自己的皮下脂肪增多而已，与胎儿体重的增加并没有直接的联系。

孕妈妈如果想只让胎儿增加体重，方法很简单，那就是合理作息，均衡饮食，多食用健康、天然的食品，如蛋、新鲜蔬菜、鲜奶、鱼、瘦肉等，根据孕期身体的不同需要相应地增补饮食种类与数量，而不是盲目地选一些热量高的食品。如果孕妈妈能坚持做些适当的运动，那就更好了。

怀孕第24周 宝宝500克了

胎儿发育状况

本周胎儿身长25～30厘米，体重500～550克，开始充满整个子宫空间。

此时胎儿身体的比例开始匀称，头的大小约为身长的1/3，鼻和口的外形会逐渐明显，而且开始长头发。全身被胎毛覆盖，皮下脂肪也开始形成，皮肤呈不透明的红色。

胎儿大脑发育得非常快，味蕾现在可能也在发挥作用了。他的肺里面正在发育着呼吸“树”的“分枝”和肺部细胞。汗腺也在形成。心脏的搏动也在增强，骨骼、肌肉进一步发育，手、足运动更灵活。他还在不断吞咽羊水，但是通常并不会排出大便。

这样吃帮助减少妊娠纹

孕妈妈要减少妊娠纹，可以这么吃：

适当多吃富含维生素C的食物。如柑橘、草莓、蔬菜等；适当多吃富含维生素E的食物，如卷心菜、葵花子油、菜籽油等，增强皮肤抗衰老的能力。

适当吃新鲜水果，少喝果汁。多吃低糖水果，少吃饼干和色拉。喝脱脂奶，少喝全脂奶。喝清汤，少喝浓汤。少吃色素含量高的食物。

适当多吃纤维丰富的蔬菜和富含维生素及矿物质的食物，以增加细胞膜的通透性和皮肤的新陈代谢功能。

/温馨提示/

孕妈妈一定要保证充足的睡眠，这是恢复肌肤活力，增强肌肤弹性的不二法门。

有些孕妈妈的妊娠纹是必然会出现的，而且是不可能完全消退的，这对健康没有什么影响。

妊娠高血压的饮食指导

发现自己患有妊高征，不用过分紧张，孕妈妈可通过“1个减少、2个控制、3个补充”的合理饮食来进行调理。

减少动物脂肪的摄入。炒菜最好以植物油为主，每日20～25克。

控制食物的摄入总量。孕妈妈摄入热能应以每周增加体重500克为宜。

控制钠盐的摄入。有妊娠高血压综合征的孕妈妈每天食用钠盐量应限制在3～5克。

补充蛋白质。及时摄入优质蛋白，如牛奶、鱼虾、鸡蛋等，每日补充的蛋白质量最高为100克。

补充含钙丰富的食物。最好多吃含钙丰富的食品，如乳制品，也可适当服用钙制剂。

补充锌、维生素C和维生素E。妊娠高血压综合征的孕妈妈血清锌的含量较低，维生素C和维生素E能降低妊娠高血压综合征的反应，需要适当补充。

上班族孕妈妈要注意日常护理

工作之余应这么做

工作中需要提或搬运重物、需要长时间站立（一天持续站立超过3小时）、需轮值夜班、工作时间长或工作压力大的孕妈妈，较容易出现早产和新生儿体重偏低的问题。因此，孕妈妈在工作忙碌之余，一定要注意休息，保证安全，可以这么做：

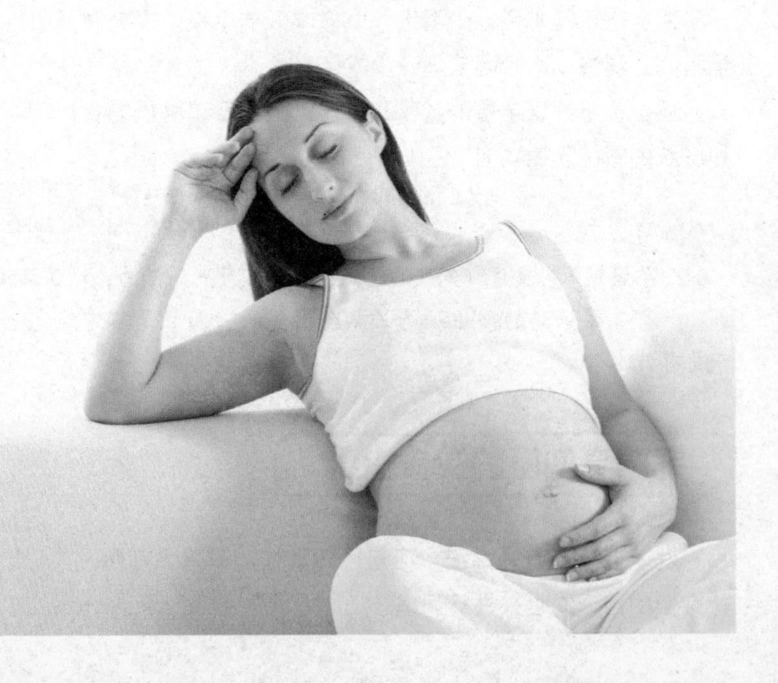

工作期间要多摄取水分，尤其是高温环境工作者。

每隔1～2小时请先放下手边工作，活动一下。

连续工作4～5小时后，抽空休息一下或闭目养神15分钟。

必要时应减少工作量

上班族孕妈妈遇到下列情况时，应该适度减少工作量：

阴道出血；羊水过多。

怀有双胞胎或多胞胎。

胎儿过小时。

出现胎盘前置情况；曾有早产、多次流产经历。

吃工作餐也要吃得有营养

上班族孕妈妈吃工作餐时一定要善于“去粗取精”，选那些营养、健康的食物来食用。如果周边就餐环境不是很理想，就尽量自带食物。食物要注意多样化，如果工作餐比较单调，就应该把早餐和晚餐做得更丰富些，以满足一天的营养需求。

此外，可以多带些营养的零食在两餐之间食用。比如坚果、牛奶、酸奶、新鲜水果等。容易饥饿的孕妈妈要记得带些全麦饼干或者面包之类的食物，饿了就吃点。

除了以上所述，还有两点比较重要：

不要边工作边进食。吃饭要细嚼慢咽，这样比较容易消化。

定时进餐。上班族吃饭经常不定时，午餐往往等到下午两三点，导致午餐变成热量高、无营养的零食。一旦养成习惯，会造成恶性循环。假设下午3点吃午餐，正常晚餐时间又没有食欲，一拖再拖，连生物钟都跟着受到影响。

工作时遇到身体不适不要慌张

孕妈妈可在办公室里准备好毛巾、呕吐袋，同时尽量让自己的座位离洗手间近一些。如果持续感觉不舒服，孕妈妈最好在有人陪同的情况下，尽快到医院咨询医生。

怀孕中后期，职场孕妈妈如果身体状况允许，可以抽空做一些锻炼、户外散步、晒晒太阳等。

白天上班时，需要经常站着工作的孕妈妈，要及时和领导、同事进行沟通，适当调整工作，如遇身体不适，要及时休息，敢于求助，千万不要忍。孕妈妈白天需要经常坐着工作，疲劳时在个人工作区可适当休息，也可以尽情感受怀孕的感觉，触摸隆起的腹部等，但在公共场合，特别是会议期间应避免做这些事情。

坐着办公时间较长的孕妈妈晚间可以安排散步或瑜伽。这样可以保证孕妈妈身体得到舒展和放松。

简单十字绣

十字绣是一种古老的民族刺绣，是任何人只要有耐心，都可以绣出同样效果的一种刺绣方法。

特别适合孕妈妈手工

刺绣方法简单易学。即使没有缝纫经验，两分钟之内也能学会。十字绣材料易买，有不少地方都可以买到，也有很多专卖店，只要选中喜欢的图案，店员就会按照十字绣图纸上的说明配针、线、绣布，十分方便。绣十字绣是很需要时间的事情，如果不够耐心，很容易半途而废，因此十字绣能培养孕妈妈的耐心和专注力。

一边刺绣一边胎教

刺绣时要平心静气，不要着急，可以慢慢绣，同时和胎儿说说话，比如说“妈妈正在为宝宝绣一朵美丽的花，有红色的花朵，绿色的叶子，宝宝喜欢吗”等。十字绣虽然简单，但是也要注意安全，避免针刺伤手指。

本周特别提醒 妊娠糖尿病

妊娠糖尿病指妊娠期发生的不同程度的糖代谢异常。妊娠糖尿病的病因是每次进食后，孕妈妈的消化系统会把摄入的食物分解成一种叫做葡萄糖的成分，葡萄糖会进入血液，然后在胰岛素的帮助下，为孕妈妈体内的细胞提供能量。妊娠期糖尿病和1型、2型糖尿病一样，都会使葡萄糖存留在体内的血液里，而不是进入细胞中被转化为能量。

如何知道自己患了妊娠糖尿病？如果在妊娠24周以后，出现多饮、多食、多尿、体重减轻的症状，则不排除妊娠糖尿病的可能性。是否患妊娠期糖尿病要先做专门的检查，然后才能确诊。一般而言，建议在怀孕后26～28周进行相关检查。

患了妊娠糖尿病怎么办？孕妈妈的饮食必须做到平衡地摄入蛋白质、脂肪和碳水化合物，以及适量的维生素、矿物质和能量。为了让血糖水平稳定，必须注意不能漏餐，尤其是早餐一定要吃。有研究表明适当的运动可帮助孕妈妈的身体代谢葡萄糖，使血糖保持在稳定水平。

怀孕第25周 大脑发育高峰期

胎儿发育状况

25周的胎儿身长大约30厘米，体重约600克，皮肤很薄而且有不少皱纹，全身覆盖着一层细细的绒毛，几乎没有皮下脂肪，但身体比例已较匀称。

这时胎儿大脑细胞迅速增殖，体积增大，这标志着他的大脑发育将进入一个高峰期。此时胎儿在孕妈妈的子宫中已经占据了相当多的空间，开始充满整个子宫。

营养指导

孕妈妈可以多吃一些核桃、芝麻、花生之类的健脑食品，为胎儿大脑发育提供充足的营养。

本月是孕中期的最后时期，孕妈妈的各方面情况与前一个月相差不大。这个阶段，孕妈妈的食欲大增，要注意少吃动物性脂肪；可多选些富含B族维生素、维生素C、维生素E的食物；忌用辛辣调料，多吃新鲜蔬菜和水果，适当补充钙元素；日常饮食以清淡为佳，水肿明显者要控制盐的摄入量，限制在每日2～4克。

从现在开始到分娩，应该增加谷物和豆类的摄入量，因为胎儿需要更多的营养。富含食物纤维的食品中B族维生素的含量很高，对胎儿大脑的生长发育有重要作用，而且可以预防便秘。孕妈妈可以适当食用全麦面包及其他全麦食品、豆类食品、粗粮等。

另外，本月要注意增加植物油的摄入。此时，胎儿机体和大脑发育速度加快，对脂质及必需脂肪酸的需要增加，必须及时补充。因此，增加烹调所用植物油即豆油、花生油、菜油等的量，既可保证孕中期所需的脂质供给，又提供了丰富的必需脂肪酸。孕妈妈在合理摄取营养的同时，还要控制体重的增加，每周保持增长350克左右，以不超过500克为宜。

产检的注意事项

这是第5次产前检查。这个月产前检查有一项重要的工作，那就是为孕妈妈抽血检查乙型肝炎，如果孕妈妈的乙型肝炎检验确定已感染乙肝，医生会在孕妈妈生下胎儿24小时内，为新生儿注射疫苗，以免新生儿遭受感染。

此外，要再次确认孕妈妈前次所做的梅毒反应，是呈阳性还是阴性反应。

进入孕25周后，产检应增加为每2周1次，进入孕10月后即可改为每周检查1次。

孕期晒太阳要注意时长与强度

晒太阳可以补充维生素D，促进钙质的吸收。如果孕妈妈长期在室内工作，晒太阳就更加重要。孕期晒太阳孕妈妈要注意这些事情：

夏秋季每天上午11时至下午15时是一天中温度最高的时候，这个时间段孕妈妈最好避免晒太阳，待在阴凉场所较好。

晒太阳的时间最好选择在上午7—9时，下午4—6时，冬天每日晒太阳时间一般不超过1个小时，夏天保持在半个小时左右即可。

一定强度的日光会使皮肤受到紫外线的损伤，导致脸上的色素、色斑增多，还可能出现日光性皮炎等。所以，晒太阳不是越多越好。

胎教指导

这个月胎儿的身体功能、感觉系统、神经系统都有明显的进步，做游戏、对话或者听音乐等对孕妈妈和胎儿的情绪特别有好处。

胎儿这时候已经有足够的能力进行互动游戏，在子宫内伸个懒腰，打个呵欠，或踢一下子宫壁，玩弄一下身边漂浮的脐带等，这些都会使胎儿感到很满意、很快乐。孕妈妈可以和准爸爸多与胎儿互动一下，做做游戏，这对于胎儿的智力发育是有益的。

孕妈妈应每天坚持和胎儿说说话。清晨起床时可一边轻轻抚摸腹部一边说：“宝宝，你睡得好不好？天亮了，我们起床了。宝宝，起来活动活动，看今天的天气多好。”对话的时间不需要很长，内容可轻松、愉快些，可重复地练习，胎儿是喜欢重复以前的对话的。

胎儿的感觉现在很敏锐，通过准爸爸孕妈妈的情绪，他会知道自己在这个世界上是不是一个受欢迎的人，这对未来的亲子关系与性格的形成有很大的影响。

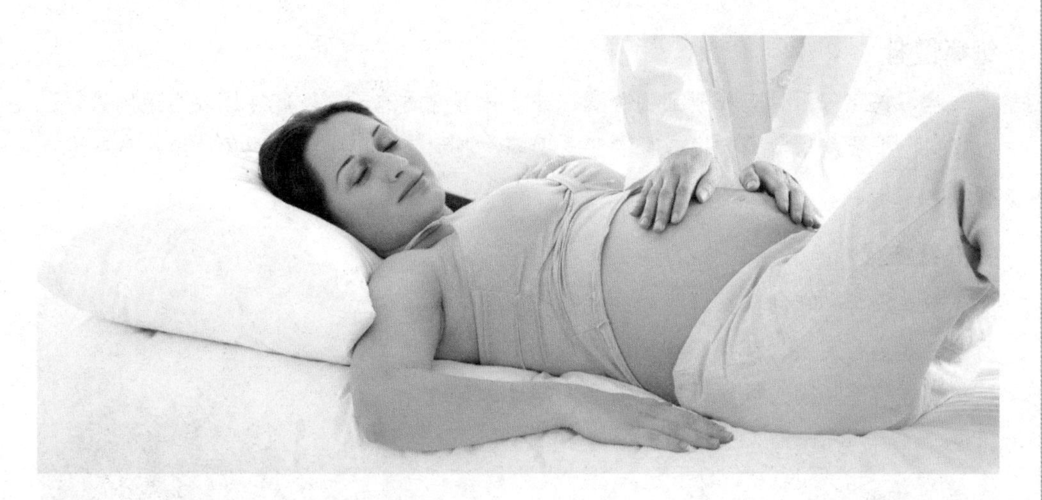

本周特别提醒 孕期腹胀

产生孕期腹胀的原因

孕期腹胀是孕妈妈常见的困扰之一。随着胎儿的不断成长，逐渐增大的子宫会压迫孕妈妈的胃肠道，除了会将胃稍微往上推外，肠道也会被推挤至上方或两侧，胃肠受到压迫，便会影响其中内容物及气体的正常排解，从而引起腹胀。

孕妈妈怀孕以后，活动量要比孕前减少许多，导致胃肠的蠕动减弱，再加上过多高蛋白、高脂肪的摄入，使蔬菜和水果的补充相对不足，造成了粪便更容易在肠道内滞留，引起便秘而使腹胀感更加严重。

/温馨提示/

伴随腹胀而来的常有食欲不振、便秘，以及不易入眠、作息失调等情况，这些都是不可小觑的孕期烦恼。针对这种情况，孕妈妈最好去医院检查一下造成腹胀的原因，排除一些危险情况。

这样缓解腹胀

如果只是孕期的生理变化及个人生活习惯所造成的腹胀，孕妈妈可以从注意饮食、加强运动等方面着手，来改善孕期腹胀问题。可从以下几方面入手：

少量多餐

采用少量多餐的进食原则，每次吃饭的时候记得不要吃得太饱，便可有效减轻腹部饱胀的感觉。

细嚼慢咽

孕妈妈吃东西时应养成细嚼慢咽、进食时不说话的习惯；此外还要避免用吸管吸吮饮料，不要常常含着酸梅或咀嚼口香糖等，注意这些小细节可避免让过多气体进入腹部。

补充纤维素

孕妈妈可多吃含丰富纤维素的蔬菜和水果，如茭白、韭菜、菠菜、芹菜、丝瓜、莲藕、苹果、香蕉、猕猴桃等。因为纤维素能帮助肠道蠕动，促进排便。

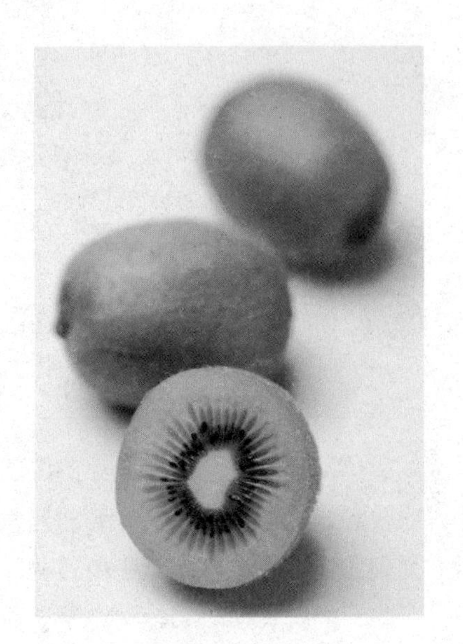

避免产气食物

胀气状况严重时，应避免吃易产气的食物，例如豆类、蛋类及其制品、油炸食物、土豆等，太甜或太酸的食物、辛辣刺激的食物也不宜食用。

多喝温开水

孕妈妈每天至少要喝1500毫升的水，充足的水分能促进排便，如果大便累积在大肠内，胀气情况便会更加严重。

保持愉快轻松的心情

紧张和压力大的情绪，也会造成孕妈妈体内血液循环不佳，因此孕妈妈要放松心情，在孕期保持愉悦情绪。

保持适当运动

孕妈妈在怀孕期间做适当运动能促进肠蠕动，舒缓胀气情况，建议孕妈妈可于饭后30分钟或1小时，到室外散步20～30分钟，帮助排便和排气，但不要做过度激烈的运动。

简单按摩缓解腹胀

腹胀难受时，可采取简单的按摩方法舒缓：温热手掌后，采取顺时针方向从右上腹部开始，接着以左上、左下、右下的顺序循环按摩10～20圈，每天可进行2～3次。但是孕妈妈千万不要在用餐后立刻按摩，同时也要注意在按摩的过程中力度不能过大，并要避开腹部中央的子宫位置。

怀孕第26周 身体越来越重

胎儿发育状况

又过去一周了，现在胎儿的坐高约22厘米，身长37厘米左右，体重约800克。

胎儿可以睁开眼睛了，睫毛也已经长出来了。如果子宫外有长时间的亮光，他会把头转向亮光处。胎儿大脑快速发育。此时他已能感到疼痛，味觉感受敏锐。内脏的形状和功能正在不断完善。

这时候的胎动已经比较有规律了，胎儿会在妈妈的肚子中闹得翻天覆地，有时候还会让自己翻一个身，这时孕妈妈的肚子看上去凹凸不平。

重点补充“脑黄金”

保证婴儿大脑和视网膜正常发育的二十二碳六烯酸（DHA）、二十碳五烯酸（EPA）和脑磷脂、磷脂酰胆碱等物质合在一起，被称为“脑黄金”。“脑黄金”对于怀孕7个月的孕妈妈来说具有双重的重要意义。

首先，“脑黄金”能预防早产，防止胎儿发育迟缓。

其次，此时胎儿的神经系统逐渐完善，全身组织尤其是大脑细胞发育速度比孕早期明显加快。摄入足够的“脑黄金”能保证胎儿大脑和视网膜的正常发育。

为补充足量的“脑黄金”，孕妈妈可以交替地吃些富含DHA的物质，如富含天然亚油酸和亚麻酸的核桃、松子、葵花子、榛子、花生等坚果类食品。此外，还可以适量食用一些海鱼、鱼油等。

补脑食物这么吃

核桃：可以生吃，也可以和芝麻、白糖一同炒着吃，还可以捣碎了，在熬粥或炒菜时加入少许。但不宜多吃，每天3～5个即可。

花生：最好的吃法是用水煮，这样可以最大限度地保留营养及药用成分。

菠萝：可以生吃，也可以入菜，还可以将芯掏空，填入糯米，制成菠萝饭。菠萝含有丰富的维生素C和微量元素，可以提高记忆力。

此外，牛奶、蜂蜜、红糖、豆类、蛋类、黄花菜、动物内脏、骨髓、海产品等也是很好的补脑食品，孕妈妈可以根据自己的爱好选择性地食用。

孕妈妈多汗要注意日常保健

怀孕后孕妈妈多汗是因为妊娠期血中皮质醇增加，肾上腺皮质功能处于亢进状态，再加上孕妈妈基础代谢增高，自主神经功能改变，引起血管收缩功能不稳定，皮肤血流量增加，于是出汗增多。

汗腺较多的部位有手脚掌面、腋窝、肛门、外阴及头面部。到妊娠晚期可能还会发生多汗性湿疹。这种现象可一直延续到产后数天。

孕期多汗，一般来说属正常现象，无须担忧，只要注意日常保健即可。孕妈妈在保健上应注意以下问题：

多饮水，多吃水果，以补充因出汗失去的水分和电解质。

避免过多的体力活动，减少出汗量。出汗影响身体卫生，孕妈妈要常换洗衣服，宜穿宽松肥大利于散热的衣服，宜穿棉织品内衣以利吸汗。

不要因为贪凉而长时间地吹电风扇或空调。

孕期胸痛需要区别对待

孕妈妈发生孕期胸痛需区别对待。

孕期胸痛好发于肋骨之间，犹如肋间神经痛。这可能是由于怀孕引起某种程度的缺钙，或是由于膈肌抬高，造成胸廓膨胀所致。这种原因引起的胸痛并不需要做特殊的处理，孕妈妈只需注意适当多吃含钙食物即可。

如果孕妈妈自身患心脏病(如风湿性心脏病、先天性心脏病、心肌炎或冠心病)，那么妊娠过程中出现呈针刺痛、压迫样或撕裂样胸前痛，应想到可能是心绞痛发生，需要及时就医，不可硬撑，耽误治疗。这主要是因为妊娠后，母体总循环血流量增加，心脏负担加重，当心功能失代偿时，心排出量减少，冠状动脉缺血，可引起心绞痛。

患心脏病的孕妈妈孕前最好向专科医生咨询，视自己的身体情况决定是否可以怀孕。怀孕后仍然要定期检查，严密监视心脏功能。平时要注意休息，饮食上要在医生的指导下作调整，必要时要住院待产。

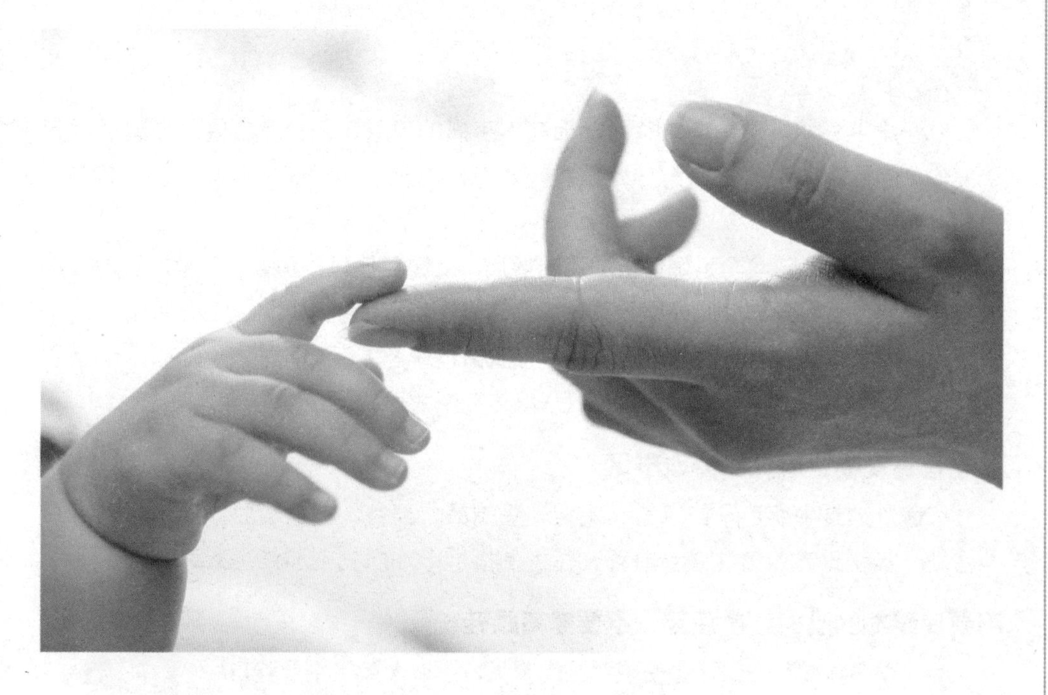

患有胆囊炎或胆结石的孕妈妈，妊娠期也可能会出现胸痛，此为胆一心综合征，自身有此类疾病又有异样胸痛症状时要及时去医院进行检查治疗，想办法缓解胸痛。

想象胎教帮助胎儿成长

想象胎教就是想象美好的事物，使孕妈妈自身处于一种美好的意境中，再把这种美好的情绪和体验传递给胎儿。

孕妈妈如果在孕期产生一些不好的联想感受，胎儿能够意识到，从而会引起胎儿精神上的异常反应。这样的胎儿出生后大多有情感障碍，出现感觉迟钝、情绪不稳、体质差等现象。

孕7月的胎儿初步形成的视觉中枢能接受通过眼睛传达的信号，胎儿能够区分外部环境的明暗，并能直接体验孕妈妈的视觉感受。准爸爸孕妈妈应该把生活环境布置得整洁美观、赏心悦目。还可以挂几幅漂亮的婴儿头像，孕妈妈可以天天看，想象一下胎儿也是这样健康、美丽、可爱，这样胎儿出生后会更加可爱。

孕妈妈还可以想象胎儿在羊水中安静地睡眠，一副逗人喜爱的样子。当孕妈妈察觉到胎动时，就可以想象胎儿欢快地从睡眠中醒来，伸脚动手打哈欠的可爱模样。

本周特别提醒 腿部抽筋

在妊娠中后期，孕妈妈常有腿部抽筋、疼痛的现象，而且多在晚上或睡觉时频繁发作。有的时候一觉醒来时伸“懒腰”伸直双腿时或长时间坐着都会发生腿部抽筋。

这主要是因为随着孕妈妈体重的逐渐增加，双腿负担日益加重，腿部的肌肉经常处于疲劳状态而导致的。此外，如果孕妈妈饮食中摄取的钙不足，血钙浓度低，当体内缺钙时，肌肉的兴奋性增强，也容易发生肌肉痉挛，即腿部抽筋。

应对和防止腿部抽筋，孕妈妈可以从以下几个方面做起：

多吃含钙食物，避免钙摄取不足

可适量进食牛奶、孕妇奶粉、鱼骨、豆制品、果蔬、肉类食物。并适当进行户外活动，接受日光照射。必要时可在医生的指导下加服钙剂和维生素D。

不要使腿部的肌肉过度疲劳，不要穿高跟鞋

女性爱穿高跟鞋，但这会使腿部肌肉紧张，所以孕妇特别要注意。

睡前可对腿和脚进行按摩

一旦抽筋发生，立即站在地面上蹬直患肢；或是取坐姿，将患肢蹬在墙上，蹬直；也可让身边亲友将患肢拉直。

小腿蹬直、肌肉绷紧，再加上局部按摩小腿肌肉，或者热敷患肢，即可以缓解疼痛感甚至使疼痛立即消失。

/温馨提示/

孕妈妈绝不能以小腿是否抽筋作为补钙的指征，因为每个人对缺钙的耐受值有所差异，有的孕妈妈在钙缺乏时，并没有小腿抽筋的症状。

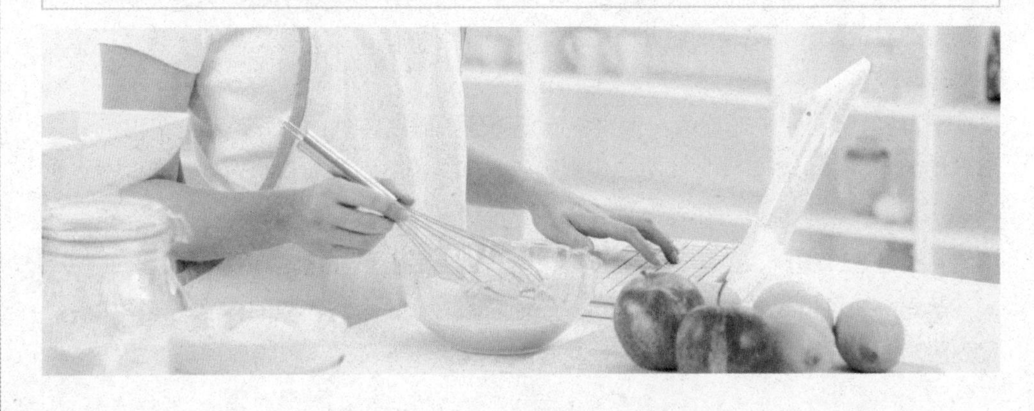

怀孕第27周 宝贝，做个好梦吧

胎儿发育状况

这一周的胎儿，体重已有900克左右了，身长大约已达到38厘米，坐高大约为25厘米。

很多胎儿此时已经长出了头发，眼睛也已可以睁开。听觉神经系统也已发育，对外界声音刺激的反应也更为明显。但气管和肺部还未发育成熟，不过呼吸动作仍在继续，这对他将来在空气中呼吸是一个很好的锻炼。

如果是男孩，他的睾丸尚未降下来；如果是女孩，则已经可以看到突起的阴唇。

孕妈妈吃鱼的讲究

鱼类含有丰富的蛋白质、维生素A、维生素D及二十二碳六烯酸（DHA）等营养素，是孕妈妈餐桌上必不可少的美味。但是，吃鱼要吃得既健康又营养，还是有讲究的。

鱼类选择

孕妈妈尽量不要吃鲨鱼、剑鱼等体积较大的深海鱼，因为鱼体内汞含量较高，会影响胎儿大脑发育。可以选择带鱼、平鱼、黄花鱼等体积小的深海鱼及鲫鱼、鲤鱼、鲢鱼等淡水鱼。

烹调搭配

鱼和豆腐搭配可以使两者的氨基酸互补，还可以使钙的吸收率提高二十多倍；做鱼时加入大蒜和醋，可以杀死鱼皮上的嗜盐菌，并可软化骨刺，促进钙、磷的吸收。

另外，烹调淡水鱼时尽量采取水煮方法，同时要经常变换鱼的品种，不要在一段时间内只吃一种鱼，还要注意不要吃生鱼，以免鱼身上的细菌和寄生虫进入体内。

不爱吃鱼怎么办

如果孕妈妈能够正常进食鱼类等海产品，是不需要补充其他保健品的。但有些孕妈妈可能无论如何都无法接受鱼类食品，担心身体会因此缺乏蛋白质、脂肪、矿物质和维生素D、维生素A。对于这类孕妈妈，我们的建议是在日常饮食中适当增加以下食物的摄入量，以补充易缺乏的营养：

食用适量鱼油

鱼油是鱼体内的全部油类物质的统称，主要成分是DHA和EPA。

孕妈妈应当服用DHA与EPA的比例为2.5：1以上的鱼油制品，最好选择以深海鱼为原料提炼而成的鱼油。服用鱼油不可过多过频，每周服用1～2粒胶囊即可，避免过多服用引起恶心、畏食，甚至发生血小板减少等不良反应。服用鱼油后，最好隔1小时以上再用餐，以利鱼油的充分吸收。

需要特别注意的是，通常情况下，只建议饮食结构很不合理的孕妈妈食用适量鱼油以补充营养。不建议饮食结构合理、身体健康的孕妈妈随意服用鱼油。有些孕妈妈认为鱼油含有多种营养素，服用越多越好，这是一种错误的认识。事实上，鱼油吃得太多，很容易产生不良反应，况且目前市场上的鱼油多以“保健品”的面目出现，并未经过临床验证证明其长期食用的安全性、有效性，单凭广告宣传而偏信保健效果，实在是不明智之举。

用坚果当加餐

坚果脂类含量丰富，可以作为不吃鱼的孕妈妈的一种营养补充剂。

做菜时多选用植物油

植物油如豆油、菜籽油、橄榄油等是脂肪酸的很好来源，但要控制用量。

孕中期宫缩要谨慎对待

一般情况下，在孕14周的时候就开始有宫缩了，只不过这种宫缩无痛，出现频率也低，一般无感觉，对孕妈妈和胎儿的健康也没有任何影响。

如果孕中期孕妈妈感觉到宫缩比较频繁，或者有疼痛感，就要小心了，这可能是流产、早产的征兆。

刚发现有偶发的宫缩时，孕妈妈要卧床休息，减少活动和对腹部的刺激，并暂时停止性生活。如果宫缩频繁，就有必要及时去医院就诊，在医生指导下修养治疗。

孕期保养头发有妙法

头发是皮肤的一部分，怀孕后孕妈妈身体受到孕激素的影响，头发也会因此发生一些变化。

孕期头发的变化

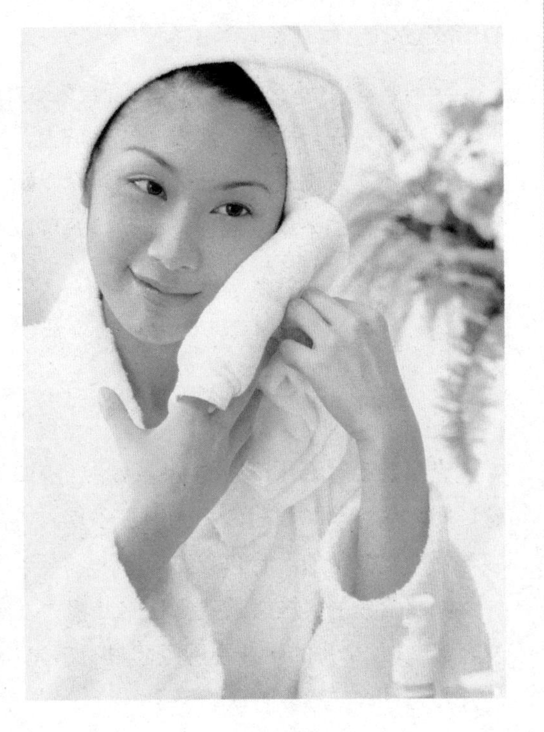

由于孕激素有保护头发的作用，因而孕期有的孕妈妈会发现头发突然比以前增多了，而且梳头时，头发也不像以前那样掉得厉害了。不仅如此，由于受到雌激素的影响，头发也会变得比之前更光洁、浓密、服帖，且很少有头垢和头屑。

孕激素也会对发质产生一定的影响，比如原本油性的头发可能变得更油腻，而原本干涩的头发也可能变得更加干涩。

孕期是保养头发的好时机，孕妈妈如果能在这一时期好好打理自己的头发，可以将头发打造得更加秀美。

保养头发的方法

选用合适的洗发水：如果头发本来就比较干燥，则可选用成分温和的孕期专用洗发水洗头，并且应该减少洗头的次数，这样可以避免洗去过多自然分泌的油脂。洗完头后，还可以抹点润发保湿摩丝，以保持头发的湿润。相反，如果头发是油性的，可适当增加洗头次数。

头皮按摩：洗头时，用手指指腹轻轻按摩头皮，可促进头皮血液循环。平时也可以用此方法多按摩头皮，促进头部血液循环。

不用电吹风：经常用电吹风吹头发，头发会比较干燥且易开叉。孕妈妈洗头后可用干毛巾擦到不滴水，然后等待头发自然干。

用少许橄榄油：头发干枯的孕妈妈可将少许橄榄油在手心搓开后抹在发梢上。

/温馨提示/

孕妈妈在孕期可以换换发型，会让自己有个不错的心情。由于孕期身形特殊、行动不便，建议孕妈妈以留短发为宜，坚持留长发的孕妈妈最好能常把头发扎起来。相对于长发，短发打理无论是在孕期还是在产后都比较方便，而且短发也比较清爽，对于爱出汗、怕热的孕妈妈无疑是个很好的选择。

帮助孕妈妈洗头发

孕妈妈弯腰行动不方便，也不宜长久站立，准爸爸这时可以帮孕妈妈洗洗头。

孕妈妈躺在舒服的长沙发上或是床上，身下铺较大的塑料垫。准爸爸准备好温度适宜的水，拿来洗发用品，轻柔地为孕妈妈洗头。

通过这样的举动，准爸爸和孕妈妈可以增进感情，孕妈妈孕期的紧张焦虑情绪也容易得到缓解，对妊娠有益。

胎儿喜欢的光照游戏

光照游戏对胎儿日后的视觉敏锐、协调、专注和阅读都会产生良好的影响。有实验证明，从怀孕24周后，将光射进子宫内或用强光多次在母亲腹部照射，可发现胎儿眼球活动次数增加，胎儿会安静下来。

光照胎教的实施必须建立在胎儿视力发展的基础之上。胎儿的感觉功能中视觉的发育最晚，7个月的胎儿视网膜才具有感光功能。因此，光照胎教应该从怀孕6个月之后开始。具体的胎教方法如下：

每天用手电筒紧贴妈妈腹壁照射胎头部位，每次持续5分钟左右。照射的同时，准爸爸或孕妈妈可以同时对胎儿进行语言胎教，告诉胎儿现在是什么时间、周围有什么。结束后，可以反复关闭、开启手电筒数次。

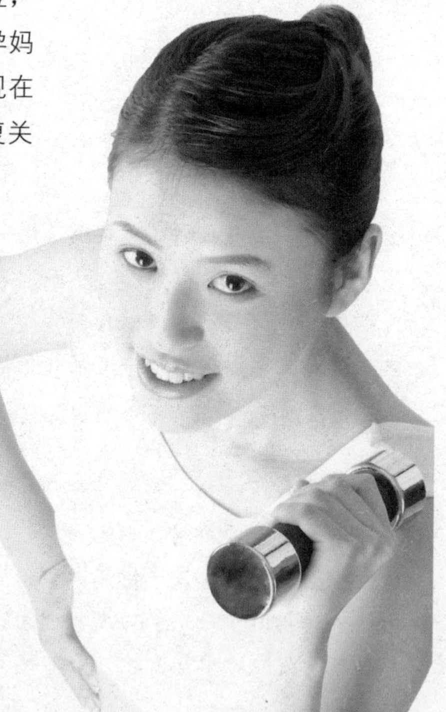

光照胎教的注意事项

进行光照胎教的时候，孕妈妈应注意把自身的感受详细地记录下来，如胎动的变化是增加还是减少，是大动还是小动。通过一段时间的训练和记录，可以总结一下胎儿对刺激是否建立起特定的反应或规律。

切忌强光照射，同时照射时间也不能过长。

应在有胎动的时候进行光照胎教，而不要在胎儿睡眠时进行光照胎教，以免打乱胎儿的生物钟。

和其他胎教一样，光照胎教要取得预期的效果，就必须持之以恒、有规律地去做，这样才能使胎儿领会其中的含义，并积极地做出回应。

本周特别提醒 行动不便

孕后期胎儿越来越大，有的孕妈妈会觉得身体越来越笨拙，行动越来越不方便。有时，有的孕妈妈甚至连起坐、上卫生间这样的行为都会感到很困难，需要有人从旁提供帮助。

行动不便使一些孕妈妈的生活出现了一些小小的困扰，有的孕妈妈会感到心烦，有的孕妈妈则会感到担心，尤其是在看到相同的情况下别人并没有自己这种笨拙表现时，担心胎儿会出现问题。

这些问题，孕妈妈都不应过于纠结，每个孕妈妈不同时期的表现和感觉都是不一样的，行动不便与行动灵活并不能说明什么问题。只是到了孕后期，面对这种行动不便，孕妈妈应注意，除了必要的检查排除不利因素之外，要十分注意日常起居，以保证自身的安全。

孕妈妈需要注意以下几方面：

孕妈妈在家要少穿拖鞋或不穿拖鞋。拖鞋很方便，但是不容易跟脚。行动不便的情况下一不留神很容易摔倒。可以购买专用的孕妇家居鞋穿用。

上下楼要握住扶手防止身体前倾、跌倒，如果旁边有人，可请求搀扶获得身体的支持。

不要登高。如果需要拿高处物品，千万不要试图踮起脚尖或者使劲伸长手臂够取，以免身体失去平衡导致摔倒，如果身旁暂时无人，或者物品不是急需，可以等来人后再请对方帮助自己。

进浴室时要注意防滑。浴室的地板一般都很湿滑，人们通常都穿拖鞋进入，无论是洗澡、洗脸还是其他，孕妈妈进出浴室一定要谨慎。孕后期腹部增大，身体的重心发生改变，如果不注意很容易摔倒导致早产。可以购买专用的孕妈妈防滑拖鞋穿用。

温馨提示

不妨在触手可及的地方放一张醒目的单子，上面列出紧急情况下你可以拨打的电话号码，或者其他需要用到的信息。

怀孕第28周 孕程已过2/3

胎儿发育状况

28周的宝宝坐高约26厘米，体重1 100克左右。

大脑已逐渐可以控制自己的身体了。大脑皮质已变得发达，大脑发育进入第二个高峰期，已经建立起来的脑神经细胞可传导脑神经细胞的兴奋冲动。头上有了明显的头发，皮肤逐渐变得平滑起来，但皮下脂肪仍较少。内耳与大脑发生联系的神经通路已经接通，对声音的分辨能力更为提高。

男孩的阴囊明显，睾丸已开始由腹部向阴囊下降；女孩的小阴唇、阴蒂渐渐突起。

孕妈妈不宜多吃鱼肝油

鱼肝油和鱼油有区别

鱼肝油和鱼油是两回事。不少人认为鱼油就是鱼肝油。这是一种认识误区。

鱼肝油和鱼油的区别是很大的，两者因成分所提取的部位不同，对人体的保健作用也不同。

鱼肝油主要是从无毒海鱼的肝脏中提取出的一种脂肪油，主要成分是维生素A和维生素D。鱼肝油可强壮骨骼，所以常被适宜人群，尤其是儿童用来补钙。

鱼油则是鱼体内的全部油类物质的总称，它包括体油、肝油和脑油。主要成分是DHA和EPA，也称为人体必需脂肪酸。鱼油的主要功能是维系心血管系统的健康，预防动脉硬化、中风与心脏病。

孕妈妈在购买时务必要注意鱼肝油和鱼油的区别。

鱼肝油为何不宜多吃

鱼肝油中所含的维生素D，虽然可促进钙和磷的吸收，但积蓄过多则会引起胎儿主动脉硬化，影响其智力发育。而且长期大量食用鱼肝油，会引起食欲减退、皮肤发痒、毛发脱落、感觉过敏、眼球突出、血中凝血酶原不足及维生素C代谢障碍等。同时，血中钙浓度过高，会出现肌肉软弱无力、呕吐和心律失常等，这些对胎儿生长都是没有好处的。有的胎儿生下时已萌出牙齿，这种牙齿的特殊现象也与鱼肝油补充过度有关。

鱼肝油该怎么吃

孕妈妈应根据个人体质与体征，在医生指导下定量服用鱼肝油。

此外，孕妈妈也不应靠服用鱼肝油为胎儿补充充足钙质，为胎儿补充钙质可以选择多吃乳类及豆制品、肉类、蛋品等食物。此外，孕妈妈还应常到户外活动，接触阳光，这样在紫外线的照射下，可以自身制造出维生素D。

一定要记住：鱼肝油虽好，但不能长期服用，如因治病需要，应按医嘱服用。

缓解胃胀气难消化的饮食“配方”

孕妈妈可能会出现胃胀、头晕、乏力、食欲缺乏等问题，这主要是因为肠胃消化不好，对主食的消化有点吃力。要解决胃胀气、消化不良，孕妈妈除了保持每天正餐外，还可以参考下面的食谱。

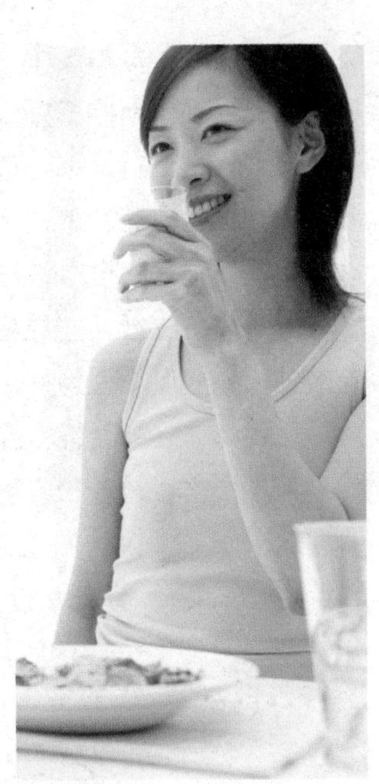

早晨：喝1碗五谷米浆。红豆、绿豆、黑豆、黄豆、小米、黄米、香米、糙米、大麦米、荞麦米、细玉米楂、黑芝麻、白芝麻。用以上任意5种谷物混合榨浆，注意豆子要少放，以免不好消化。

上午：喝1杯蜂蜜牛奶。牛奶不烫嘴即可，不要烧沸，以免破坏蜂蜜和牛奶中的营养，也可以加一点水将蜂蜜稀释后兑入牛奶，顺便吃1个苹果。

下午：多喝白开水。

晚餐后：吃1个苹果、1把干果，最好选择松子、生核桃、榛子，睡前最好再喝1杯蜂蜜牛奶。

除以上食谱外，孕妈妈要切忌一次进食太多，或者突然改变饮食习惯和进食量，不规律的饮食很容易引起胃肠不适。

孕妈妈打鼾不可忽视

打鼾，俗称打呼噜，有良性和恶性两大类。

入睡后鼾声较轻且均匀，或偶尔出现的打鼾对身体并没什么害处，这称为良性打鼾。

入睡后不仅鼾声很大，而且不均匀，总是打着打着就停止了呼吸，或被憋醒，一夜反复多次发作，早晨起来感觉头昏脑涨，就像整夜没睡一样，这类打鼾往往后果较为严重，会对胎儿的正常发育产生影响，故称为恶性打鼾。

肥胖是引起恶性打鼾的重要原因之一，体重的增加会让孕妈妈感到呼吸不顺畅，导致机体组织出现缺氧。避免恶性打鼾可以这样做：控制体重；睡觉时要尽量避免仰卧体位，采取左侧卧位，以免肥厚的喉部肌肉和舌根后坠堵住气道；应去医院就诊，及时进行治疗，以免影响母体与胎儿的健康。

重新布置居室环境，换个好心情

在孕中期的最后一个月里，如果有需要的话，孕妈妈可以重新布置一下居室的环境，给自己换个新鲜的好心情。

可对居室进行装饰，更换悬挂一些漂亮活泼的婴幼儿画报或照片，悬挂一些景象壮观的油画也是有益的，不仅能增加居室的自然色彩，还能使视野开阔。喜欢字画的孕妈妈不妨在居室里悬挂一些隽永的书法作品。

可对居室进行一些绿化装饰，装饰风格以轻松、温柔的格调为主，无论盆花、插花装饰，均应以小型为好，不宜大红大紫，花香也不宜太浓。

孕妈妈处在被装饰得温馨雅致的居室里，一定会有舒适轻松的感觉，疲劳感也较容易消失，喜悦与轻松感不请自来。

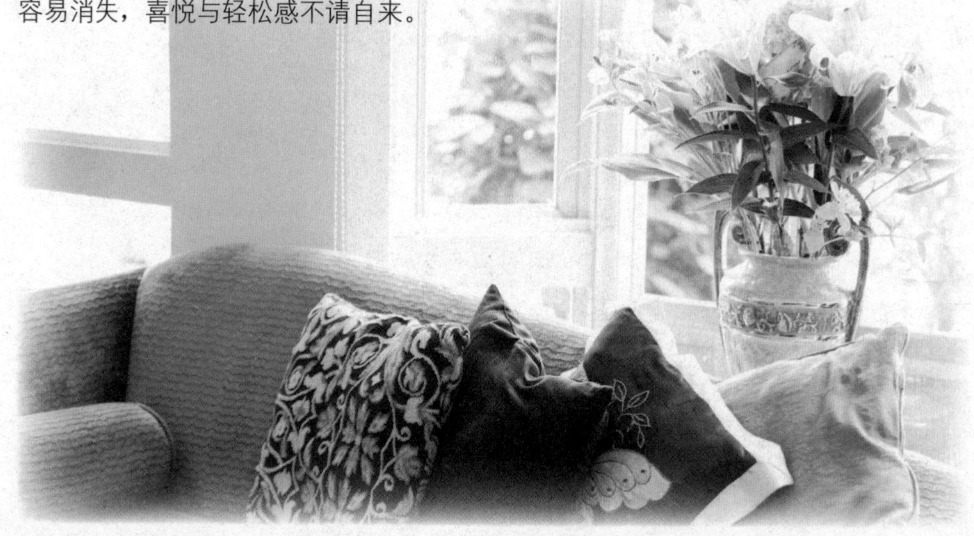

手工幸运星

幸运星是一种爱的寄语，通过自己的双手为胎儿折一折幸运星，希望胎儿会感受到自己出生的这份幸运和祝福。

手工材料

1．彩色长条纸一张。可以用礼物包装纸等代替，纸张不要太薄，不然做出的效果会不好。

2．剪刀。

手工步骤

1．用指头弯曲纸条一端，做一个结，然后将另一端穿过，轻轻地拉平成五边形。

2．剪掉较短的一端，使之与一边平齐，压平，然后将较长的一端沿着一边以正确的角度折回，翻转后继续沿着一边折叠，依样折至纸张尽头。

3. 把多出来的部分穿进纸缝，用指头轻轻地挤压五个边，让星星鼓起来，完工。

开始折之前可以试着在纸上写下想对宝宝说的话，完成之后放在一个漂亮的透明玻璃瓶里，每天可以和胎儿说说自己今天折了多少，对宝宝说了些什么，胎儿出生以后也是一份很好的纪念礼物。

本周特别提醒 在医生指导下正确使用托腹带

进入孕7月后，孕妈妈的特征越发明显，此时腹部已经非常突出，无论走到哪里，孕妈妈都会得到相应的帮助与照顾。有些孕妈妈由于腹部过大，给身体带来较大的负担，此时可以选择使用托腹带来减轻身体负担。

托腹带的作用

托腹带的主要作用是帮助孕妈妈托起腹部，同时对孕妈妈的背部起到支撑作用，缓解因重力作用而带来的腰背疼痛。做了胎位纠正的孕妈妈使用，可以固定胎位。

托腹带能够帮助孕妈妈保持正确的姿势，同时也可以为胎儿提供一种保护作用，使胎儿有一种安定的感觉。

哪些情况下可选择使用托腹带

并不是所有的孕妈妈进入孕中晚期后都适合使用托腹带。托腹带的使用是需要一定条件的，如果孕妈妈有以下情况，则建议使用托腹带。

有悬垂腹的孕妈妈：有过生育史的孕妈妈腹壁非常松弛，容易形成悬垂腹。孕妈妈增大的腹部垂在腹部下方，几乎压住了耻骨联合，像个大西瓜似的悬在身前，这种情况下建议使用托腹带，以纠正悬垂腹的程度。

孕有多胞胎或者胎儿过大，造成站立时腹壁下垂比较严重的孕妈妈可以使用托腹带。连接骨盆的各条韧带发生松弛型疼痛的孕妈妈，或者有严重的腰背疼痛的孕妈妈可以使用托腹带。腹壁被增大的子宫撑得很薄，腹部皮肤发痒、发木、颜色发紫，用手触摸甚至无感觉的孕妈妈可以使用托腹带保护腹壁。

做过胎位纠正术的孕妈妈，为防止胎儿又回到原位可以使用托腹带加以固定。

托腹带的使用方法

托腹带具有较强的伸缩性，孕妈妈使用托腹带时一定要注意根据腹部的大小进行灵活调节。不可过松或者过紧，过松起不到托腹的作用，过紧会影响胎儿的发育。托腹带要方便穿脱，托腹带的材料应选择透气性较强不会让孕妈妈感到闷热的材质。

特别注意：一定要在医生指导下使用托腹带，尤其是第一次使用托腹带，最好请家人在旁一起学习，学会后再回家使用。

案例：托腹带会影响胎儿的血液循环吗

刘女士怀孕27周时，腹部已经非常突出，走路时常感觉有沉重的下坠感，有时没有办法走路。后来，在医生的建议下她使用了托腹带。需要走路时就戴上托腹带，刘女士明显感觉走路舒服多了，肚子不再感到那么难受，行动也方便些。但是她听一些怀孕的姐妹说，托腹带会影响胎儿的血液循环，她很担心自己的宝宝是不是也会受到影响。

刘女士是在医生建议下使用托腹带的，而且并没有长期佩戴，只在走路时加以辅助，在使用方法正确的情况下一般是不会有血管受压迫这种问题的。有相同情况的孕妈妈在使用托腹带时一定要向医生咨询，请医生看看自己是否适合佩戴，如果确实需要托腹带，要认真学习佩戴方法。一般情况下，如果孕妈妈的腹壁肌肉比较结实，就没有必要使用托腹带。如果腹壁肌肉确实比较松弛，或者有其他特殊情况，医生认为可以使用托腹带的才会建议使用。托腹带的松紧一定要随腹部的变化而变化，佩戴时孕妈妈要把握好松紧度。

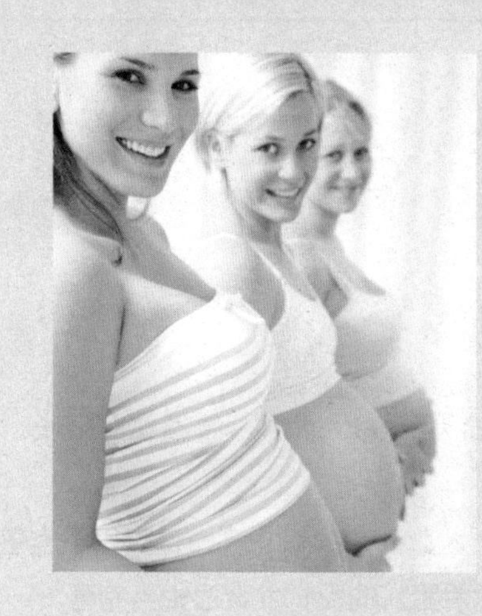

Part 4 孕晚期（孕29～40周）期待与幸福

“妈妈，我更强壮了。我喜欢你带我去享受大自然，喜欢听你给我讲故事，高兴时还爱碰妈妈几下。”

“宝宝现在是越来越会玩了，一会儿在这里挥一下拳，一会儿又在那里踢一下脚，有时还像小鱼一样，从肚子左边倏地游到了右边。我和你爸爸为打造最优秀的你，在努力准备着、期盼着……”

——妈妈宝宝心灵对话

省时阅读

读完本章，你将能够：

- 了解胎儿在孕晚期29～40周中每一周的发育状况。
- 掌握孕晚期的饮食原则；制订预防早产的饮食方案；合理补充维生素C、维生素B_1、锌，并且控制体重促顺产；注意对钙、膳食纤维、蛋白质的合理补充；科学安排临产前的饮食；剖宫产妈妈需注意的产前饮食问题。
- 掌握胎位不正的纠正方法，自然分娩的辅助动作；了解孕晚期产检需注意的事项；需做好哪些临产准备；分娩前身体会有哪些变化；临产征兆有哪些；正确认识分娩疼痛；掌握孕晚期每周胎教的实施方法。
- 做好孕晚期常见不适或疾病（如痔疮、胃灼热、尿频、心悸气短、焦虑综合征）的防治工作。

怀孕第29周 进入孕后期

胎儿发育状况

这一周胎儿体重已经有大概1 300克了，坐高为26～27厘米，如果加上腿长，身长已有大约43厘米了。

胎儿的皮下脂肪已初步形成，手指甲也很清晰。此时如果有光亮透过妈妈子宫壁照射进来，胎儿就会睁开眼睛并把头转向光源，这说明胎儿的视觉发育已相当完善。

这时的胎儿开始顽皮了，可以自己在妈妈的腹中变换体位，有时头朝上，有时头朝下，还没有固定下来，大多数胎儿最后都会因头部较重，而自然头朝下。

孕8月营养指导

进入孕8月之后，孕妈妈基础代谢率增至最高峰，胎儿的生长速度也达到最高峰。此外，孕妈妈会因身体笨重而行动不便。子宫此时已经占据了大半个腹部，而胃部被挤压，饭量受到影响，因而常有吃不饱的感觉。

本月孕妈妈应该尽量补足因胃容量减小而减少的营养，实行一日多餐，均衡摄取各种营养素，防止胎儿发育迟缓。本月胎儿开始在肝脏和皮下储存糖原及脂肪。此时如碳水化合物摄入不足，将造成蛋白质缺乏或酮症酸中毒，所以孕8月应保证热量的供给，增加主食的摄入。一般来说，孕妈妈每天平均需要进食400克左右的谷类食品，这对保证热量供给、节省蛋白质有着重要意义。另外在米、面主食之外，可以增加一些粗粮，比如小米、玉米等。

妊娠晚期孕妈妈每天应摄入的食物量如下所列：

种类	每日摄入量
主食（米、面）	400～500克
粗粮	50克
新鲜蔬菜（绿叶蔬菜为主）	500～750克
植物油	40克
畜、禽、鱼、肉类	200克
豆类及豆制品	50～100克
水果	200克
牛奶	250～500克

胎儿生长加快，孕妈妈要合理安排饮食

从第8个月开始，胎儿的身体会长得特别快，一般来说胎儿的体重主要是在这个时期增加的。若此时孕妈妈营养摄入不合理，可能会产生巨大儿或低体重儿，影响后期分娩与胎儿的生长。因此，本月孕妈妈合理安排饮食的原则为：

少吃多餐，均衡营养

一般采取少吃多餐的方式进餐，选择谷类、豆类、蔬果、肉、禽、鱼、奶、蛋等食物，尽量做到食物多样化。

限制高脂肪食物

要适当控制高蛋白、高脂肪食物，如果此时不加限制，会给分娩带来一定困难。

调味宜清淡

少吃过咸的食物，每天饮食中的盐量应控制在6克以下。

选易消化、营养价值高的食物

多吃含动物蛋白较多的食品，避免吃体积大、不易消化的食物，如土豆、红薯，以减轻胃部的胀满感。

/温馨提示/

烹调蔬菜时要用大火，时间不宜长，以减少水溶性维生素的损失。

本月产检的注意事项

孕8月的产前检查除了完成常规检查项目外，孕妈妈还应做好心理、生理上的准备，预防早产。

在此次检查中，医生会要求孕妈妈注意无痛性阴道流血，因为妊娠晚期的无痛性阴道流血是前置胎盘的典型症状。正常妊娠时，胎盘附着于子宫的前壁、后壁或者侧壁。如果胎盘部分或者全部附着于子宫下段，或者覆盖在子宫颈内口上，医学上称为前置胎盘。这种病是妊娠晚期出血的重要原因之一，是危及母子生命的严重并发症。

妊娠晚期或者分娩时(偶发生在妊娠20周)，子宫下段逐渐伸展，附着于子宫下段或者子宫颈内口的胎盘不能够相应地随着伸展，故前置部分的胎盘由其附着处分离，导致胎盘血窦破裂而出血。初次出血量往往不多，但可反复发生，经常是一次比一次出血量多，这种出血通常发生于不自觉之中。有时孕妈妈半夜醒来方才发现自己已躺卧在“血泊”之中。偶有个别孕妈妈第一次出血量就很多，这种情况应立即送医院。

/温馨提示/

如果有前置胎盘情况，除了配合医生进行积极治疗外，孕妈妈也应该进行认真的自我护理，做到：

绝对卧床休息，不要太累，不要干重活。

保持左侧卧位休息，按时记数胎动，定时听胎心，监测胎儿情况。

尿频时注意宫缩及阴道出血情况；阴道似破水流液时要注意鉴别是否为出血。

产前检查胎位动作要轻，避免刺激宫缩诱发阴道出血。

饮食上宜选用高蛋白、高热量、高维生素、含铁丰富的食物。

孕8月胎教指导

孕8月的胎儿的听觉和意识能力都已经比较完善，听声音不在话下，理解能力也很好。因此，胎教上可多增进情感交流和性格培养，听音乐、唱歌、对话都很有必要。

孕妈妈给胎儿亲自唱歌会收到满意的胎教效果，千万不要觉得自己五音不全，唱不了歌。要知道，对于胎儿来说，爸爸妈妈的声音是世上最动听的音乐。给胎儿唱歌，每天2次，每次15分钟比较好。

这个月不仅可以在上个月的基础上继续有计划地进行对话，还可多结合实际生活中出现的各种事情，不断扩大对话的内容和范围，比如：“宝贝，不久以后你就会来到这个世界了，妈妈好盼望这一天。”或者 “外面的世界很美丽，宝宝一定会喜欢的。”等。

孕8月，孕妈妈因为临产的压力容易变得烦躁不安，这样的情绪对胎儿的性格形成会有影响。因此，孕妈妈一定要多提醒自己不要因为一些小事、小矛盾而烦恼，要让自己快乐起来。

故事胎教：《一天到晚游泳的海豚》

一天到晚游泳的海豚

公园里有一只海豚非常出名，因为他可以连续24小时为大家表演，不用睡觉。

小兔被他的表演迷住了。他带了一堆食物和生活用品丁零哐啷地住进了公园宾馆里，他要好好看看海豚的表演。

看呀看，小兔觉得很奇怪：海豚总是在水里一刻不停地游来游去，根本就不停下来。他忍不住说："海豚，海豚，你休息一下吧，这样要累坏身体的呀！"

"谢谢你，我一点也不累！"海豚说，"我睡觉的时候，大脑的一半在睡觉，另一半在工作。隔十几分钟再调换一次。所以，虽然大家看起来我一直在游泳，其实我并没有耽误睡觉呢。"

"噢，是这样啊，怪不得你能一天到晚地为大家表演呢，真了不起呀，是个名副其实的游泳大师呢！"小兔佩服地说。

读完海豚的故事，你可以跟胎儿讲一讲海豚是人类的好朋友，经常帮助人类解决一些困难，人类也很喜欢海豚，大家是好朋友。

本周特别提醒 痔疮

据统计，约有99％的孕妈妈会在孕期受到痔疮的困扰。怀孕以后，孕妈妈逐渐膨大的子宫，会慢慢影响盆腔内静脉血液的回流，使得肛门周围的静脉丛发生瘀血、凸出，从而形成痔疮。所以，痔疮也可以看做是静脉曲张的一种。

孕期痔疮一般分娩后可消失。为了避免痔疮随着孕期增加而加重，孕妈妈可从以下几方面来进行改善：

平时注意多饮水。晨起后空腹喝一杯200毫升的温水有助于排便。要养成每天定时排便的良好习惯。排便后，最好能用温水坐浴，以促进肛门局部血液循环。

多吃富含纤维素的新鲜蔬菜，如芹菜、青菜，以利大便通畅。不要吃刺激性的调味品，如辣椒、胡椒、姜、蒜等。

不要久坐，尤其是不要长时间坐沙发。因为沙发质地软，久坐会加剧瘀血程度，造成血液回流困难，诱发痔疮或加重痔疮。

适当增加提肛运动的频率，每天有意识地做3～5组提肛练习，每组30下。具体做法为：思想集中，并拢大腿，吸气时收缩肛门括约肌，呼气时放松肛门。

怀孕第30周 宝宝1 500克了

胎儿发育状况

现在胎儿大概有44厘米长、重1 500克，皮下脂肪继续增长，已经不再像个小老头了。

胎儿的重要器官——脑部在继续快速地发育，大脑和神经系统已经发达到一定的程度。他的眼睛可以开闭自如，大概能够看到子宫中的景象，而且还能辨认和跟踪光源。

男宝宝的睾丸这时正在从肾脏附近的腹腔，沿腹股沟向阴囊下降。女宝宝的阴蒂已突现出来，但并未被小阴唇所覆盖，那要等到出生前的最后几周。

孕8月重点补充碳水化合物

维持身体热量需求到第8个月，胎儿开始在肝脏和皮下储存糖原及脂肪。此时如果碳水化合物摄入不足，将会造成蛋白质缺乏或酮症酸中毒，所以孕妈妈在孕8月应保证热量的供给，注意补充碳水化合物。

碳水化合物是一种可以为人体提供能量的营养素，因其主要由碳、氢、氧3种元素组成，其中氢和氧的比例为2∶1，和水的化学结构一样，所以被称为碳水化合物。

碳水化合物包含糖类和膳食纤维

食物中的碳水化合物主要有两类：一类是人可以吸收利用的单糖、双糖等糖类；一类是人体不能吸收、不能提供能量的膳食纤维。

糖类是人体的主要供能物质，不但为人提供维持生命活动所需的大部分能量，还具有调节细胞活动、组成具有抗凝血作用的肝素、提高人体免疫力、解毒、增强肠道功能、参与胎儿的呼吸代谢、帮孕妈妈预防酮症的生理功能。

膳食纤维虽然不能直接为人体提供营养，却具有增加肠蠕动、促进肠道内有益菌繁殖、增大粪便体积、促使粪便变软和预防便秘、结肠癌等消化系统疾病的作用。

如果孕妈妈的饮食中碳水化合物比例过低，就会使孕妈妈出现全身无力、低血糖、头晕、心悸、脑功能障碍等不良症状，严重时还会使孕妈妈出现低血糖昏迷。

合理补充糖类

糖类广泛存在于各种食物中，如粳米、小麦、玉米、高粱等谷物，甘蔗、甜瓜、西瓜、香蕉、葡萄、大枣等水果，胡萝卜、红薯、土豆、莲藕、扁豆等蔬菜，蔗糖及各种成品糖果都含有丰富的糖类。

由于谷物是所有食物中含糖类最多的食物，孕妈妈对糖类的补充，也主要通过吃粳米、小麦、玉米等谷物（也就是通常所说的主食）来进行。

为了避免体重增长过度，孕妈妈每天的主食摄入量最好根据个人体重的增加情况进行调整。整个孕期中，孕妈妈的体重增加应控制在12.5千克左右。为避免孕育巨大儿，孕妈妈孕晚期的体重增长速度应该控制在每周增重0.3～0.5千克。

注意多食谷类等膳食纤维食物

一般来说，孕妈妈每天平均需要进食400克左右的谷类主食，这对保证热量供给、节省蛋白质有着重要意义。主食以米、面为主之外，还要增加一些粗粮，比如小米、玉米等。

这个时期，很多孕妈妈有夜间被饿醒的经历，出现这种情况时，孕妈妈可以喝点粥、吃2片饼干、喝1杯奶，或者吃2块豆腐干、2片牛肉，吃后漱漱口，再接着睡。

孕妈妈睡觉要用好枕头

枕头与睡眠质量有很大关系。

又旧又脏的枕头容易滋生真菌和螨虫，进而引发过敏或者呼吸道疾病。使用不适合自己的枕头会损害颈椎，长期下去，会影响神经和血管，也容易引起失眠。

原则上枕头应该是每1～3年就更换一次，最好能方便清洗并可烘干，这样才可用得长久，保证睡眠健康。枕头如此重要，因此孕妈妈的枕头更应该注意及时更换清洗，不妨在怀孕开始后就更换枕头，因为一个舒适的枕头能带给孕妈妈长达10个月的优质睡眠。

判断枕头更换的标准

1. 在没有其他身体疾病的情况下，晨起后常常觉得颈部麻木酸胀。

2. 枕头已失去弹性，需要拍打好一阵才能使其恢复一些弹性。

3. 枕头有结块、凹凸不平的现象，且填充物受潮有异味。

枕头一拳高，睡觉最舒服

孕妈妈的枕头不宜太高，也不能过低，一拳高最合适，睡觉最舒服。

睡觉时，如果枕头太高，容易使颈胸处弯曲过大，不能保持颈椎的正常弧度，加重颈椎负担，还容易落枕。且不利于呼吸，也会压迫到胎儿。枕头过低，则容易使头部充血，造成眼睑和颜面水肿、打鼾。

一拳高的枕头最合适。这里的一拳主要以孕妈妈自己的拳头为准，这个高度正好符合人体卧床之后的颈椎的生理屈度。每个孕妈妈适合的枕头高度都有不同，要找到适合自己的标准高度，只要对比自己的拳头就知道了。

当然，到了孕晚期孕妈妈身体负担加大，卧床时，有的孕妈妈可能需要头下或身下垫更高一点的枕头才舒服，这方面孕妈妈也不必拘泥于一拳高，可根据各自情况适当调整。

枕头要软硬大小适中

购买枕头时可以敲打一下，以软硬适中为宜，不要过硬，过硬的枕头容易使头部感到不舒服，影响睡眠。也不要过软，太软的枕头不利于颈椎自然弯曲，容易导致颈肌过度疲劳，影响呼吸。

枕头不要太小，比肩膀宽一些就行。方便翻身时有足够的空间支持颈部。

至于枕芯的材质，没有特别的要求，但要注意慎用药枕，有不明白的地方可以咨询医生。枕芯材质一定要选择健康环保型的，避免选择有污染或有其他致病问题的。

可以开始练习分娩辅助动作

从怀孕的第8个月起，孕妈妈可以开始练习一些分娩的辅助动作，有助于减轻压力，为分娩做好准备。

分娩时的用力、休息、呼吸很重要

分娩能否顺利进行，很大程度取决于孕妈妈是否懂得用力、休息、呼吸的方法，所以孕妈妈的分娩辅助动作应该从这几方面来进行训练。分娩时助产士会在旁边嘱咐孕妈妈何时用力、如何用力、何时休息。因此，产前分娩辅助动作练习通常以呼吸方式为主。

分娩辅助动作还包括肌肉松弛法，孕妈妈也可以稍稍练习一些，以掌握正确的方法。具体如下：先将肘和膝关节用力弯曲，接着伸直放松，这样可以放松肌肉。

/温馨提示/

已经被医生认为有早产可能的孕妈妈，绝对不要练习分娩的辅助动作，以免发生意外。

分娩时的4种呼吸方法

这4种方法为腹式深呼吸、胸式呼吸、浅呼吸与短促呼吸。要点如下：

腹式深呼吸

孕妈妈取仰卧位，肩膀自然放平，把手轻轻地放在肚子上，先把气全部呼出，然后慢慢地吸气，使肚子膨胀起来，气吸足后，再屏住气，放松全身，慢慢地将所有的气全部呼出。适用于分娩开始时，以减轻宫缩带来的疼痛。

腹式呼吸法会使人体分泌微量的激素，使人心情愉快，孕妈妈这种愉悦的心情也会影响胎儿，使胎儿感觉很舒服。怀孕第8个月，孕妈妈最好多运用腹式呼吸法，给胎儿提供足够的氧气。

胸式呼吸

作用与步骤同腹式呼吸一致，但是吸气时，左右胸部要鼓起来，胸骨也向上突出，气吸足够后，胸部下缩，呼出气。

浅呼吸

孕妈妈像分娩时那样平躺，嘴唇微微张开，进行吸气和呼气间隔相等的轻而浅的呼吸，用于解除腹部紧张。

短促呼吸

将双手握在一起，集中体力连续做几次短促呼吸，可以集中腹部力量，使胎儿的头慢慢娩出。

抚摸胎教：推动散步法的练习

怀孕8个月以后，当孕妈妈可以在腹部明显地触摸到胎儿的头、背和肢体时，就可以进行推动散步法的练习了。也可以更早一些，在孕六七个月时开始。

具体做法：

孕妈妈平躺在床上，全身放松，孕妈妈或准爸爸轻轻地来回抚摸、按压、拍打腹部，同时也可用手轻轻地推动胎儿，让胎儿在宫内“散步”。

推动散步法应在医生的指导下进行，以避免因用力不当或过度而造成腹部疼痛、子宫收缩，甚至引发早产。如果胎儿用力来回扭动身体，应立即停止推动，可用手轻轻抚摸腹部，胎儿就会慢慢地平静下来。

本周特别提醒 胃灼热

怀孕晚期，随着胎儿的不断长大，腹部的空间越来越小，胃部会被挤压，从而造成胃酸被“推”回食管，导致胃部反酸，造成烧灼的感觉。

以下几点注意事项有助于缓解胃灼热现象：

发生胃灼热期间，少进食易引起胃肠不适的食物和饮料，如各类甜点、碳酸饮料、咖啡因饮料、酸性食物、肉类熟食，以及辛辣、味重、油炸或脂肪含量高的食品。

白天应尽量少食多餐，使胃部不要过度膨胀，即可减少胃酸的反流。睡前2小时不要进食，饭后半小时至1小时内避免卧床。放慢吃饭的速度，细嚼慢咽。不要在吃饭时大量喝水或饮料，以免腹胀。

怀孕第31周 孕味十足的孕妈妈

胎儿发育状况

从现在起，胎儿的身高增长趋缓而体重迅速增加。他还将在皮下积蓄一层脂肪，为出生做准备。脸部的皱纹减少了很多，胳膊和腿都变得丰满起来。

胎儿的肺部和消化系统已基本发育完成。随着胎儿的快速发育，他的活动空间也越来越小，胎动也变少了。

补充维生素C降低分娩危险

在怀孕前和怀孕期间未能得到足够维生素C的孕妈妈，在分娩时容易发生羊膜早破。补充适量维生素C可以降低分娩危险。

怀孕期间，由于胎儿发育占用了不少营养，所以孕妈妈体内的维生素C及血浆中的很多营养物质都会下降。并且水溶性维生素C在人体内存留的时间不长，未被吸收的维生素C会很快被排出体外。如果在孕妈妈的饮食中加强维生素的补给，就能够防止体内的维生素C含量下降。

增量服用维生素C有利于保持白细胞中维生素C的储存，从而有利于防止羊膜早破。孕妈妈不仅要增量服用维生素C药丸（增加的量需咨询医生来定），同时还应当多吃一些富含维生素C的水果和蔬菜，如橙子和西蓝花。

预防早产的饮食方案

现在是早产的高发时期，为避免发生早产，孕妈妈可以通过食用以下食物来预防。

多吃鱼肉。鱼肉中丰富的ω-3脂肪酸，可以起到延长妊娠期，防止早产的作用。科学家发现，从不吃鱼的妈妈早产率为7.1％，而每周至少吃一次鱼的妈妈，早产率只是1.9％。鲑鱼、鲭鱼等鱼类含有丰富的ω-3脂肪酸。

均衡摄入营养丰富的食物，多吃含蛋白质丰富的鱼、肉、蛋、奶及豆类食品，多吃些新鲜蔬菜及水果。

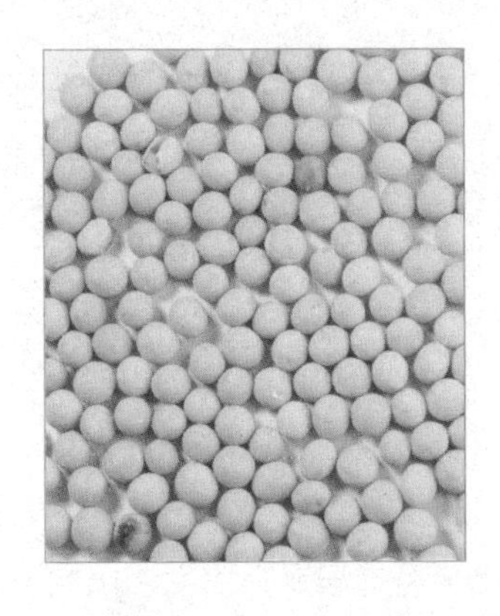

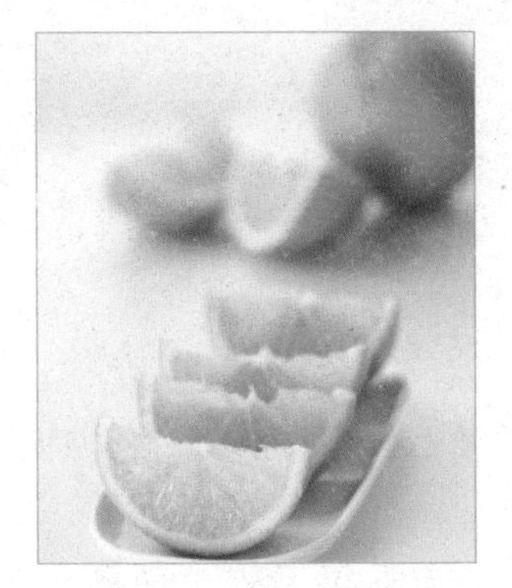

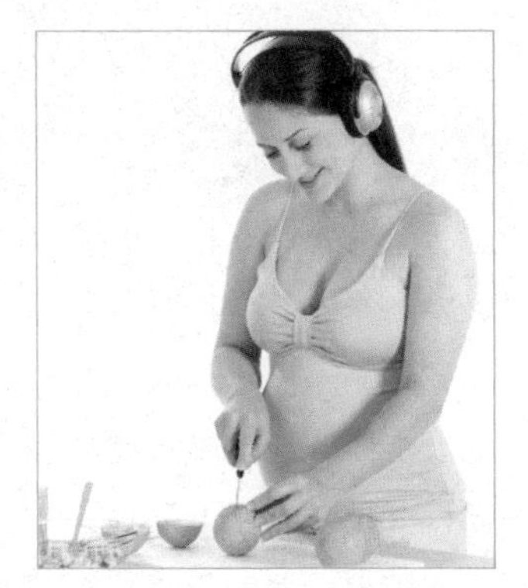

饮食中可注意多选用一些含叶酸丰富的食物，如瘦肉、动物内脏、花生、菠菜、卷心菜、橙、香蕉、黄豆及其制品。

西红柿、葡萄等一些寒凉食品不宜多吃，上文中提到的西瓜可以吃，但是要注意适量，不要吃得太多，避免寒凉刺激身体，去除早产的危险因素。

不要吃过咸的食物，以免导致妊娠高血压综合征，增加早产的发生概率。

夏季孕妈妈的驱蚊之道

进入怀孕后期，孕妈妈呼气量比没有怀孕的女性要大21％，呼出的潮湿气体与二氧化碳对蚊子具有相当的吸引力。和没有怀孕的女性相比，孕妈妈的腹部温度要高0.7倍，皮肤表面所散发的挥发性物质也比较多，这种由皮肤细菌产生的化学信号极易被蚊子嗅到而成为蚊子的叮咬目标。

常见驱蚊工具

夏季孕妈妈驱蚊可以利用3样东西：

电蚊香：它散发出的气味对孕妈妈影响不大。孕妈妈可以趁着出门散步的机会点上蚊香，这样等到回家的时候，蚊香的气味就不会对孕妈妈造成太大的影响了。

电蚊拍：这种灭蚊方法对胎儿来讲更安全。

挂蚊帐：如果蚊子多的话，这是最保险的方法。

别用风油精和清凉油

孕妈妈最好不要使用风油精和清凉油，因为风油精和清凉油里的冰片可能会刺激胎儿导致早产。

准爸爸给胎儿上上课

胎儿8个月了，此时他已经具备了比较完善的感知能力，准爸爸可以常常对胎儿讲话。不妨和孕妈妈配合给胎儿上上课。

可参考以下对话。

孕妈妈坐在宽大舒适的椅子上，对胎儿说："乖宝宝，爸爸就在旁边，爸爸想和你说说话，咱们一起听听。"

这时，准爸爸应该坐在距离孕妈妈50厘米的位置上，用平静的语调开始说话。准爸爸可以这么开始："宝贝，我是你爸爸，我会天天和你讲话，我会告诉你外界的一切。今天爸爸想要和你讲讲……"

随着说话内容的展开，准爸爸逐渐提高声音。

准爸爸结束语言："宝宝学习很专心，真聪明，好吧，今天就学习到这儿，下次再接着聊，再见!"

本周特别提醒 分娩的疼痛更多的是主观感受

有的产妇形容自己分娩时的感觉，会说："女人生孩子就像是人生中'小死'了一场一样，想想就觉得无法忍受。"但是也有的产妇发现自己分娩时并没有那么疼痛，只是一阵腹部和腰部的胀痛不适，忍耐一下就轻松地生下了宝宝。

分娩的疼痛究竟有多痛呢，竟然让有的孕妈妈望而却步，有的孕妈妈却无所畏惧。

其实，疼痛是一种很主观的感受，分娩的疼痛有很大一部分是来自恐惧心理，心理负担越重，就越害怕疼痛，而且还会把疼痛感放大。

一些心理情绪如紧张、焦虑、恐惧等会引起体内一系列神经内分泌反应，使疼痛加剧，因此有的妈妈觉得生产是"痛不欲生"的事情，与心理因素的关系很大。

分娩是一件自然而然的过程，是瓜熟蒂落，所以孕妈妈要相信自然的力量，相信自己和胎儿，不要因此而心生恐惧，进而影响到情绪，害怕怀孕，害怕生产，使得自己还未到预产期时就已经怕得不得了，紧张得不得了，既影响了身体对分娩所做的准备，也影响了胎儿的成长。

怀孕第32周 发育健全的小宝宝

胎儿发育状况

本周胎儿的身长为41～44厘米，体重为1600～1800克。

他可能已经长出了满头的头发或者说绒毛，脚趾甲也全部长出来了。皮肤变得比以前透明和粉红。肺和胃肠功能接近成熟，已具备呼吸能力，能分泌消化液。胎儿吞咽的羊水，经膀胱排泄在羊水中，这是在为他出生以后的小便功能进行锻炼呢。

胎儿的神经系统逐渐发达，对体外强烈的声音会有所反应。妈妈子宫内的空间已经快被占满了，他的手脚不能随意活动了。因此，胎动的次数比原来少了，动作也减弱了，再也不能像原来那样在孕妈妈的肚子里翻筋斗了。别担心，只要还能感觉得到宝宝在动，就说明他很好。

这些食物让孕妈妈心情变好

孕妈妈在怀孕期间经常心烦意乱，尤其到了孕晚期，对临产的恐惧更容易让孕妈妈越来越焦虑。不好的情绪和心理对孕妈妈和胎儿都会产生不良影响，孕妈妈除了要学会自我调节与放松心情外，还可以通过食用以下食物赶走坏情绪：

豆类食物

大豆中富含人脑所需的优质蛋白和8种必需的氨基酸，这些物质都有助于增强脑血管的功能。血液运行畅通了，心情自然就舒畅了。

香蕉

香蕉能够帮助大脑产生5-羟色胺，让心情变得愉快，甚至可以减少因为疼痛引起情绪不佳的激素。抑郁症患者以及其他人心情不好的时候吃一些香蕉，可以使大脑中5-羟色胺的浓度增加，有效减轻其抑郁程度，甚至使不愉快的情绪消失。

菠菜

菠菜除含有大量铁质外，更有人体所需的叶酸。人体如果缺乏叶酸会导致精神疾病，包括抑郁症和阿尔茨海默病等。

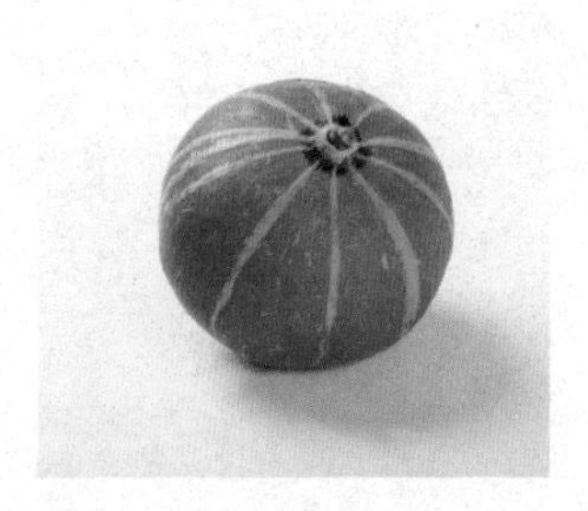
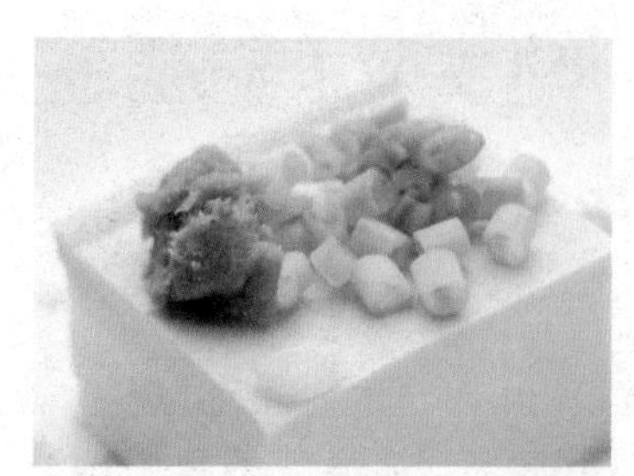
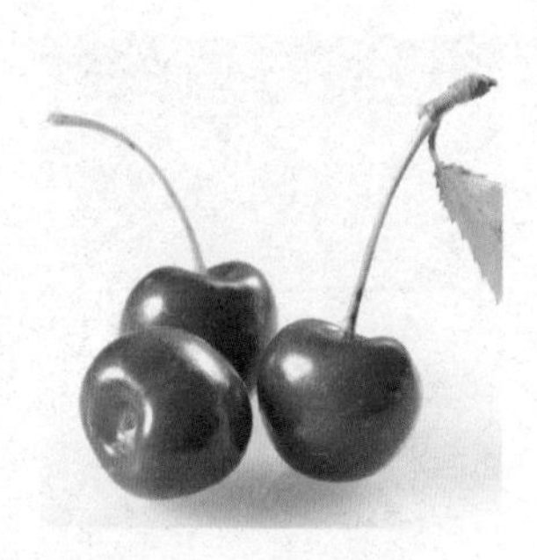

南瓜

南瓜富含维生素B_6和铁，这两种营养素能帮助身体所储存的血糖转变成葡萄糖，葡萄糖正是脑组织唯一的“燃料”。

樱桃

长期面对电脑的孕妈妈会有头痛、肌肉酸痛、疲劳等问题，吃樱桃可改善症状。

补充足量的钙，预防妊娠高血压综合征

妊娠晚期，孕妈妈容易患妊娠高血压综合（简称“妊高征”），“妊高征”是以水肿、高血压、蛋白尿为主要临床症状的晚期妊娠特有的疾病。

“妊高征”不是所有孕妈妈都会患上的疾病，但是钙代谢紊乱是“妊高征”的诱因之一。由于胎儿生长发育需要大量的钙，如果孕妈妈钙摄入量不足，必将导致低血钙综合征，引起甲状腺功能亢进，进而形成高血压。

孕晚期孕妈妈及时补钙、调节钙的代谢，对预防“妊高征”发生有重要作用。补充钙还可以降低血压，减少“妊高征”的发病率。孕晚期是胎儿骨骼、牙齿钙化的高峰期，此时补钙还能供胎儿骨骼生长所需。

孕晚期以后每天补充1 200毫克的钙即可，一般正常饮食包含600毫克左右的钙，额外补充600毫克就可以了。要补充足量的钙，每天应供给孕妈妈500毫升牛奶，还可多吃海带、鱼、贝类和芝麻等含钙食物。

但是，此时补钙也不要贪多，最好根据产检情况进行针对性补钙，以免补钙过量。

克服孕后期焦虑综合征

孕晚期，孕妈妈一般会被以下问题所困扰，并因此而变得焦虑。

专家热线常见疑问解答

Q：预产期快到了，宝宝怎么还不出生？

A：到了预产期并非就分娩，提前14天、延后14天都是正常的情况。孕妈妈既不要着急，也不用担心，因为这样都无济于事，只能是伤了自己的身体，影响了胎儿的发育。

Q：分娩的时候会不会顺利？

A：现在，正规的大医院妇产科都有着接生经验丰富的助产士和良好的技术设备，并且有许多专业的医生、护士随时监控孕妈妈的分娩进程。孕妈妈要对自己有信心，要勇敢面对！

Q：胎儿会不会健康？

A：只要整个孕期孕妈妈都坚持产检，并且大夫也给出了正确的诊断和及时的调理，孕妈妈就可以放宽心，不要太过紧张焦虑。要知道，不必要的焦虑才会对胎儿的健康带来不利影响。

以上的孕后期焦虑综合征其实都是由于孕妈妈对自己和胎儿健康状况的不自信。建议孕妈妈通过一些方法来转移注意力，如听听音乐、下下棋、侍弄一些花草，或是给胎儿准备必备的物品等，都可以很好地缓解孕妈妈焦虑情绪。实在不放心的，可去医院咨询医生。

音乐胎教：《杜鹃圆舞曲》

背景介绍

《杜鹃圆舞曲》是根据挪威作曲家约纳森创作的一首根据同名钢琴曲改编的手风琴曲，由于曲调优美，音乐形象生动鲜明，深受世界人民的喜爱。

《杜鹃圆舞曲》模仿杜鹃鸣叫的音调，先以轻快、活泼的节奏和清新、流畅的旋律，描绘了一幅生机盎然的景象，接下来仿佛杜鹃灵活地在林中飞来飞去，一会儿在这个枝头跳跃，一会儿又在那个枝头高唱，为林中增添了浓浓春意。

乐曲简析

这首手风琴曲欢快而迷人，带有浓浓的春意，孕妈妈可以在早晨醒来后或是午间小憩后听一听这首《杜鹃圆舞曲》，会给接下来的时光带来一个充满朝气和活力的心情，能缓解进入孕晚期后的心理压力。

此外，也不妨带着这首音乐到林荫小道上走一小会儿，置身林木中可以让孕妈妈和胎儿更快乐地体会到曲中所渲染的春意盎然的景致。

本周特别提醒 积极防范早产

妊娠满28周至不满37周间分娩者称为早产。早产儿不仅只是体重小，而且生存能力差，体温调节功能不良，呼吸功能、消化功能及免疫功能均差，所以很容易发生感染。同时还容易出现新生儿低血糖、高胆红素血症、脑损伤等。

早产儿增多与许多因素有关，其中包括高龄孕妈妈的增加、试管婴儿的增多、环境污染的加重等。另外不少孕妈妈在孕期工作压力大、精神紧张等也是重要的影响因素。

调整生活起居，预防早产

关注自己的健康

如果孕妈妈患有心脏病、肾病、糖尿病、高血压等疾病，应积极配合医生治疗；有妊娠高血压、双胞胎或多胎妊娠、前置胎盘、羊水过多等情况的孕妈妈，一定要遵医嘱，积极做好孕期保健工作，及时发现异常，并尽早就医；孕妈妈若患有生殖道感染疾病时，应该及时就医诊治。

避免劳累和外来刺激

蹲拾物品要注意采取蹲下拾取式，或请他人代劳。避免长途旅行、出游。避免外出到人多、拥挤之地。

其他注意事项

孕晚期应多卧床休息，并采取左侧卧位，减少宫腔内向宫颈口的压力。

不吸烟酗酒。

孕晚期必须禁止性生活。

发现有早产症状时可以这么做

当孕妈妈发现有早产征兆时可以这么做：

1．一旦发现产兆，先放松心情(如深呼吸、听音乐)，采取左侧卧姿卧床观察与休息、补充水分，并及时打电话到医院询问。

2．若有见红及破水现象，应立刻就医。破水的孕妈妈应立即平卧。

3．若使用以上方法后，症状经过半小时都无法改善，应立刻到附近设有“新生儿加护病房”的医院就诊(因若早产儿出生后再转院，会错过急救黄金时间)，以确定治疗方向及处理方案，避免早产危机。

预防早产，情绪很重要

研究表明，紧张、忧郁等心理因素也会引发早产或者流产，孕妈妈心理压力越大，早产发生率越高，特别是紧张、焦虑和抑郁情绪与早产关系尤为密切。因此，孕妈妈应积极通过自我调节或心理咨询及必要药物等方法，改善不良的心态，以预防早产。

/温馨提示/

易发生早产的母体人群有：年龄大于40岁者；体重低于45千克者；身高低于150厘米者。孕妈妈吸烟、被动吸烟、酗酒或有流产史，子宫畸形、妊娠期母体感染疾病等均易致早产。孕妈妈的营养状态不良、精神创伤、孕期性生活不当等都是导致早产的原因。预防早产应从多方面努力，孕晚期的孕妈妈应与医生密切配合，在孕期定期进行产前检查，评估是否有早产倾向，以便尽早发现问题，采取应对措施。

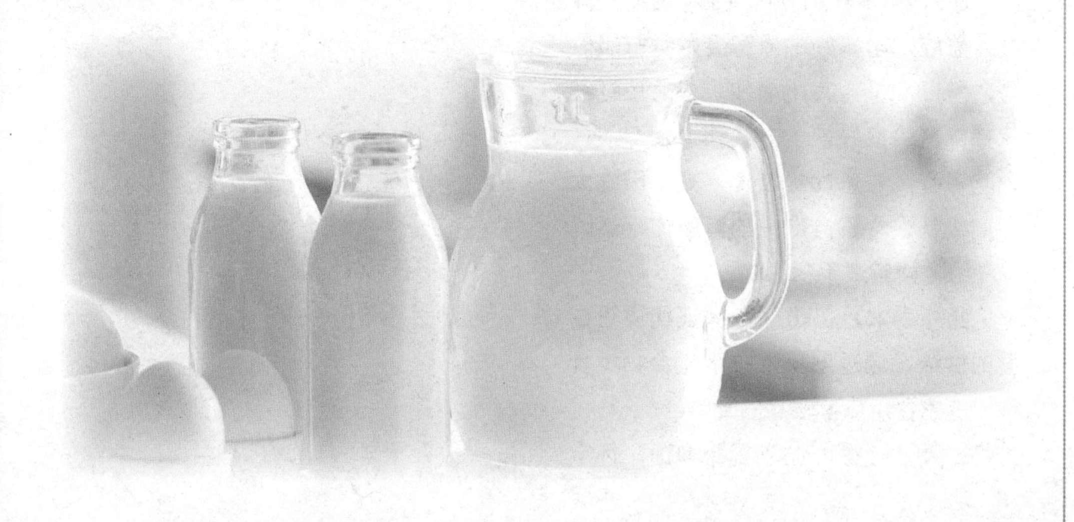

怀孕第33周 分娩技巧需练习

胎儿发育状况

孕33周时，胎儿身长约45厘米，体重2 000~2 250克。此时皮肤不再又红又皱了，有的已长出了一头胎发，也有的头发稀少。

指甲已长到指尖，一般不会超过指尖。呼吸系统、消化系统发育已近成熟。现在胎儿的头骨很软，每块头骨之间都有小空隙，这是为了在生产时头部能够顺利通过产道做准备，不过其他部位的骨骼已经变得很结实。

孕9月营养指导

头部已经降入孕妈妈的骨盆，紧紧地压在子宫颈上。

进入怀孕第9个月，胎儿逐渐下降进入盆腔，孕妈妈的胃部会感觉舒服一些，所以食量会有所增加。本月应继续保持以前的良好饮食方式和饮食习惯。少吃多餐，注意饮食卫生，减少因吃太多，或是饮食不洁造成的胃肠道不适，以免给分娩带来不利影响。

此外，本月仍需注意保证优质蛋白质的供给，应适度摄入碳水化合物类食物，避免食用热量较高的食物。

每天5~6餐，注意营养均衡。怀孕第9个月，胎儿的肝脏以每天5毫克的速度储存铁，直到储存量达到240毫克。如果此时铁的摄入量不足，会影响胎儿体内铁的存储，出生后易患缺铁性贫血，动物肝脏、绿叶蔬菜是最佳的铁质来源，孕妈妈应适当补充。

此月还可以吃一些淡水鱼，有促进乳汁分泌的作用，可以为胎儿准备好营养充足的初乳。

孕9月重点补充膳食纤维

膳食纤维可以防止便秘，促进肠道蠕动。

孕晚期，逐渐长大的胎儿给孕妈妈带来负担，孕妈妈很容易发生便秘。由于便秘，又可发生内外痔。为了缓解便秘带来的痛苦，孕妈妈应该注意摄取足够量的膳食纤维，以促进肠道蠕动。

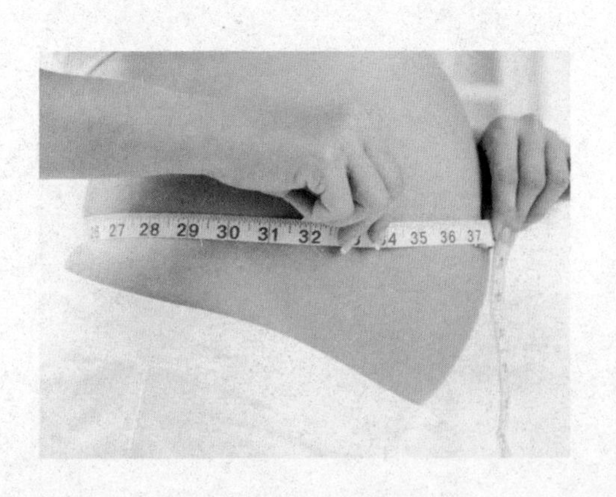

全麦面包、芹菜、胡萝卜、红薯、土豆、豆芽、菜花等各种新鲜蔬菜和水果中都含有丰富的膳食纤维，孕妈妈可在这个月适当地多摄入这些食物。

另外，孕妈妈还应该适当进行户外运动，并养成每日定时排便的习惯。

孕9月产检的注意事项

孕9月的产前检查除了常规项目外，医生会建议孕妈妈开始着手进行分娩前的准备工作。

分娩前的准备工作包括以下几点。

1.心理准备：孕妈妈要以轻松的、顺其自然的心理状态，有准备地迎接分娩。

2.知识准备：克服对分娩的恐惧心理，一个最好的办法是让孕妈妈自己了解分娩的全过程及可能出现的各种情况，孕妈妈对分娩的有关知识进行学习和训练。

3.做好分娩地点的选择及物品准备：尽量去医疗设施好、服务水平高的医院待产。如果在家中分娩，首先联系好接生医生，要准备好临时产房的照明及取暖设备，以及分娩所需要的各种物品等。

/温馨提示/

提早入院等待分娩不一定是好事。如果孕妈妈入院后较长时间不临产，会有一种紧迫感，尤其是当看到后入院者已经分娩时，会着急。正常情况下，孕妈妈不宜提早入院待产。当然，孕妈妈临产时身在医院是最保险的办法。

本周特别提醒 孕晚期尿频

到了孕晚期，随着胎儿的快速增长，孕妈妈的子宫受到的压力也越来越大。日渐膨胀的子宫开始压迫邻近的膀胱，造成膀胱储尿量的下降，于是孕妈妈会发现，孕早期的尿频似乎再次出现了。原先一天只要上4次厕所，现在居然1小时不到就要上一次厕所。

孕晚期的尿频是正常现象。孕妈妈千万别因“怕麻烦”而憋尿，“内外交困”的压力，很容易引发膀胱炎症。另外，憋尿也使孕妈妈心神不宁、血压上升。此时，起身上厕所是一种轻微的活动，也是极好的放松。

如果孕妈妈此时仍在上班，可以申请将办公桌搬到离洗手间较近的地方，只要有便意就要及时去洗手间，要把自己当个孕妈妈看待，没有人会在意孕妈妈尿频的。

如果发现小便混浊或出现尿痛的感觉，则有可能是尿路感染，应及时就医。

怀孕第34周 做好准备——头入骨盆

胎儿发育状况

到了这周，胎儿身长约47厘米，体重在2 300克左右，体形看起来比孕早期圆润了许多。皮下脂肪正在形成，这会帮助小宝贝在出生后调节体温。

现在的胎儿看起来光滑多了，原本长满全身的胎毛逐渐消退。头部已经进入骨盆，为不久后的出生做着准备。指甲仍在生长，不过仍然不会超过指尖。呼吸系统、消化系统继续发育，越来越接近成熟。

缓解孕9月胃灼热的好办法

到了孕9月，有些孕妈妈胃灼热的情况可能会稍重，通常这种胃灼热在分娩后会自行消失。禁止在没有经医生许可的情况下擅自服用治疗消化不良的药物。

为缓解胃灼热带来的不适，孕妈妈可注意以下几方面：

营造轻松的就餐环境。放松心情，愉快进食。

适量进食，每餐避免吃得过饱。

吃完后，可以慢慢起立，以直立的姿势稍稍站一会儿。

饭后半个小时进行适当散步。

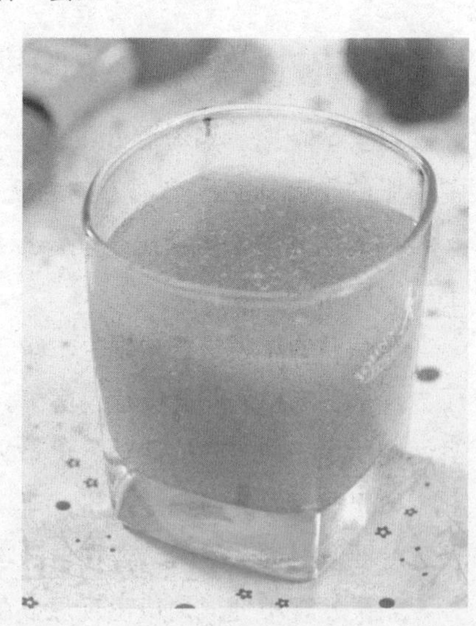

几款补充维生素的水果餐

以下几款水果餐不仅可以帮助孕妈妈补充维生素，还具有美容养颜的功效。

小黄瓜汁

小黄瓜洗净，切碎，按照1：1的比例加水，用榨汁机榨成汁，以蜂蜜调服。

菠菜柳橙汁

菠菜用沸水焯过，柳橙(带皮)、胡萝卜与苹果切碎，按照1：1的比例加水，用榨汁机榨成汁。

炖木瓜

银耳用温水泡开。川贝3克与银耳一起小火炖烂，加入木瓜、冰糖，再烧沸即可。

/温馨提示/

在孕期，孕妈妈不可以用维生素制剂完全代替蔬菜水果。蔬菜水果是多种维生素的集合体，而维生素制剂多是单一的。蔬菜水果中虽然还有一些不是维生素，但对人体的作用与维生素类似，如生物类黄酮、叶绿素等，所以蔬菜水果对健康的作用比维生素制剂更全面。

孕妈妈不宜使用卫生护垫

不宜使用卫生护垫

很多医生都不推荐女性使用卫生护垫，主要原因是因为卫生护垫虽然吸水性较强，但是绝大多数卫生护垫都含有胶质等材料，所以透气性很差，潮湿后不易干燥，因而细菌很容易在上面滋生。由于女性会阴部位与卫生护垫是直接接触的，因此，污染的护垫很容易引发阴道炎。

怀孕期间，由于特殊的身体变化，孕妈妈患真菌等妇科炎症的概率比平时要高，如果再经常使用不透气的卫生护垫，更容易引起阴道炎症，从而对胎儿和自身造成伤害。所以，孕妈妈怀孕期间不宜使用卫生护垫，更不要使用一些带香味添加剂的护垫。

用日常清洁代替卫生护垫

孕妈妈平时应该保持内衣裤清洁透气，怀孕期间，应该比往常更加注重外阴部位的清洁。

孕妈妈最好每天用温和的温水清洁外阴，尽量少用一些阴道洗液。

选择透气性好的棉质内裤，并勤洗勤更换。清洗内衣裤时，最好使用相对温和的洗衣皂，洗净后的衣物要在阳光下晾晒。

本周特别提醒 孕9月胎教指导

怀孕第9个月，胎儿已基本发育成熟，因此这个月可以将各种胎教方法轮流实施，但良好的胎教效果还是取决于能否坚持胎教，不妨抽时间再次复习一下前面学习过的知识。另外，准爸妈还可以多和胎儿一起欣赏音乐，胎教时间可适当延长，内容也可适当增加。

这个阶段，不妨在音乐胎教的时间段选择安静的环境，闭上眼睛，展开丰富的想象，静静地聆听。柔和、节奏舒缓、优美动听的音乐可以很好地舒缓孕妈妈因分娩临近而产生的烦躁和紧张心理，与胎儿一起感受艺术氛围。

孕妈妈的腹壁上现在能清楚地触到胎儿的头、背和四肢，准爸妈可以轻轻地抚摸他的头部，有规律地来回抚摸宝宝的背部，也可以轻轻抚摸他的四肢，轻柔有序地抚摸将有利宝宝感觉系统、神经系统及大脑的发育。每次数分钟，要注意胎儿的反应，以便及时做出回应。

距预产期越来越近，一方面孕妈妈会为胎儿的即将出世感到兴奋和愉快，另一方面又难免对分娩怀有紧张的心理，这是可以理解的，但要注意调整。保持平和、欢乐的心态直接关系到胎儿的健康与分娩的顺利，多和家人聊聊天，学习一些必要的分娩知识等，都会有所帮助。

工作时间如何对胎儿进行胎教

孕妈妈可在中午休息的时候边走动边和胎儿说话，平时工作累的时候也可以停几分钟来抚摸腹部，如果怕影响同事的工作，可在心里默默跟胎儿说话。最主要的是，要保持乐观的心态，不管是上班还是在家，每天都要开开心心的。

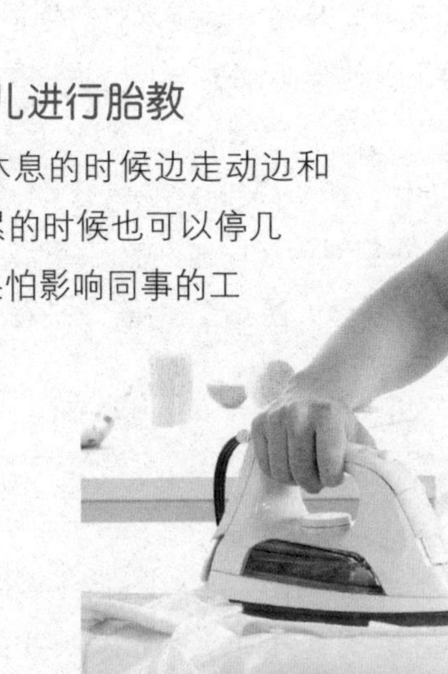

怀孕第35周 准备分娩用品

胎儿发育状况

第35周，胎儿的身长约48厘米，体重在2 500克左右。

胎儿的身体呈圆形，皱纹减少，皮肤呈现出光泽。指甲仍然在生长，已经接近指尖。

胃和肾脏的功能更加发达，能分泌少量的消化液，并开始向羊水中排尿。体温调节能力未发育完全，还要依赖温度恒定的羊水及自身的脂肪等来保持自身的体温。

胎儿的头骨现在还很柔软，并未融为一体。这种构造让他的头部具有可塑性，既可以从产道中挤出来，又不会对自身造成伤害。

孕晚期补充蛋白质，产后奶水多

正常女性平均每天蛋白质的需要量为60克。孕妈妈对蛋白质的需求是随着孕期的延长而增加的，在怀孕的早、中、晚期，孕妈妈每天应分别额外增加蛋白质5克、15克和20克。

孕晚期蛋白质摄入不足，会导致孕妈妈体力下降，产后身体恢复不良、乳汁稀少等问题，胎儿的生长也会被影响。因此，孕晚期孕妈妈应根据需要，合理摄入蛋白质，以供产后的乳汁分泌。

孕妈妈必须增加优质蛋白质的摄入量，即多食鱼、蛋、奶及豆类制品。相比较而言，动物性蛋白在人体内吸收利用率较高，而豆和豆制品等植物性蛋白吸收利用率较差。

有的孕妈妈害怕孕期蛋白质不够，所以选择补充蛋白质粉，其实如果孕妈妈身体健康、营养良好的话是不需要额外补充蛋白质粉的。过量食用蛋白质粉，可能会导致体重超标，不利于自然分娩，产后体形恢复也比较慢。只要日常注意多摄取一些富含蛋白质的食物即可满足身体需要。

维生素制剂不宜常服

孕妈妈切勿盲目补充维生素制剂。过量的维生素会影响胎儿和孕妈妈的健康，比如维生素A可维持皮肤、黏膜等上皮细胞的完整性，促进机体的生长发育，但孕妈妈过量摄入会对发育期胎儿生长造成损害，出现畸形，如兔唇、脑积水和严重心脏缺陷等。

虽然孕妈妈应比一般人多服用维生素来保证母体和胎儿的需要，但不能没有限制地大量摄入，更不能以药代食，一般身体健康的孕妈妈并不需要额外补充维生素。只要在日常生活中经常摄入富含有维生素的食物即可。

如果孕妈妈觉得自己有挑食、胃口不好等问题，担心维生素摄入不足影响到胎儿，可以去医院做检查，由专业医生决定是否需要补充维生素。

胎位不正怎么办

胎位是指胎儿在子宫内的位置与骨盆的关系。正常的胎位应该是胎儿的头部俯曲，枕骨在前，分娩时头部最先伸入骨盆，医学上称之为“头先露”，这种胎位分娩时一般比较顺利。除此以外的其他胎位，就是属于胎位不正了，包括臀位、横位及复合先露等。

如果在怀孕第8个月时胎儿的头部仍未向下，应予以矫正。不过孕妈妈不必太过担心和焦虑，因为胎位不正是常事，可以在医生的指导下按以下方法进行矫正：

膝胸卧位

准备前，孕妈妈需要排空大小便，换上宽松、舒适的衣服。将小腿与头和上肢紧贴床面，在床上呈跪拜样子，但要胸部贴紧床面，臀部抬高，使大腿与床面垂直，保持15分钟，然后再侧卧30分钟。每天早、晚各做一次，连续做7天。患有心脏病、高血压的孕妈妈忌用此方法。

桥式卧位

准备前，孕妈妈仍需要排空大小便，换上宽松、舒适的衣服。先用棉被或棉垫将臀部垫高30～35厘米，孕妈妈仰卧，将腰置于垫上。每天只做1次，每次10～15分钟，持续1周。

此外，妈妈可以进行适当的运动，如散步，轻柔地揉腹、转腰等活动。

本周特别提醒 不要对分娩恐惧过度

恐惧分娩的孕妈妈对分娩的了解不够，总是胡思乱想分娩带来的疼痛如何无法忍受或者有多危险，建议这些孕妈妈多了解相关的分娩知识，从主观上摆脱对分娩的恐惧心理，并理解分娩疼痛带来的巨大回馈——一个新生命的诞生。

同时，还可以这么做：

以顺其自然的态度对待分娩

无论如何，孕妈妈都得面对这一关，既然那么痛苦，那么勉强，也得面对，何不放松一些，抛开一切包袱，来个顺其自然呢。相信孕妈妈所面临的并不会像想象的那么糟糕。相反，因孕妈妈的思想包袱放下了，事情反而变得更简单、更顺利了。

提前熟悉环境

产前可以多去熟悉准备分娩医院的环境，多与医生交流，选择最适合自己的分娩方式，了解产程，并根据情况让医生指导分娩时怎样配合，如进行呼吸法练习等。

多与家人沟通

产前可以与家人讨论分娩的事情，将各种可能遇到的问题事先提出，并寻找出解决方法。

做好分娩前的物质准备

准备好分娩所需的物品，这样就不会临时手忙脚乱，也会帮助稳定情绪。

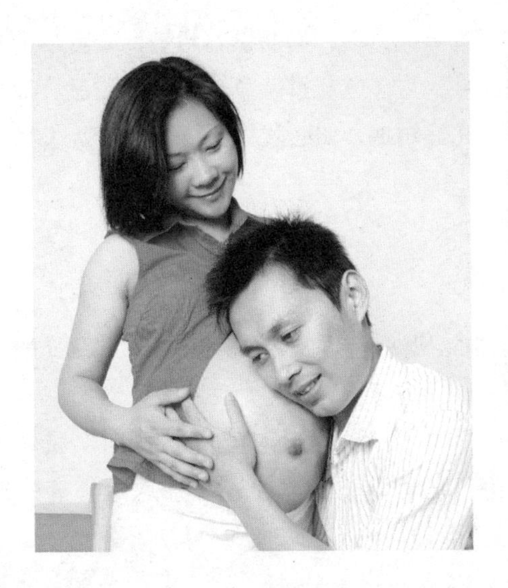

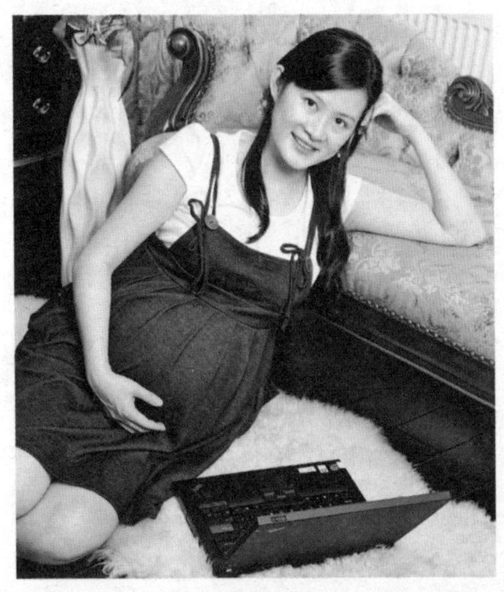

怀孕第36周 忐忑不安的时期

胎儿发育状况

本周的胎儿大约2 800克重，身长46～50厘米。

指甲又长长了，可能会超过指尖。两个肾脏已发育完全，他的肝脏也已能够处理一些代谢废物，但由于肝脏酶系统发育未成熟，它代谢某些化学物质有一定程度的困难。

此时的胎儿在孕妈妈腹中活动时，他的手肘、小脚丫和头部可能会清楚地在孕妈妈的腹部突现出来，因为此时的子宫壁和腹壁已变得很薄了。因此会有更多的光亮透射进子宫，这些光亮会让胎儿逐步建立起自己每日的活动周期。

补锌、控制体重，助孕妈妈自然分娩

一般情况下，医生都会建议孕妈妈自然分娩，孕晚期坚持合理补锌也可以帮助孕妈妈顺产。

锌对分娩的影响主要是可增强子宫有关酶的活性，促进子宫收缩，帮助胎儿顺利分娩。

含锌丰富的食物有：肉类中的猪肝、瘦肉、鱼、紫菜、牡蛎、黄豆、绿豆、蚕豆、花生、核桃、栗子等。

孕晚期补锌同时还要注意控制体重，营养补充过多，脂肪摄入超量，较容易造成胎儿过大，会给顺产带来一定难度。孕妈妈平时应多吃新鲜蔬菜，少进食甜品、油炸食品、甜饮料、水果等。同时，不要擅自补充锌制剂，如必须补充，一定要遵医嘱。

孕晚期不可常吃奶油蛋糕

蛋糕用的基本上都是植物奶油，而这些植物奶油是一种人造奶油，即反式脂肪酸。反式脂肪酸比饱和脂肪酸还要有害，偶尔吃一次问题不大，常吃危害将大大增加。

它会增加血液中低密度脂蛋白胆固醇（“坏”胆固醇）的含量，同时会减少可预防心脏病的高密度脂蛋白胆固醇（“好”胆固醇）的含量，增加患冠心病的危险。

它也会增加血液黏稠度，促使血栓形成，加快动脉粥样硬化，增加糖尿病及乳腺癌的发病率。

它还会影响胎儿的生长发育，并对中枢神经系统的发育造成不良影响。并诱发肿瘤、哮喘、过敏等疾病。

此外，为了增加蛋糕外观的吸引力，让色泽更漂亮、口感更细腻，蛋糕中常会存在色素超标、乳化剂超标的现象，这些添加剂的过量使用对健康都是有害的。

怀孕后，孕妈妈会产生强烈的恐惧感、孤独感，随着临产期的接近，孕妈妈可能还会有“产前焦虑症”。家人可能都会把关注重点放在孕妈妈身上，而忽视了准爸爸其实也会产生产前焦虑。

不要忽视了准爸爸的产前焦虑

准爸爸产前焦虑的原因

准爸爸作为家庭的支柱，面临着来自各方面的更大的压力，因此，在胎儿临产前，准爸爸也会因面临压力而产生焦虑情绪。情况严重的准爸爸还有可能会出现恶心、想吐等心理不适。准爸爸的焦虑情绪，很有可能会波及孕妈妈，对准爸爸正确处理各种事情和健康都很不利，胎儿也会连带着受到影响。

准爸爸一定要克服焦虑的情绪，尽量让自己在短期内调适过来，自信地完成角色转变。

缓解准爸爸产前焦虑的方法

以下缓解焦虑的办法，可供准爸爸参考：

把孩子的到来看成是一种乐趣，而不仅仅是责任和压力，用平和的心态去对待即将出生的胎儿，不要对孩子抱有很多高标准的期待。

不要熬夜，经常陪孕妈妈散步和做运动，准爸爸充沛的精力会使得自己更有自信，从而缓解焦虑情绪。

学会宣泄。感到紧张忧虑时可以找其他家人和朋友聊聊天，把自己的忧虑说出来，家人和朋友会让你精神放松，从而发现有些担心其实是没必要的。

不要太过担心孕妈妈的生产，不妨找个时间去医院实地查看一下，那样准爸爸就会发现之前所担心的场景，其实在孕妈妈生产时都是很少出现的。

把去医院的路线事先走一遍，估算好大致时间，那样在紧急情况下准爸爸就不会太过紧张。

/温馨提示/

准爸爸最有效的缓解焦虑的方法就是享受当下的生活，不去想象未出现的“糟糕”情景。

本周特别提醒 产前焦虑

据调查显示，约有98％的孕妈妈在妊娠晚期会产生焦虑心理，有些孕妈妈善于调节自己的情绪，会使焦虑心理减轻，有些孕妈妈不善于调节，心理焦虑会越来越重。造成这种心理问题的原因有很多，比如没有生产经验、害怕疼痛、担心胎儿畸形、身体不适等，这些因素都会使孕妈妈产生焦虑。

产前焦虑的影响

孕妈妈产前焦虑会对自身及胎儿造成直接的影响：

产前严重焦虑的孕妈妈剖宫产及阴道助产率比正常孕妈妈高1倍。

严重焦虑的孕妈妈常伴有恶性妊娠呕吐，并可导致早产、流产。

孕妈妈的过度焦虑心理会直接影响分娩过程和胎儿状况，比如易造成产程延长，新生儿窒息，产后易发生围生期并发症等。

焦虑会使孕妈妈肾上腺素分泌增加，导致代谢性酸中毒引起胎儿宫内缺氧。

焦虑还可引起自主神经紊乱，导致生产时宫缩无力，造成难产。由于焦虑，得不到充分的休息和营养，孕妈妈生产时会造成滞产。

减轻产前焦虑

纠正对生产的不正确认识。

生育能力是孕妈妈与生俱来的能力，生产也是正常的生理现象，绝大多数孕妈妈都能顺利自然地完成，如存在一些胎位不正、骨盆狭窄等问题，现代的医疗技术也能顺利地采取剖宫产的方式将胎儿取出，最大限度地保证母婴安全。

学习有关知识，增加对自身的了解，增强生育健康胎儿的自信心。

有产前并发症的孕妈妈也不要担心，要与医生保持密切联系，积极治疗，保持良好情绪。

临产前做一些有利健康的活动，如绘画、散步等，不要闭门在家，也不要整日躺在床上胡思乱想。

多和有经验的妈妈们交流，讨教经验。

怀孕第37周 了解分娩常识

胎儿发育状况

现在胎儿的重量为3 000克左右，身长51厘米左右。不过这也因人而异，只要胎儿的体重超过2 500克就算正常。通常从B超检查推算出来的胎儿体重，比仅从母腹大小判断出来的要准确一些。有时医生的判断与实际体重相差较多，但只要胎儿发育正常，不必太在意他的体重。

此时由于胎儿几乎占满了整个子宫空间，所以活动频率有所下降，不过，仍可以感觉到他的大动作。胎儿在母腹中的位置在不断下降，部分胎毛已经褪去，其余的出生后才脱落。

孕10月重点补充维生素B_1

充足的维生素B_1可以避免产程延长，降低分娩困难。如果维生素B_1不足，易引起孕妈妈倦怠、体乏，影响分娩时子宫收缩，使产程延长，分娩困难。因此，最后一个月里，孕妈妈要重点补充维生素B_1，同时也必须补充各类维生素和足够的铁、钙及水溶性维生素。

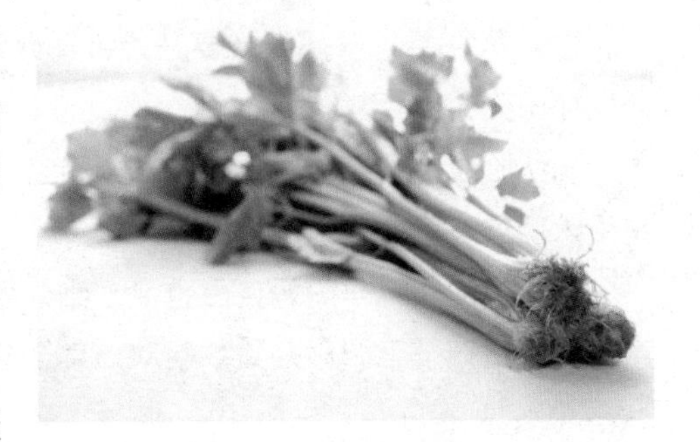

营养专家推荐孕妈妈每日维生素B_1摄取量为1.8毫克，日常饮食中注意选择富含维生素B_1的食物即可满足需求。富含维生素B_1的食物有豆类、酵母、坚果、动物肝脏、肾、心及猪瘦肉和蛋类等，食用粳米、面粉时选择标准米面也可以满足需要。

孕晚期吃这些食物有助产作用

海带、畜禽血、海鱼、豆芽，鲜果、鲜菜汁等食物对孕妈妈生产有帮助，进入孕晚期孕妈妈可以适当进食。下表中列出了各种食物能起到的助产作用，仅供参考：

名称	作用
海带	对放射性物质有特别的亲和力，其胶质能促使体内的放射性物质随大便排出，从而减少积累和减少诱发人体功能异常的物质
畜禽血	猪、鸭、鸡、鹅等动物血液中的蛋白质被胃液和消化酶分解后，会产生一种具有解毒和滑肠作用的物质，可与侵入人体的粉尘、有害金属元素发生化学反应，变为不易被人体吸收的废物而排出体外
海鱼	含多种不饱和脂肪酸，能阻断人体对香烟的反应，并能增强身体的免疫力。海鱼更是补脑佳品
豆芽	豆芽中所含多种维生素能够消除身体内的致畸物质，并且能促进性激素的生成
鲜果、鲜菜汁	能清除体内堆积的毒素和废物，使血液呈碱性，把积累在细胞中的毒素溶解并由排泄系统排出体外

孕10月每周1次产检

进入孕10月，孕妈妈就要开始每周做1次产检，方便医生及时了解胎儿情况，对分娩作出判断。

确认胎位是临产前很重要的一项检查，医生将根据胎位确定孕妈妈是自然分娩还是手术助产。

除了产检外，孕妈妈自己也要仔细注意胎动的情况，越是接近临产日，越是要注意。一般从怀孕第28周开始数胎动，直至分娩。正常状态下，12小时胎动应在20次以上。

假如少于这个数目，或晚上1小时的胎动数少于3次，表明胎儿可能会有“情况”；12小时胎动数少于20次，或晚上1小时内无胎动，表明胎儿在子宫内有可能缺氧；在最初感觉缺氧时，胎儿会在孕妈妈子宫里拼命挣扎，胎动数急剧上升，随着缺氧的继续，胎儿活动强度明显变得越来越弱，胎动数越来越少。这些都是危险的信号。

进入孕10月，胎儿的胎动频率和强度都会有所减弱，因为胎儿要为出生做准备。但是，如果胎动频率和强度明显减少，孕妈妈就应该引起注意，应立即去医院检查。

临产前，孕妈妈还要做一次全面检查，了解有关生产的知识，为顺利分娩做好充分准备。

案例：不该发生的悲剧

周女士怀孕已经9个多月，胎儿和她自身的身体情况一直都很好。最近的一次产前检查也未发生什么异常变化。

但是最近周女士发现胎儿似乎不太爱动了。周女士有点不安。可是，产检刚刚过了没多久，那时医生也说没什么事情，所以周女士没有选择去医院进行检查。第2天，胎动又多了起来，胎儿似乎恢复了正常，周女士更加放心。但是，第3天当周女士休息时，却发觉腹中的胎儿似乎很沉，好像不会动了。这时周女士才感到非常惊恐，她赶紧去了医院，经过住院检查，医生发现是死产。原因很可能是脐带打结阻断了胎儿的血液供应。周女士第1次感到胎动异常时就是胎儿因为不舒服而发出的提醒。

记数胎动主要是让孕妈妈去判断，如果孕妈妈感到胎动异常就应该及时去医院检查，排除可能发生的危险。周女士如果能够第一时间去医院进行检查，也许悲剧就不会发生了。

孕10月胎教指导

在最后一个月里，准爸妈可以给胎儿继续实施各种胎教，复习一下前9个月所学的内容会使胎教效果更好。另外，由于分娩临近，孕妈妈还需要多为此做些身体和心理方面的准备，同时为早教做一些必要的预习。

孕妈妈现在要认真练习有助于分娩的呼吸法。在进行这些分娩辅助动作的练习时，不妨和胎儿说说话，告诉他要好好配合自己，乖乖地诞生，争取早点和爸爸妈妈见面，准爸妈努力期待的情绪会使对话效果更好。

这个阶段，孕妈妈不妨多静下心来欣赏一下自己和胎儿都喜欢的音乐，不仅能舒缓因分娩临近而产生的紧张心情，还有助于养精蓄锐，为分娩积聚能量。每天早中晚各欣赏15分钟左右会有不错的效果，欣赏时，还可以想象胎儿正张开蓓蕾似的小嘴跟着节奏在快乐地哼唱着，这将更富有情趣。

离开子宫的那一瞬间，胎儿的胎教期就结束了，之后他会进入早教期。因此，孕妈妈和准爸爸可以稍微注意一下，在最后一个月里将胎教和早教衔接起来，提前进行一些早教练习。比如视觉训练、听觉训练、触觉训练等，这也是为巩固胎教效果做准备。

 本周特别提醒 总感觉心慌气短

进入本月之后，很多孕妈妈都会有这样的感觉：平时不觉得怎么累的动作，现在做了就会扑通扑通地心跳，大口喘粗气，即所谓的心慌气短。这是由于在妊娠过程中，为了适应胎儿的生长发育，孕妈妈的循环系统发生了一系列变化。

妊娠晚期，孕妈妈全身的血容量比未孕时增加40％～50％，心率每分钟增加10～15次，心脏的排出量增加了25％～30％，也就是说心脏的工作量比未孕时明显加大。

另外，妊娠晚期由于子宫体增大，使膈肌上升推挤心脏向左上方移位，再加上孕妈妈体重的增加，新陈代谢旺盛，更加重了心脏的负担，机体必须增加心率及心排出量来完成超额的工作。通过加深加快呼吸来增加肺的通气量，以获取更多的氧气和排出更多的二氧化碳。正常的心脏有一定的储备力，可以胜任所增加的负担。

因此，孕妈妈一旦发生心慌气短，不必惊慌，休息一会儿即可缓解，也可侧卧静睡一会儿，注意不要仰卧，以防发生仰卧位低血压综合征。

/温馨提示/

孕晚期的心慌气短，如果休息后不能缓解，要及时去医院进行检查。如果孕妈妈本身曾经有过心脏病史，那更不能大意。

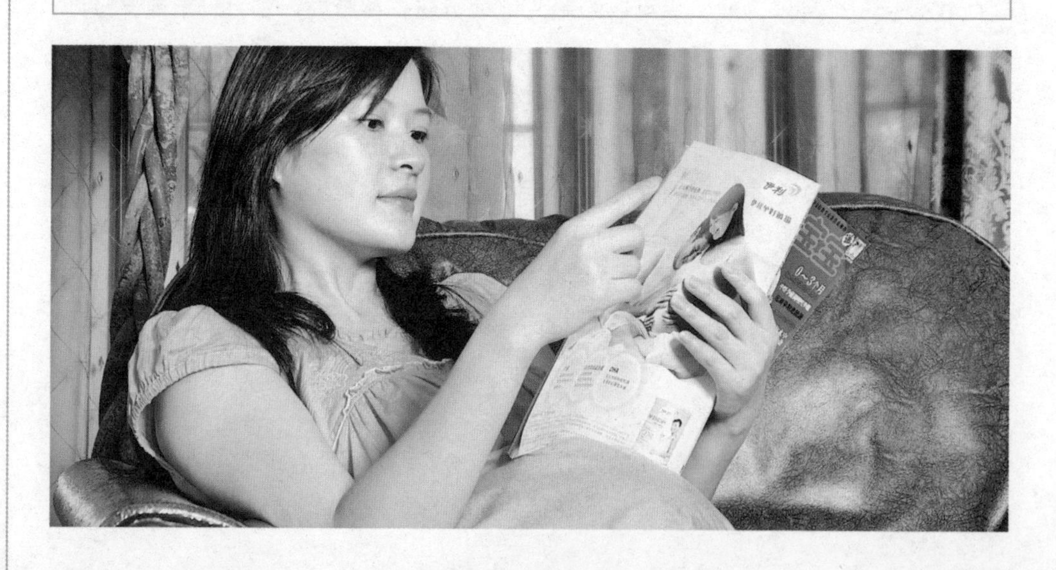

怀孕第38周 已经是“足月儿”

胎儿发育状况

这周出生的胎儿就已经是足月儿了。

这一周胎儿可能已经有3 200克重了，身长也应有52厘米左右了，是个大宝宝啦。

胎儿的头在妈妈的骨盆腔内摇摆，因为周围有骨盆的骨架保护，是很安全的。这样的方式也为胎儿腾出了更多的地方生长其小胳膊、小腿、小屁股。

大部分胎儿这时应该是长了头发，有1～3厘米长。有些胎儿的头发又黑又多，有的又稀又黄，当然也会有些胎儿一点头发都没长。除了营养因素外，遗传也是重要原因之一。

胎儿身上大部分白色的胎脂逐渐脱落、消失，皮肤变得光滑。这些物质及其他分泌物随着羊水一起被吞进胎儿肚子里，储存在他的肠道中，变成黑色的胎便，在他出生后的一两天内排出体外。

临产前注意吃些高蛋白、半流质的食物

临产越来越近，为了帮助分娩，缓解紧张的心情，孕妈妈可以按照下面的原则吃些高蛋白、半流质的新鲜食物。

宜吃鸡蛋、牛奶、瘦肉、鱼虾和豆制品等，这些食物的营养价值和热量都比较高，适宜帮助孕妈妈补充热量。临产前也可吃一些巧克力，因为巧克力富含脂肪和糖，产热量高，尤其对于那些吃不下食物的临产孕妈妈非常适宜；但是，少吃一些即可，千万不要过度食用。

饮食要少而精，避免胃肠道充盈过度或胀气，以便顺利分娩。

宜进食半流质的食物，如面条、稀饭等。因为分娩过程中消耗水分较多，因此，临产前应吃含水分较多的软食。有些民间的习惯是在临产前让孕妈妈吃白糖(或红糖)卧鸡蛋或吃碗肉丝面、鸡蛋羹等。这些食物都是临产前较为适宜的饮食，可以食用。但是一定要注意，不宜吃油腻的煎炸食品。

温馨提示

有的医院可能在入院之后至生产之前的一段时间不让孕妈妈吃东西。因此，在阵痛开始时，孕妈妈可以事先吃点营养丰富又不增加胃肠负担的汤或粥再入院。

产前简单练习——盘腿坐

这个月，孕妈妈不妨做一些临产前的准备练习，可以做一些简单的运动，比如盘腿坐。盘腿坐可以增加背部肌肉的力量，使大腿及骨盆更为灵活，并且能改善身体下半部的血液循环，使两腿在分娩时能很好地分开。

具体做法：

1. 地上放垫子，轻轻坐下，保持背部的挺直。
2. 两腿弯曲，使脚掌相对，让脚尽量靠近身体。
3. 两手抓住脚踝，两肘分别向外压迫大腿的内侧，使其伸展。
4. 保持这种姿势20秒。
5. 重复第2～4步骤数次。
6. 也可两腿交叉而坐，也许会感到更舒服，但在做的过程中要注意不时地更换两腿的前后位置，以免阻碍血液循环。

如果感到盘腿有困难，可以在大腿两侧各放一个垫子，或者背靠墙而坐，但要尽量保持背部挺直。

做好迎接胎儿出生的身心准备

这个时期胎儿随时都会降临，孕妈妈和准爸爸应该一起为胎儿的出生做好各方面的准备，包括心理上和身体上的准备。

心理准备

准爸爸孕妈妈应该放松心情，对顺利分娩满怀信心，用愉快的心情迎接宝宝的诞生。

准爸爸孕妈妈要一起克服分娩恐惧。目前的医疗技术和生产环境可对分娩提供很安全的医疗和护理，医院的无痛分娩方式被证明确实可以大幅减轻产痛。因此孕妈妈只需要多给自己信心即可，千万不要给自己增加不必要的压力。准爸爸也不要过于担心孕妈妈，双方都应积极面对分娩时会正常出现的问题。

其实，分娩是一个正常的生理过程，孕妈妈对待分娩时的疼痛要有积极心态，不要因此而丧失了勇气和信心，也不必害怕、焦虑，可进行自我暗示和自我安慰。

身体准备

1. 保证充足的睡眠时间，分娩前午睡对分娩很有利。

2. 临产前绝对禁忌性生活，以免胎膜早破和产时感染。

3. 住院前应洗澡，如果到浴室去洗澡必须有人陪伴，避免滑倒及湿热的蒸汽引起昏厥。

4. 临产期间，应尽量找到适合陪伴孕妈妈的人，夜间最好有人陪住。

其他准备

现在应准备好分娩时所需要的物品，并把这些东西归纳整理好，放在孕妈妈和陪产人都知道的地方。如果有以音乐或书来放松的习惯，那么去医院时也要记得带上CD和书。

/温馨提示/

如果有可能，带上照相机或是摄像机，记录下自己和胎儿最重要也最珍贵的时刻，留下宝宝出生后的第一张照片。

跟胎儿说说即将到来的世界

给胎儿讲一讲这个他马上就要见到的世界吧，相信他一定会很开心。

一起欣赏美丽的风景

准爸妈可以和胎儿一起欣赏美丽的风景，比如金色的朝阳、红色的晚霞、安静的公园、热闹的街市等。

准爸妈可以选择在不同的时间段站在窗前，一同欣赏，同时和胎儿描述一下自己所看到的景色。如“宝宝，现在是早晨，外面空气很清新，小鸟正在欢乐地唱歌。大家刚刚起床，收拾一下后爸爸妈妈会去上班，小朋友会去上学。宝宝以后也会和他们一样生活。”或者“宝宝，现在辛苦了一天的太阳已经落山了，城市的灯光已经亮起来，它们交相闪烁，映照着整个城市都很漂亮。以后爸爸妈妈会带宝宝去欣赏这里最漂亮的夜景，宝宝喜欢吗？”

通过这样的风景同赏，既可以舒缓准爸爸孕妈妈产前的焦虑情绪，也可以帮助胎儿进一步了解这个世界，让他对自己的出生充满期待和喜悦之情。

讲一讲自己为迎接宝宝的到来所做的准备工作

可以跟胎儿说一说现在爸爸妈妈为迎接他的到来所做的准备工作，如为他准备了漂亮的衣服，好玩的玩具，姥姥姥爷送了什么礼物，爷爷奶奶送了什么礼物等，让胎儿感受到自己对父母的重要性，感受到自己被亲人深深地爱着，期待着。

/温馨提示/

现在，准爸妈可以时常向胎儿传达这样的观念：等待他的是一个很美好的世界，他出生后会过得幸福无比！让胎儿信任并喜欢上自己将要到来的地方。

本周特别提醒 异常宫缩

进入怀孕晚期，孕妈妈会有一些异常宫缩，面对这种情况不要慌张，应仔细辨别，采取相应的措施。

异常宫缩的2种情况

以下是常见的2种异常宫缩，孕妈妈要学会判断。

频繁宫缩

一般计算宫缩时，如果每小时宫缩次数在10次左右就属于比较频繁的。

假性阵痛

到了怀孕最后期，宫缩变得频繁，甚至10～20分钟就收缩1次，部分还呈现规律性，有时伴有阵痛，令孕妈妈感到很不舒服。这时候的宫缩，很难与进入待产的真正“阵痛”区分，必须到医院检查与进一步观察。

准确判断

一般情况下，到预产期只有伴有疼痛的宫缩，才是分娩的先兆。开始宫缩引起孕妈妈轻微的疼痛，一会儿过去了，然后宫缩像浪潮一样涌来，阵阵疼痛向下腹扩散，或有腰酸下附排便感，这种宫缩是在为胎儿出生做准备。这时只要和医生配合，利用孕妈妈练习过的呼吸操配合宫缩，就能顺利渡过分娩关。

怀孕第39周 离宝宝出生越来越近

胎儿发育状况

胎儿现在的体重应该已有3 200~3 400克。不过现在体重在3 500克以上的新生儿很常见，有些甚至达到4 000克以上，这跟营养状况的改善有很大关系。一般情况下男孩比女孩的平均体重略重一些。如果此时还未出生，胎儿现在还在妈妈腹内继续生长呢，这些脂肪储备有助于他出生后的体温调节。

到此时为止，这个小家伙的身体各部位器官已发育完成啦！他小小的肺部是最后一个成熟的器官，要在出生后几个小时他才能建立起正常的呼吸模式。

孕妈妈还会发现此时胎儿在腹内安静得多了，不太爱活动了。因为此时宝宝的头部已固定在骨盆中，他更多地将会是向下运动，压迫孕妈妈的子宫颈，想把头伸到这个世界上来。

你的宝宝现在已经准备好向这个世界报到了，准备好了吗，年轻的爸爸妈妈？

孕晚期孕妈妈饮食原则

不宜吃薏仁、马齿苋

薏仁营养丰富，味甘性凉，有健脾、补肺、清热、利湿作用。但是，薏仁属于滑利食品，对子宫肌肉有兴奋作用。

马齿苋是野菜，也属于滑利食物，对子宫肌肉有兴奋作用。孕晚期孕妈妈不宜吃这两样食物，以免对身体造成刺激，引发频繁宫缩，造成早产。

不宜吃黄芪炖母鸡

黄芪炖母鸡营养价值高，对补养身体有很大的好处。但是，妇产科医生观察到，一些孕妈妈尤其是临产前的孕妈妈，由于进食黄芪炖鸡，引发了过期妊娠，或孕育了巨大儿而造成难产，结果只好做会阴侧切、产钳助产，给孕妈妈带来痛苦，也增加了胎儿损伤的机会。

因为黄芪炖鸡有益气、升提、固涩的作用，干扰了妊娠晚期胎儿正常下降的生理规律，再加上母鸡本身是高蛋白食品，两者起滋补协同作用，使胎儿骨肉发育长势过猛，造成难产。此外，黄芪的利尿特性也容易对分娩带来影响。

做好临产准备

产期越来越近，准爸爸孕妈妈应该为临产做准备了，最好能够在产前就把所有的事情计划一下，能确定的要尽快确定，以免到时影响分娩。

确定床位与去医院的路线

联系好住院事宜，确定妇产科床位。有时医院妇产科床位会比较紧张，如果临产在即，却没有床位，孕妈妈和家里人都会很着急，影响到正常的分娩。所以务必提前联系好住院事宜，做到有备无患。

确定去医院分娩的路线和交通工具。分娩的时间很难预测，必须准备一个万全之策，准爸爸孕妈妈一定要事前就设计好前往医院的几种方案，以便在要紧关头孕妈妈能顺利平安地抵达医院。

按时做产检。孕晚期体检的次数会变得频繁，千万不要怕麻烦或者存有侥幸心理，而把产检看作可有可无的事，孕妈妈一定要坚持按时体检，关注每一次检查的结果，以便及时发现异常，及时解决。

准备好待产包。孕妈妈要把之前准备好的物品装包，放在随取随用的地方，方便入院后取用。

学习分娩知识。准爸妈都应当阅读孕产相关图书或参加产前培训班，全面客观地了解分娩，保持轻松和自信的状态，迎接宝宝的降生。

随身携带通信工具。孕晚期孕妈妈不要单独外出，如果一定要单独外出，通信工具一定要随身带，以防有紧急情况出现的时候及时与家人取得联系。

待产包的准备

待产包一定要提前做好准备，如果发生状况可以立刻拎包去医院。

待产包里不能少这些东西：

1. 现金。办住院手续时需要用的钱款。

2. 证件。包括夫妻双方的身份证、户口本，孕妈妈的产检手册、病历本等。

3. 卫生巾。日用、夜用的多准备几包，要勤更换。

4. 衣物。2～3套睡衣，方便更换；拖鞋1双；舒适的帽子1顶；防止乳汁渗漏乳垫2副；哺乳胸罩2个；一次性纸内裤1包。

5. 洗漱用品。包括牙刷、牙膏、毛巾、脸盆等。毛巾至少3条，洗脸、擦身、洗下身各1条；脸盆至少2个，洗脸、擦身各一个。

6. 日用品。饮水杯、饭盒等。

7. 食物。待产有时是漫长的，要准备些食物补充能量，可准备巧克力、果汁(配上弯曲的吸管，可以方便喝水)。

8. 宝宝用品。小衣服、小被子、小毛巾、纸尿裤、湿纸巾。

9. 哺乳用品。吸奶器、奶瓶、奶粉、奶嘴、奶瓶消毒锅、消毒钳、宝宝专用电暖水壶。

密切注意身体变化，准确判断产期

当孕妈妈身体出现以下一些情况时，就说明产期越来越近了。

呼吸顺畅、食欲增加

胀大的子宫开始下降，减轻了对横膈的压迫，孕妈妈会感到呼吸困难缓解，开始变得顺畅，胃的压迫感消失，食欲增加。

腹坠腰酸

胎头下降使骨盆受到的压力增加，腹坠腰酸的感觉会越来越明显。

大、小便次数增多

胎儿下降，压迫膀胱和直肠，小便之后仍有尿意，大便之后也不觉舒畅痛快。

体重增加停止

有些孕妈妈甚至会出现体重减轻现象，这标志着胎儿已经发育成熟。

假宫缩频繁

临产前，由于子宫下段受胎头下降所致的牵拉刺激，假宫缩的情况会越来越频繁，出现的时间无规律，程度也时强时弱。

见红

从阴道排出含有血液的黏液白带称为“见红”。孕妈妈如果出现见红，几小时内应去医院检查。

临近预产期的孕妈妈活动时注意安全

临近预产期的孕妈妈，体重增加，身体负担很重，这时候活动一定要注意安全，本着对分娩有利的原则，千万不能过于疲劳，也不要久站久坐或长时间走路。

准爸爸的抚摸胎教爱意更浓

胎儿时期经常受到父母爱抚的孩子，性格会表现得比较沉稳、胸怀比较宽大，情绪中的不安全、过敏因素会明显减少。孕妈妈对胎儿的爱抚通常比较多，这里主要强调准爸爸应经常地爱抚胎儿，通过抚摸给胎儿传递父爱的坚实与强大。

准爸爸的抚摸可以让胎儿感受到更多的爱

胎儿很喜欢爸爸妈妈的抚摸，与孕妈妈温柔母性的抚摸不同，准爸爸宽厚的手掌与低沉的嗓音可以让胎儿感受到不一样的爱。准爸爸应经常性地通过轻轻地抚摸和胎儿展开互动。抚摸时，准爸爸可以和胎儿讲讲自己对他的期待、以后计划带他做什么、希望他能有什么样的性格，也可以和胎儿讲一讲自己和孕妈妈之间的趣事、共同的希望等。准爸爸温柔、贴心的抚摸与关注不仅能使胎儿喜悦、放松，也能使孕妈妈身心放松、精神愉快。

抚摸前应做的准备

孕妈妈排空小便，保持愉快的心态。

确保室内环境舒适，空气新鲜，温度适宜。

向医生咨询身体情况，以保证适合进行抚摸胎教。一般临近预产期或有临产征兆时不宜进行抚摸胎教，以免发生意外。

本周特别提醒 过了预产期不要慌，及时就医最重要

有的孕妈妈到了预产期还不见分娩，因此变得十分着急与焦虑，生怕胎儿会出现什么问题。其实预产期只是个大概的预定时间，适当地提前和推后都是正常的，孕妈妈不必过于担心，更不用太过惊慌，六神无主。实际上，过期妊娠不见得就有问题，但是孕妈妈焦虑紧张的情绪会给胎儿带来不好的影响。

如果到了预产期或过了预产期，还未出现分娩征兆，孕妈妈要继续进行每周1次的产前检查，让医生根据产检报告再次核对一下孕周。一般情况下，预产期后2周内分娩对胎儿和孕妈妈的影响并不大。

如果预产期超过2周，就属于异常情况了，称为过期妊娠。一般情况下，在接近过期妊娠期限时，孕妈妈应该住院并配合医生的处理，尽早采取措施把胎儿生下来。

怀孕第40周 天使降临啦

胎儿发育状况

孕40周是大多数宝宝降生的时刻。不过真正能准确地在预产期出生的婴儿只有5％，提前2周或推迟2周都是正常的。如果推迟2周后还没有临产迹象，那就需要采取催产等措施尽快生下宝宝，否则宝宝过熟也会有危险。

怀孕第40周的胎儿身长没有明显变化，体重3 200～3 400克。他身体显得更大，并蜷曲着，子宫内的空间越来越小。

大脑发育已经完善，眼睛活动协调，视力增加。胸廓饱满、皮下脂肪沉积、肢体强壮，皮肤变得柔软光滑，大部分胎脂脱落，胎毛几乎完全脱落。小肠中有一些消化道的分泌物，加上胎毛、色素及一些脱落的细胞，称之为胎便，正常情况下，在出生后24小时内排出。肾上腺会在最后几周内分泌大量的激素来帮助肺泡发育，为胎儿出生做准备。女宝宝外生殖器发育良好，男宝宝睾丸已经下降至阴囊内。

剖宫产孕妈妈的饮食问题

决定剖宫产的孕妈妈要面临产后伤口愈合的问题。因此，这类孕妈妈在接受剖宫产手术前，一定注意不要滥服滋补品，如高丽参、洋参，以及鱿鱼等。参类具有强心、兴奋作用，鱿鱼体内含有丰富的有机酸物质——二十碳五烯酸（EPA），它能抑制血小板凝集，不利于术后止血与创口愈合。剖宫产孕妈妈绝对不要吃。

另外，剖宫产术后6小时内禁食，孕妈妈及家人要做好相应的准备。

乳房漏奶

进入孕晚期，有的孕妈妈的乳房有时会溢出乳汁打湿衣服。尽管这令一些孕妈妈感到尴尬，但是乳房漏奶并不是一件不好的事情；相反，这说明乳房正在努力进入工作状态，为不久之后的哺乳任务做准备呢。

为了避免尴尬，孕妈妈可以在胸罩内放置一小片棉垫。

如果漏奶严重，或者奶汁颜色、味道异常，可以去医院咨询，请医生帮你判断是否存在问题。

生产的3个征兆

孕妈妈临产前一般会有明显的3个征兆：

宫缩

子宫收缩，一开始是不规则的，强度较弱，以后逐渐变得有规律，且强度越来越大，持续时间延长，间隔时间缩短。如果宫缩间隔时间在5～10分钟，每次持续20秒，就要考虑到医院进行检查。

破水

阴道突然流出水来，这是羊水，是因为羊膜破裂从阴道流出的，是一种无色的液体，即使用力憋尿也不能控制。

见红

当子宫颈慢慢张开时，阴道会排出少量带血的黏液。

出现上面3种情况，就可能是生产的征兆，孕妈妈应及时到医院等待分娩。

胎头入盆的时间和感觉

一般情况下，在本月的第1周或者是第2周，胎儿的头部就能入盆了。不过，胎儿的入盆时间也因人而异，晚的可能会在37～38周入盆，还有的可能直到开始生产前都不会入盆。即使胎儿早早入盆，也不意味着孕妈妈就会提前生产。

胎头入盆时，由于胎头下降，压迫到了膀胱，妈妈会觉得尿意频繁，还会感到骨盆和耻骨联合处酸痛不适，不规则宫缩的次数也在增多。这些都表明胎儿在逐渐下降。

温馨提示

如果孕妈妈身体素质很好，非常健康，腹部肌肉的弹性也非常好，孕妈妈可放松腹部上的肌肉，并尽量让腹部向前挺，减轻胎儿入盆的困难。如果孕妈妈需要长时间久坐，如上班族孕妈妈，建议不管什么时候，只要是坐下，就一定注意向前倾斜着就座，让膝盖低于臀部，这会有助于胎儿的背部转向孕妈妈的前面并向下移动。

本周特别提醒 大龄孕妈妈不一定难产

大龄孕妈妈并不一定难产。35岁以上才生产的孕妈妈为大龄产妇，和正常怀孕的孕妈妈比较起来，大龄孕妈妈需要使用切开术、吸引分娩、钳子分娩的概率确实会比正常初产孕妈妈要高一些，这主要是因为大龄孕妈妈的产道的伸张力不够，胎儿通过它需要很多时间，使得分娩的时间延长。

但这些并不表示大龄孕妈妈一定会难产。分娩的状态因临产孕妈妈的体格、骨盆大小、临产孕妈妈肌肉伸张的情况、胎儿大小和位置而有所不同，只要孕妈妈做好充分的保养，就可以顺利生产，不必担心。

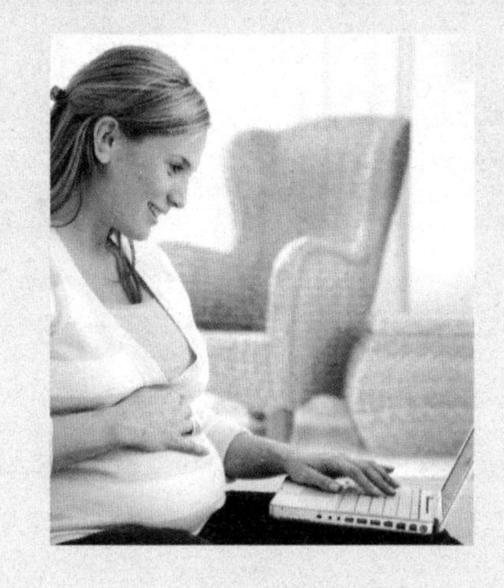

Part 5 产妇及坐月子护理保健

“妈妈，外面的世界一定好美吧，我已在你的精心护理下长大了，我就要冲破黑暗，来到光明、温暖的世界中了，你高兴吗？”

“宝宝，来吧，我们已为你的到来做好了充分的准备，全家人都在期盼着你顺利来到！”

——妈妈宝宝心灵相约

省时阅读

通过本章，你将能够：

● 了解自然分娩和剖宫产的利弊及适应证，分娩的全过程及需注意的事项，还能了解导乐分娩、无痛分娩等其他分娩方式。

● 了解临产前怎样吃、如何缓解分娩阵痛、需关注哪些临产征兆、分娩时如何与医生配合，分娩后需做好哪些护理工作。

● 了解产后的营养原则；不宜吃哪些食物；怎样喝生化汤、红糖水；怎样给补汤去油腻等；大龄妈妈的进补方案；掌握月子餐的制作方法。

● 了解产后要做哪些检查；产后大小便、运动、洗澡、洗头需注意的事项。

● 防治产后疾病，如产褥感染、子宫脱垂、急性乳腺炎、产后腹痛、产后关节痛、产后痔疮肛裂、产后抑郁症等。

分娩常识全知道

避免外力引起异常宫缩

避免外力撞击腹部。孕妈妈跌倒或腹部不慎受到撞击时，会因疼痛、惊吓导致子宫内血液供给变少，引起宫缩，严重的撞击甚至还会造成胎盘早剥，危及孕妈妈与胎儿的生命。

不要提重物。提拿重物时腰及下腹部会用力，引起腹部的压迫及子宫的充血，引起宫缩。这时，孕妈妈要及时躺下休息，保持安静。

避免过于疲劳。身体处于长期的摇晃状态或从事激烈的运动，常会不自觉出现宫缩。

不要精神压抑。孕妈妈精神压抑也会导致频密的宫缩，压力积攒后还容易出现腹部变硬。最好能做到不要积存压力，身心放松。

谨慎性生活。剧烈的性交动作及射精，容易引发子宫收缩，男上女下的姿势也会压迫腹中胎儿，一定要注意，出现异常要及时停下来。

常见分娩方式有哪些

自然分娩：即顺产，生产过程中不需要借助外力，胎儿经阴道自然娩出。这是人类进化中最本能最自然的方式。

剖宫产：以手术的方式，剖开腹壁及子宫，取出胎儿，是唯一不需经过阴道的分娩方式。

无痛分娩：医学上称为“分娩镇痛”，本质上还是自然分娩，只不过是使用麻醉药或镇痛药使分娩时的阵痛减轻甚至消失。

自然分娩，好处多多

自然分娩过程中，子宫有规律的收缩能使胎儿的肺部得到锻炼，促进肺成熟，减少呼吸系统疾病发生率；胎儿呼吸道内的羊水和黏液通过子宫收缩和产道挤压被排挤出来，不易患湿肺和吸入性肺炎；经过产道时，胎儿还会受到触、味、痛等各方面感官的锻炼，促进大脑及前庭功能的发育；免疫球蛋白可由孕妈妈传给胎儿，提高宝宝的抵抗力；自然分娩还可使孕妈妈产后子宫的收缩能力增强，有利于恶露排出和子宫复原，减少产后出血。

分娩前医生会做哪些准备

灌肠：只是让靠近直肠部分的宿便先行排掉。这样做的目的是为了让孕妈妈在分娩时可以安心用力。生产的用力方式就像在解便，在这过程中，孕妈妈多少都会解出大便来。若事先灌肠，就不会出现这样的情况了。减少分娩时排便，以及防止细菌污染孕妈妈的产道和伤口。

备皮：生产时的剃毛通常只会在靠近会阴部（肛门口至阴道口）的地方进行，而不是把所有的阴毛都剔掉。剃毛的目的是为了在生产过程中，若会阴受撕裂伤，在产后处理会阴部伤口时较容易进行，并使伤口较快愈合。

/温馨提示/

分娩前，孕妈妈们要解开身体羞辱感的心结，因为心理上的恐惧会加剧身体的疼痛，而突破了这一心理障碍，生育便没有什么可怕的了。

自然分娩需要多长时间

分娩时间的长短和孕妈妈的年龄、胎位、精神因素、子宫颈的扩张及盆底组织的张力等有关系。初产妇一般需要10～20个小时，经产妇因为子宫颈和骨盆底的组织经过分娩的扩张变得松弛，多数产程在10个小时以内。

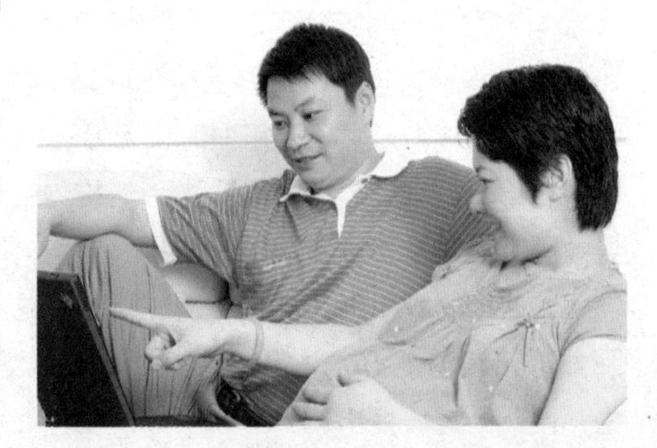

有的产妇宫缩特别强，产程也明显地缩短，不到3小时就分娩的，称为“急产”。有的产妇，年龄偏大或者精神紧张，畏惧分娩，可致产程延长。如果产程超过24小时则称为“滞产”。一旦滞产，手术产和感染的机会都将增加。

为了有效缩短产程，建议孕妈妈临产时不要紧张，要照常进食和休息，子宫收缩时要听从、配合助产士和医生的指导，从而顺利度过分娩期。

分娩时正确与错误的用力方法

正确的用力方法有助于顺利分娩。不同的分娩阶段需要不同的用力方法，孕妈妈要稍稍进行练习，心里有个谱。现在的医院，孕妈妈生产时一般都有助产士在旁边指导孕妈妈用力，所以孕妈妈也不用担心到时记不住或者不会做。孕前的简单了解可以帮助孕妈妈对分娩时需要自己做的事情做到心中有数，减轻对分娩的恐惧。

正确的用力方法

分娩过程分为三个阶段（产程），每个阶段用力方法各有不同。

第一阶段：为宫口开大的过程。注意有意识地锻炼腹式深呼吸。宫缩时，深吸气，吸气要深而慢，呼气时也要慢慢吐出；宫缩间歇期，最好闭眼休息，以养精蓄锐。

第二阶段：此间胎儿娩出，宫口开全后，当宫缩开始时，临产孕妈妈应双腿屈曲分开，两手抓住手柄，像解大便一样用力向下，时间越长越好，以增加腹压，促进胎儿娩出。宫缩间歇时，充分放松休息，自下次宫缩开始时再用力。

第三阶段：此间胎盘娩出，此时，可按照第二阶段的屏气法用力，用尽全力，以加快胎盘的娩出，减少出血。

错误的用力方法

一些生产时错误的用力方法，孕妈妈应尽量避免。因为错误的用力方法会加剧分娩时的痛苦，不仅不能起到助产作用，有时还会徒费力气，影响分娩。

生产过程中大喊大叫。很多影视剧里都有这样的镜头，医生在努力指导孕妈妈应该怎么做，但孕妈妈却不管不顾大喊大叫，看上去痛苦不堪，其实这是错误的做法。大喊大叫不仅不能减轻疼痛，反而可能引起过度换气，致使临产妈妈体内缺氧，同时还使得胎儿脑、脐带、胎盘循环血量减少，影响分娩。此外，大喊大叫还会过多消耗临孕妈妈的体力，真正要用力时便无力可使。

在第一产程就屏气使劲用力。这样做会过早地消耗体力，而且长时间屏气还容易导致呼吸性酸中毒。正确的方法是只要均匀呼吸，不需用力。

胎头即将娩出时，仍向下屏气用力。这样很容易导致胎儿娩出过快，从而裂伤会阴部。正确的用力方法是胎头露出后，孕妈妈应张口哈气，待宫缩间歇再稍向下用力，胎头会缓缓娩出。

生产方式的选择问题

关于是顺产还是剖宫产，一直是许多孕妈妈在争论的问题。生产方式究竟哪个更好似乎颇令孕妈妈苦恼。

无论是顺产还是剖宫产，主要看孕妈妈的个人身体情况。一般来说，顺产对胎儿有益，也对孕妈妈的产后恢复有益，但是有一些情况却是非用剖宫产不可。

孕妈妈应该顺应各自的具体情况做出适当的选择，最好不要为了保持体形、减少顺产疼痛故意选择剖宫产。要知道，相比之下，剖宫产所带来的持续几天的疼痛远比几个小时的顺产疼痛更难受。下面是两种生产方式的一个简单分析，以供各位孕妈妈参考。

自然生产的宝宝更健康

很多孕妈妈觉得剖宫产不必经过产道扩张，会很轻松，因此希望选择这种方式生产。其实这对宝宝的健康并不好。

经过阴道的自然生产与剖宫产的最大区别，对宝宝而言，经过阴道的挤压，宝宝肺部的发展会出现很大的不同。在生产的过程中经由产道的挤压及摩擦，刺激胎儿的身体及神经，促进呼吸道内羊水的排出，使胎儿的肺部顺利鼓胀起来，从而使得肺部能迅速拥有良好的换气功能，出生后能自主呼吸。

另外，通过阴道生产的宝宝，大脑也会受到挤压，这对宝宝智力的发育也有好处。一般患有多动症的宝宝大多是经过剖宫产方式生产的。

而且剖宫产的宝宝死亡率也高于自然生产，孕妈妈最好能谨慎选择。准爸爸孕妈妈更不能因为要让宝宝在某个吉时出生就盲目选择剖宫产。

当然，有些时候由于孕妈妈或者胎儿的原因，是无法自然生产的，剖宫产则相对安全。

有的孕妈妈担心顺产时由于胎儿要从阴道娩出，会导致阴道扩张，使其失去原有弹性，影响日后的性生活，其实这种担心也是没必要的。只要产后合理运动，阴道的张力其实是可以恢复的。孕妈妈不必为此而冒险选择剖宫产。

剖宫产并不能真的避免疼痛

有的孕妈妈为了避免分娩疼痛而选择剖宫产。实际上无论如何选择，分娩疼痛都是不可避免的。剖宫产在生产时不痛也只是暂时的，麻醉过后也会有长时间的疼痛，毕竟腹部会有10厘米左右的切口。而且，剖宫产的恢复周期比自然生产的周期要长得多，自然生产2天基本上就可以出院了，但剖宫产最少也需要4～6天，疼痛持续时间自然也长，而且身上有伤口也多了一分危险。

有的孕妈妈为了给胎儿选择一个特别的属相或者追求一个特别的时间而无原则地要求剖宫产，这也是不明智的。是否适合剖宫产还是要听医生的专业建议，一般以下几种情况医生会建议选择剖宫产：

产道异常，产检时发现存在骨盆狭窄或畸形、宫颈坚硬不扩张、阴道瘢痕、子宫畸形等情况，经各种方法处理仍无效；产前出血，危及孕妈妈与胎儿生命；胎位异常、有脐带绕颈或受压、胎心异常、胎儿巨大等情况；临产孕妈妈有重度妊娠高血压综合征或并发心脏病、肾病，难以承受自然分娩的情况。

剖宫产存在一定的风险，孕妈妈及家属应该理智对待，正确选择。

缓解分娩疼痛的方法

自然分娩很痛，但是掌握技巧，是能减轻痛苦的。

通常，初产妇的子宫口完全打开需要近十个小时。阵痛微弱的时候，不必一动不动地躺在病床上，孕妈妈可以活动活动身体，也可以和陪床的丈夫聊聊天，消除紧张情绪。

随着分娩的推进，阵痛的间隔时间会越来越短，每次的痛感也越来越强，持续的时间也会越来越长。阵痛强烈时，寻找使身体感觉舒服的呼吸法或姿势。可以尝试做一下深呼吸，同时按摩腹部也可以缓解疼痛。

学会正确用力，将注意力集中于产道，收下颌，看着自己的肚脐，尽量分开双膝，身体不要向后仰。脚掌稳稳地踩在脚踏板上，脚后跟用力。紧紧抓住产床的把手，像摇船桨一样，朝自己这边提。背部不要离开产床，只有紧紧地贴住，才能使得上劲。

什么是导乐式分娩

“导乐”是指有经验的助产士、助产小组的组长和产科医生。导乐式分娩就是“导乐”在对孕妈妈的全程陪伴中，根据自己的分娩经历和医学常识，在不同阶段提供有效的方法和建议。

从孕妈妈进入产房开始，“导乐”就会一刻不停地陪伴在孕妈妈身边，直到产后2小时。在整个过程中，她们会告诉孕妈妈分娩进程和相关知识，通过和孕妈妈谈心，了解孕妈妈的心理状态，帮助孕妈妈树立信心。

在分娩过程中，“导乐”还会指导和帮助孕妈妈进行深呼吸，并为孕妈妈按摩子宫、腰骶部等，缓解分娩的痛苦。同时，孕妈妈还会得到无微不至的生活照顾，包括倒水、拿巧克力这些细节。在这样一个充满热情、关怀和鼓励的氛围中，宝宝将很快顺利降生。

了解无痛分娩

“无痛分娩”在医学上称为“分娩镇痛”，是利用药物麻醉及其他的方法来减少或解除孕妈妈的痛苦，是既止痛又不影响产程进展的一种分娩方式。对疼痛很敏感、精神高度紧张或患有某种并发症的孕妈妈，就可以考虑选择这种方式。

硬膜外阻滞感觉神经这种镇痛方法是目前采用得最广泛的一种无痛分娩方式。这种无痛分娩的全过程同自然分娩的全过程基本一致，只是在子宫口开到3～4厘米时，在孕妈妈的腰部放置一根硬膜外导管，使麻醉药持续少量地释放，只阻断较粗的感觉神经，不阻断运动神经，从而影响感觉神经对痛觉的传递，最大限度地减轻疼痛。

了解会阴侧切术

会阴是指阴道口到肛门之间的长2～3厘米的软组织结构。会阴侧切术是指在会阴部做一斜形切口，它是产科最为常见的一种手术。下列情况的孕妈妈一般会进行会阴侧切：

避免裂伤。初产妇会阴紧，分娩时常有不同程度撕裂，切开会阴是为防止不规则撕裂和肛门损伤。而在进行产钳术、胎头吸引术及臀位助产等手术助产时，为了便于操作，防止会阴裂伤，也会进行会阴侧切。

加速分娩。胎儿过大、胎头或者胎肩自然娩出受阻、胎儿宫内有缺氧的情况存在，或者产妇患有严重的妊娠高血压综合征或并发心脏病，为预防分娩时发生意外或心力衰竭，尽快娩出胎儿时，也会实施会阴切开手术。

把握宫缩节奏

临盆早期，孕妈妈的宫缩时间间隔较长，20～30分钟1次，每次不超过1分钟，然后，宫缩间隔逐渐变为约5分钟1次，宫口开到3厘米；到临盆活跃期，宫缩开始变得有规律且间隔时间更短，2～5分钟1次，每次宫缩会持续将近1分钟之久，宫口从4厘米扩大到8厘米，此时孕妈妈会感觉很痛，但切记要保持安静，不要大喊大叫，以免耗费体力；进入过渡期就预示着胎儿马上就要出生了，此时宫缩是最痛的，时间间隔为2～3分钟，每次持续1分半钟左右，宫颈开到了10厘米，这时，孕妈妈要配合医生的指示用力和放松，直到胎儿娩出。

分娩之后还得继续观察

分娩之后，医生还需要对因分娩造成的阴部撕裂进行缝合，并观察新妈妈的子宫收缩情况、膀胱充盈情况、阴道流血量、会阴阴道有无血肿、肛门有无坠胀感，并测量血压及脉搏等，以确保新妈妈一切正常。新妈妈如感到有什么不适，如头晕、心悸等，应及时向医生诉说，以便及时处理。同时，助产士会给宝宝处理脐带、洗澡、称体重、测量身高及头的各径线等。经过2小时的观察，新妈妈和宝宝都被确认平安无事后，才会被推出产房，回房间休养。

自然分娩后的照料

分娩过程使新妈妈的体力消耗非常大，加上隔几个小时就要给宝宝喂奶、换尿布。因此，新妈妈一定要争取时间多休息，以确保体力的恢复。

产后尽快排净大小便。分娩过程中，胎头下降会压迫膀胱和尿道，如果憋尿时间过长，会影响子宫收缩，易导致产后出血。

产后会阴和阴道会有不同程度的损伤，因此要特别注意阴部清洁，以免细菌感染。

饮食宜清淡、营养、易消化，如鸡蛋、牛奶、面条等，并多吃蔬菜水果，以防便秘。

保持室内空气流通，但不要门窗大开，以免受风。

剖宫产，不得已而为之

除非发生必须采取剖宫产的情况，否则孕妈妈最好要勇敢一点，坚持顺产。常见的需剖宫产的情况有下列几种。

胎位不正：正确的生产应该是胎儿的头顶先露出来。不正确的胎位有横位、臀位等。

胎儿窘迫：胎儿缺氧而陷入危险状态。

早产：妊娠满28周至不足37周或体重低于1 500克的胎儿由于较虚弱而无法承受自然分娩的压力。

胎儿过大：胎儿太大，无法经由骨盆腔产出。

骨盆过小：有些孕妈妈因身材过于矮小，骨盆没有足够空间使胎儿产出。

妊娠高血压综合征：患有高血压、蛋白尿、水肿的孕妈妈，胎儿将无法从胎盘获得足够的营养与氧气，也不能承受生产过程所带来的压力。

自然生产无法继续进展：孕妈妈子宫收缩程度薄弱，子宫颈扩张不足，胎儿无法产出。

/温馨提示/

剖宫产手术前要做好自身清洁，并保证充足的睡眠；训练床上排尿的习惯以防术后出现尿潴留；术前8小时不要进食。

剖宫产后的照料

剖宫产虽然可避免自然分娩时的痛苦，但术后恢复却比自然分娩慢。剖宫产后的护理应该注意以下事项：

术后6小时内要去枕平卧，预防头痛；12小时之内禁食禁水，勤换卫生巾，保持清洁。

剖宫产后容易发生恶露不易排出的情况，会导致恶露在子宫腔内淤积，引起感染，从而影响子宫复位及切口愈合，因此卧床要采取半卧位的方式，促使恶露尽快排出。

麻醉药物可抑制胃肠蠕动，引起肠胀气。因此，术后要多做翻身动作，促进肠道内的气体尽快排出。另外，术后12小时泡番泻叶水喝，可以帮助减轻腹胀。

气体排出之前不能吃产气较多的食物，如鸡蛋、牛奶等，可以喝一些米汤、细软面条汤等。

/温馨提示/

剖宫产后如果再怀孕需要等到2年之后。因为切口的愈合恢复需要一定的时间，如果短期内再怀孕，可能会导致宫内压力过高而发生子宫破裂。

分娩前准备

孕妈妈待产时精神不宜紧张

孕妈妈的情绪影响着分娩的顺利与否。如果孕妈妈精神放松，可使子宫肌肉收缩规律协调，宫口容易开大，会使产程进展顺利。相反，如果孕妈妈精神高度紧张，分娩时大喊大叫，往往会导致子宫收缩不规律，子宫颈很难张开，会延长产程，甚至导致危险。而且，精神过度紧张的孕妈妈往往不会利用宫缩间隙时间休息，如果休息不好，再加上吃不好，就会在分娩过程中得不到足够的热量和水分的补充，就不能满足分娩期能量消耗的需要，造成极度疲劳，同样不利于顺产。

临产前怎样吃

临产前，阵阵发作的宫缩常带来疼痛和疲倦，影响产妇的胃口，但不进食就没有力气分娩，所以要抓住宫缩间歇期，积极进食，为生产积蓄体力。

饮食以富有糖分、蛋白质、维生素、软烂易消化的食物为好。可根据自己的爱好，选择蛋糕、面汤、菜饭、稀饭、面条、肉粥、藕粉等食品，少食多餐。

如果快进产房了，不妨带些巧克力，它能在很短时间内被人体消化吸收，产生大量的热量。在生产过程中随时吃一些，还有放松心情、减缓疼痛的作用。

有些征兆不明显，不要忽视

有些临产的征兆非常明显，不能忽视；但有些不明显的征兆，也不能忽视。

阴道分泌物增加

孕期黏稠的分泌物瘀积在子宫颈口，由于非常黏稠，平时就像塞子一样，将宫口堵住。而临产时，子宫颈胀大，这个塞子就不起作用了，分泌物就会流出来。这种现象多在分娩前数日或在即将分娩前发生。

感觉胎儿要掉下来了

这是胎儿头部已经沉入妈妈骨盆的一种反应。这种情况多发生在分娩前的1周或数小时。

有规律的痉挛和后背痛

这种有规律的痉挛和疼痛是子宫交替收缩和松弛所致。由于子宫颈的张大和胎儿自生殖道中产出，后背疼痛是必然的。随着分娩的临近，这种收缩会加剧。这种现象只是发生在分娩开始时。

分娩进行时

熟悉自然分娩的3大产程

第一产程的特点

第一产程为活动期，此时子宫颈扩张从3厘米持续进展至10厘米。初次生产的妈妈需经历16～18小时。此时由于产程进展较快，子宫颈变得较薄和软，子宫颈扩张时产生较少阻力，子宫收缩较强，且持续时间更长，平均3～4分钟规律收缩1次。

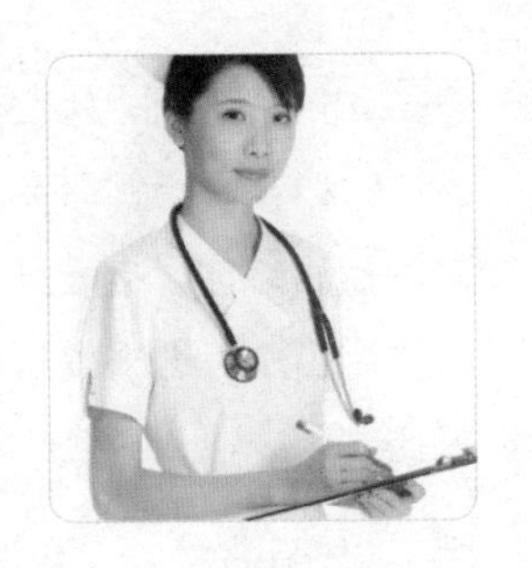

第二产程的特点

子宫颈口全开以后，就进入第二产程。这时胎头会慢慢往下降，产妇会感到疼痛的部位也逐渐往下移。胎头逐渐经由一定方向的旋转调整下降，最后胎儿娩出。第二产程通常持续2～3小时。

第三产程的特点

第三产程是指从宝宝出生到胎盘娩出这段时间，等宝宝产出后将脐带分离，再等胎盘自行剥落或协助排出。第三产程通常于15～30分钟内完成。

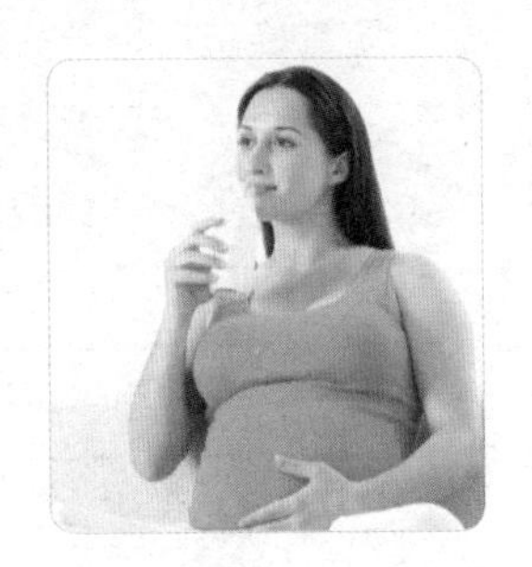

自然分娩孕妈妈该怎么做

第一产程中孕妈妈的感觉

通常此时期产程进展会越来越快，子宫收缩非常强烈，这时相当痛。通常扩张接近10厘米时为疼痛最高点。这时孕妈妈可能会发生冷热发抖、恶心、直肠不适、无法掌控行为和情绪、恐惧，有时甚或会喃喃自语进入自我封闭的状态，对外界刺激毫无反应等。

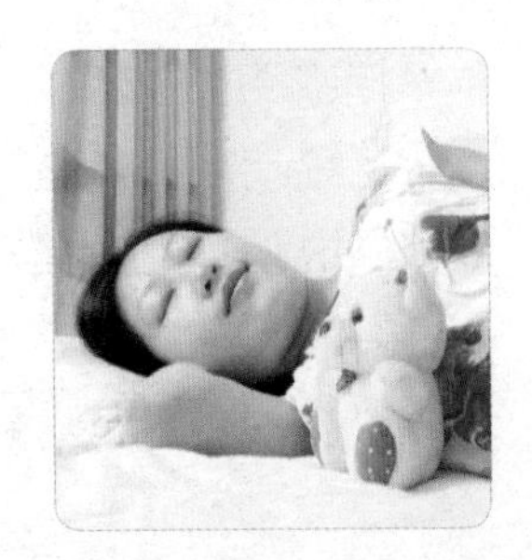

第一产程孕妈妈做些什么

此时孕妈妈要保持精神愉快，思想放松。可以做深慢、均匀的腹式呼吸，每次宫缩时深吸气，同时逐渐鼓高腹部，呼气时缓缓下降，可以减少痛苦。除非医生认为有必要，不要采取特定的体位。只要能让自己感觉阵痛减轻，就是最佳体位。同时要及时补充营养和水分，尽量吃些高热量的食物，如粥、牛奶、鸡蛋等，多饮汤水以保证有足够的精力来承担分娩重任。

第二产程中孕妈妈的感觉

这阶段疼痛稍微减缓一些，但宫缩频率越来越密集，宫缩时间越来越长。当胎儿下降时，胎头压迫到骨盆，孕妈妈会感到有想向下用力的冲动，像解大便一般。当胎头出来时，孕妈妈会阴部位会有灼热感和延展的感觉。胎儿完全娩出后，剪断脐带，第二产程就顺利结束了。

第二产程如何与医生配合

宫口开全后，孕妈妈要注意随着宫缩用力。宫缩时，两手紧握床旁把手，先吸一口气然后憋住，接着向下用力。在宫缩间隙，注意休息，放松，少喝点水，准备下次用力。当胎头即将娩出时，要密切配合接生人员，不要再用力，避免造成会阴严重撕裂伤。

第三产程孕妈妈需要做什么

胎盘娩出后，分娩基本结束。这时孕妈妈会感到一阵轻松，可以在产床上稍微休息一下，但千万不要睡着了。因为此时母子间需要有肌肤接触，这种肌肤接触的模式，对于孩子日后身心发展和母子感情的维持是相当重要的。

自然分娩时注意事项

第一产程

打消顾虑，稳定情绪，保持安静，切忌大喊大叫，消耗体力。

吃好、喝好、睡好。可以吃些易消化的食物，如稀粥、鸡蛋、青菜、鱼和瘦肉等清淡的饮食，可多喝些糖水，以保证体力充沛。

经常排便。膀胱充盈会影响胎头下降和子宫收缩，所以要经常小便，排空膀胱，至少2～4小时排尿1次。

主动向医生提供信息，如阴道流血、流水与否，宫缩时是否有屏气感等。

医生许可才能用力。在第一产程快要结束时，为了度过子宫强烈收缩的痛苦，在腹式深呼吸之间可轻微用力，但是不可刻意用力，必须获得医生或助产士的许可才行。所谓“轻微用力”是指能超过收缩程度的用力，而非全使劲、真正的用力。

宫缩时可采取一些辅助动作，可以斜靠床旁，轻轻按摩下腹部，深吸气时将两手移向腹部中央，呼气时双手移向外腹。腰骶部胀痛较重时，用手或拳头压迫胀痛处，直至疼痛减轻。

第二产程

1. 用力之间做腹式深呼吸。当子宫收缩暂停时，可趁机做2～3次的腹式深呼吸，为下次收缩时的用力做准备。

2. 短促呼吸时不可发出声音。胎儿头部要娩出时，不可用力，只要反复做短促呼吸即可。此时，医生或助产士会教你怎么做，当你听到指示后，应立刻将手交叉放在胸上，无论如何都不可用力，只要“哈！哈！”地做短促呼吸。即使是轻微地用力或发出声音，都可能使胎儿的头部顺势迅速娩出，对会阴部造成意想不到的伤害，有时甚至会伤及肛门。

3. 解渴仅止于润喉的程度。产妇开始用力后，特别容易口渴。此时，可用吸饮的方式喝些不甜的茶、果汁等，但仅止于润喉的程度。

4. 开始消毒。外阴部消毒过后，产妇必须仰卧，双脚尽量张开，膝盖弯曲。由于胎儿即将出生，为了方便医生或助产士协助分娩，即使再难受，也要保持这个姿势，与医生充分地合作。

第三产程

1. 两脚要尽量张开。胎盘娩出后，在外阴部消毒干净之前，两脚要尽量张开，以方便医生和助产士工作。

2. 不可用手碰触下腹部，以免刺激子宫。在胎盘娩出之前，如果用手碰触，刺激下腹部，尤其是子宫的部分，会造成反射性的子宫口收缩，从而阻碍了胎盘的娩出。

3. 因分娩而使会阴部、外阴部或子宫颈管出现伤口时，必须将伤口缝合。此时，要继续忍耐，并采取医生所指示的姿势，与医生充分合作，以方便医生缝合阴道壁及阴道入口的创伤，才不会妨碍日后性生活。

剖宫产前注意事项

手术前注意保持身体健康，最好不要患上呼吸道感染及其他疾病。实施剖宫产前一天晚饭后就不要再吃东西了。手术前6～8小时也不要再喝水，以免麻醉后呕吐，引起误吸。

手术前，你的下腹会被清洗消毒，并被脱毛，插入导尿管，然后进行麻醉(目前国内经常采用的麻醉方式为硬膜外麻醉：麻醉师通常都会在胸椎第3、第4节之间，轻轻插入一根硬膜外管。药物经过管子缓慢释放，孕妈妈依然保持清醒状态，但痛觉消失。这种麻醉方式的好处非常明显，而且术后可以保留麻醉管，并配以术后镇痛泵，使药物缓慢释放，可以在术后保留24小时，有效地缓解了术后的疼痛)。医生会在下腹壁下垂的褶皱处切开一个水平向的切口。第二个切口会在子宫壁上，羊膜被打开后，孩子就可以被取出来了。有时医生为了帮助孩子娩出，会用手掌压迫你的下腹部。

一般以术后排气作为可以进食的标志，快的6个小时，慢的要1～2天。因为手术麻醉的作用会使肠道平滑肌的蠕动减弱，排气意味着肠道的消化功能已经恢复了。产后因为不能立刻下地活动，新妈妈可以在床上多翻翻身，这样有利于尽快排气。恢复进食后，最好食用一些蛋羹、米粥等容易消化的食物，等到胃肠功能完全恢复后，再恢复正常饮食。

剖宫产时孕妈妈的配合方法

不仅自然分娩需要孕妈妈的配合，剖宫产也同样需要孕妈妈的配合，使医生能准确地掌握病情，顺利地施行手术。

手术之前，医生要向孕妈妈及其家属讲明与手术有关的问题。比如，手术的理由、手术的全过程、手术中可能出现的意外情况，以使孕妈妈有充分的思想准备，手术过程中能够密切配合。

产妇配合的一个重要方面就是如实报告自己的感觉，为医生提供准确的信息，以便医生能够有针对性地进行处理。尤其是在反映麻醉结果时要注意，麻醉药并非越多越好，过多的麻醉药可能会引起不良后果。只要产妇依赖医生，在手术过程中听从吩咐，真实反映情况，一般手术都比较顺利安全。

营养常识与饮食方案

产后饮食原则

产后新妈妈的身体比较虚弱，处于恢复期，需要补充充足的热量和营养素。根据新妈妈的身体特点，坐月子期间应该遵循以下饮食原则：

1.食物要松软、可口、易消化吸收。

2.少吃多餐。因为这个时候新妈妈的胃肠功能还没有恢复正常，为了不给肠胃加重负担，可以一天吃5～6次。

3.干稀搭配。这样更利于消化和吸引。干的保证营养供给，稀的保证足够水分。

4.荤素搭配，清淡适宜。

5.不宜食用生、冷、硬的食物。

6.不宜过度、过快进补。

产后前3天的饮食要清淡好消化

在分娩后数小时至1日内，新妈妈最好吃流质或者半流质食品，例如牛奶、蛋花汤、红糖水、小米粥等。因为在分娩的过程中，新妈妈的体力消耗大、出汗多，体内体液不足，胃液分泌减少使消化功能下降。所以，此时身体最需要的是水分及容易消化的清淡食品。

接下来的两天，新妈妈的体力尚未恢复，食物仍然要以清淡、不油腻、易消化、易吸收、营养丰富为佳，形式为流质或半流质。可食用牛奶、豆浆、藕粉、糖水煮鸡蛋、蒸鸡蛋羹、馄饨、小米粥等。即使再馋，短时间内也不能吃辛辣刺激性的食物。

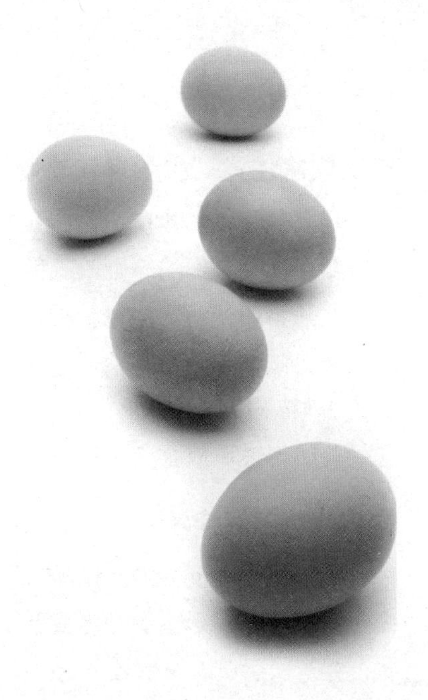

这些食物月子期间不宜吃

新妈妈在坐月子期间不宜食用以下食物：

禁食食物	原因
寒凉生冷食物	由于产后身体气血亏虚，应多食用温补食物，以利气血恢复。若产后进食生冷或寒凉食物，会不利气血的充实，容易导致脾胃消化吸收功能障碍，并且不利于恶露的排出和瘀血的去除
辛辣食物	辛辣食物容易伤津耗气损血，加重气血虚弱，并容易导致便秘，进入乳汁后对宝宝也不利
刺激性食物	浓茶、咖啡、酒等刺激性食物会影响睡眠及胃肠功能，并对婴儿不利
酸涩收敛食物	乌梅、南瓜等食物会阻滞血行，不利恶露的排出
过咸食物	过多的盐分会导致身体水肿

缓解产后口渴的方法

一般来说，产后一些新妈妈经常感到口渴是正常现象，这是因为哺乳时释放的激素导致口干。只要在生活饮食上注意调理，口渴就会缓解，新妈妈不必过分担心。

缓解产后口渴有以下方法

产后饮水注意“少量多次慢喝”

口渴是身体缺水的自然生理提示，感觉口渴就应该适量饮水。新妈妈饮水要遵循“少量多次慢喝”的原则，避免一次喝大量的水，给胃肠造成过量的负担。

最适合新妈妈喝的水是温白开水，不需要经过消化就能直接被身体吸收利用，而含有糖分的水会阻止胃肠吸收水分的速度，不利于缓解口渴症状。建议哺乳期的新妈妈每天喝8~12杯白开水，以保持体内充足的水分。

新妈妈还可以多喝一些鲜鱼汤、鸡汤、鲜奶等，补水的同时有助于催奶。

饮食改善口渴症状

小米的营养价值很高，传统上认为有清热解渴、健胃除湿、和胃安眠等功效，内热者及脾胃虚弱者更适合食用。可以改善失眠，妇女黄白带、胃热、反胃作呕等症状，并对产后口渴有良效。

苹果性味俱佳，含有多种营养成分，有生津止渴的功效，新妈妈食用可以帮助改善口渴症状。但是产后体虚、脾胃虚弱者忌食生冷，所以不宜生吃苹果。可以将苹果切片和粳米一同煲粥，或榨汁烧开后饮用。

采用药膳减轻口渴现象

产后口渴比较严重且长期不能自愈者，可以咨询医生调制中药药膳服用，以缓解口渴。

产后口渴应区别对待

产后口渴要区别对待，如果出现口干难忍、体重下降，就要考虑是否患有糖尿病、甲亢了。很多糖尿病新妈妈会因为血糖过高而尿量猛增。这时，尽管大量饮水，仍会感到口渴，出现“多饮、多食、多尿、体重下降”现象。

患有甲亢的新妈妈也会经常感到口渴，出现快速疲倦、肌肉乏力、心悸、易怒等现象。

遇到这些情况，应尽快去医院请内分泌科专家诊治。

此外，如果除了会莫名其妙地感到口渴，还会同时出现任性、易怒等情况，这有可能是一种神经精神性口渴，对新妈妈没有特别的影响。缓解这种口渴症状，可以尝试连续做吞咽动作，用水湿润一下嘴唇。

排除恶露要正确喝生化汤

宝宝出生后，胎盘也随之娩出。之后，产妇阴道会排出一些棕红色的液体，其中含有血液、坏死的蜕膜组织、细菌及黏液等，这就是常说的“恶露”。

喝生化汤的正确方法

新妈妈在坐月子的时候为了让恶露尽快排出，可以喝生化汤。生化汤有活血化瘀、排除恶露的作用。

生化汤的组成材料

当归40克、川芎7.5克、桃仁7.5克、炙甘草7.5克、炮姜7.5克、益母草15克。家人可以去医院或药店购买。

生化汤应该怎么喝呢？有的新妈妈因为不知道生化汤该怎么喝，生怕恶露排不干净，于是就连喝一个月，结果导致坐月子的一个月时间阴道一直有少量出血。

生化汤的正确喝法

1. 服用方法：自然产，5～7帖。剖宫产，7～14帖。新妈妈产后3天回家后开始喝。

2. 停用时间：当产后的恶露已经干净，没有血块时即可停止。有感冒、发热、乳腺炎等症状时要停止服用。

吃这些食物也对排出恶露有帮助

有很多食物都可以帮助新妈妈在月子期间尽早排出恶露，如山楂、红糖等。不过，当恶露颜色比较正常时要停止食用这些食物。

以下表格中的食物可以帮助新妈妈尽早排出恶露。

食物名称	作用
山楂	山楂不仅能够帮助产妇增进食欲，促进消化，还可以散瘀血
红糖	红糖有补血益血的功效，可以促进恶露不尽的新妈妈尽快化瘀，排尽恶露
藕	藕具有清热凉血、活血止血的作用，适合产后恶露不尽的产妇食用，可以帮助改善症状
阿胶	阿胶具有补血、止血的功效，对子宫出血具有辅助治疗作用，既可养身又可止血，对产后阴血不足、血虚生热、热迫血溢引起的恶露不尽有治疗作用

恶露的3种性状与处理方法

产后恶露按性状可分为3种：

血性恶露

产后1～3天的时候排出，量多、色鲜红，含有大量血液、黏液及坏死的内膜组织，有血腥味。

浆性恶露

产后4～10天排出，随着子宫内膜的修复，出血量逐渐减少，颜色转为暗红色或棕红色，子宫颈黏液相对增多，且含坏死蜕膜组织及阴道分泌物，无味。

白恶露

产后1～2周排出，恶露转变为白色或淡黄色，量更少，早晨的排出量较晚上多，一般持续3周左右停止。

产后恶露持续4～6周。其间如果发生血性恶露持续2周以上、量多或脓性、有臭味；恶露量太多(半个小时浸湿2片卫生垫)、血块太大或血流不止等情况时，建议新妈妈及时去医院就诊，以免发生危险。一般情况下，新妈妈可以按以下建议做好日常护理：

1. 多以环形方向按摩腹部子宫位置，让恶露能够顺利排出。

2. 大小便后用温水冲洗会阴，擦拭时一定要自前往后擦拭或直接按压拭干，勿来回擦拭。冲洗时水流不可太强或过于用力冲洗，否则会造成保护膜破裂。

3. 建议采用卫生垫，不宜用棉球。刚开始约1小时更换1次，之后2～3小时更换1次即可。更换卫生垫时，由前向后拿掉，以防细菌污染阴道。手不要直接碰触会阴部位，以免感染。

喝催奶汤要适时适量

猪蹄汤、瘦肉汤、鲜鱼汤、鸡汤等含有丰富的水溶性营养物质，不仅有利于体力恢复，而且有利于促进乳汁分泌，是新妈妈坐月子期间的最佳营养品。

不过，坐月子期间喝汤是有讲究的。

喝汤时间有讲究：肉汤中含有易于人体吸收的蛋白质、维生素、矿物质，对乳汁有很大的影响，但是应注意喝汤时间。如果新妈妈的乳汁分泌充分，就应迟些喝汤，以免乳汁分泌过多造成乳汁瘀滞；如果产后乳汁迟迟不下或者下得很少，就应早些喝点汤，以促使下乳，满足宝宝的需要。

适时适量喝汤：肉汤营养丰富，水分充足，产后出汗多再加上乳汁分泌，新妈妈需要的水分要高于一般人。因此，产后适合喝汤。

食物催奶

奶水少的新妈妈可以适当吃些催奶的食物，如花生炖猪脚、青木瓜炖排骨等。麻油鸡加米酒的美食有助于催奶，但因米酒中含有乙醇（酒精），有部分会经由吸食母乳的方式被宝宝摄取到体内。所以建议这些用酒来烹煮的食物在烹调时应延长烹煮的时间，使其中的乙醇尽量挥发掉，以免宝宝摄食过量的乙醇，进而影响宝宝的睡眠。

有些食物会阻碍乳汁分泌，新妈妈在哺乳期要少吃。这些食物包括：大麦及其制品（如大麦芽、麦芽糖等）、韭菜、竹笋、菠菜、苋菜。

吃红糖补血要适量

红糖是月子里的必备食品，有活血化瘀的功效。如果新妈妈产后恶露不行、经血阻滞，食用红糖有利于恶露的排出。但是新妈妈不能无限制地食用红糖，否则对身体有害。

红糖过量有危害

如果新妈妈子宫收缩较好，恶露的颜色和量都比较正常，食用红糖时间过长，会使恶露增多，导致慢性失血性贫血，而且会影响子宫恢复及新妈妈的身体健康。

同时，由于红糖性温，如果坐月子的时间是在炎热的夏天，再大量地喝红糖水，会使汗液增多，口渴咽干，阴道流血增多；如伴有产后感染性疾病，可能会出现发热、头晕等症状。

夏季分娩或产褥中晚期，食用白糖也很适合。红糖、白糖各有其不同的特点，白糖性平，有润肺生津的功效，适用于一些伴有发热、汗多、手足心热、阴道流血淋漓不断、口渴咽干等症的新妈妈。

产后合理搭配红白糖的食用，对新妈妈身体的恢复会更加有利。

喝红糖水的时间与量

血性恶露一般持续时间为7～10天。如果新妈妈吃红糖时间过长，如达半个月至1个月以上时，阴道排出的液体多为鲜红血液，这样，新妈妈就会因为出血过多造成失血性贫血，还可影响子宫复原和身体康复。所以，新妈妈产后吃红糖的时间不宜太长，最好在10天左右。每天的量也不宜过多，大概1次1大匙调水喝就可以，每天不超过3次。

饮食帮助产后伤口快恢复

缓解伤口疼痛的方法建议

分娩后会阴疼或是剖宫产刀口疼是每个新妈妈都会遇到的，解除这类疼痛的最好方法是按摩。适当地做一些运动也能减轻疼痛症状。此外还可以采用食疗法缓解疼痛。

新妈妈应注意补充蛋、瘦肉，促进伤口修复；可多吃新鲜蔬菜和水果，多喝猪蹄汤等汤饮；除细粮外应吃些粗粮，不吃辛辣及刺激性食物。

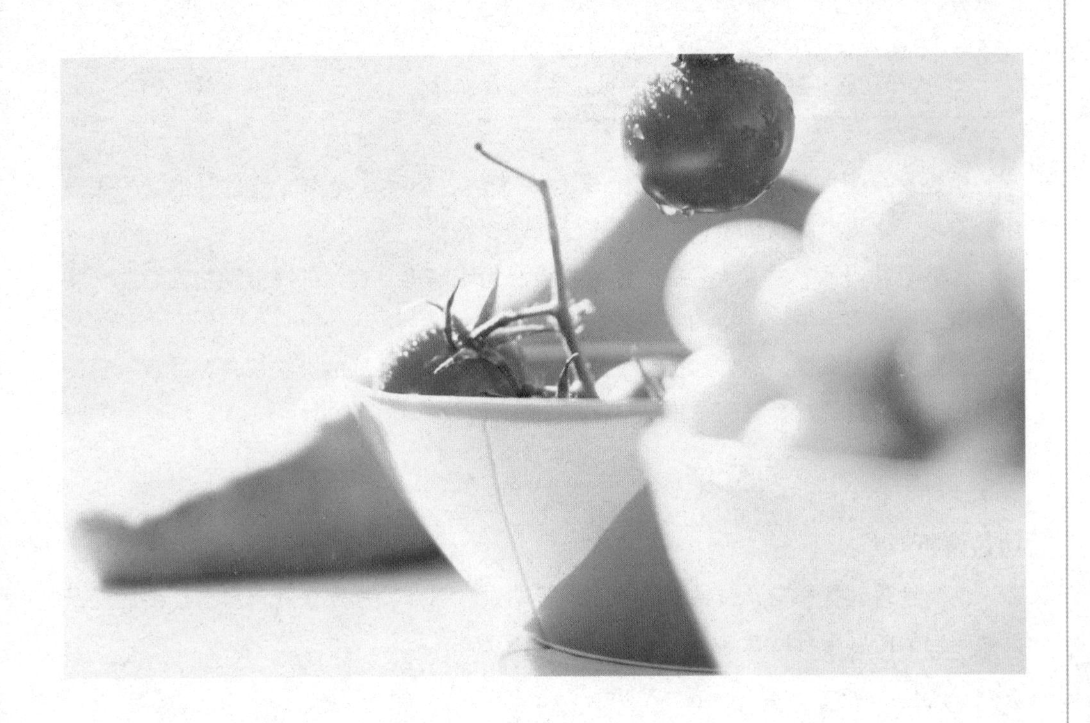

腰酸痛的新妈妈可以在休息时，将枕头、坐垫等柔软的东西垫在腘窝下以放松肌肉，减轻疼痛。

产后会阴疼痛的新妈妈躺卧时可以尝试变化下体位，如由仰卧改为双膝屈曲并拢。此外，还可以向医生咨询一些可缓解疼痛的运动方法。

产后疼痛有时会难以忍耐，在感到剧烈疼痛到来之前，新妈妈可以及时告诉医生，请求止痛帮助。不要因为不好意思或者认为忍一忍就会过去的，让自己忍受剧烈疼痛的折磨。

/温馨提示/

在伤口未愈合前要少吃鱼类。鱼类中含有的有机酸物质，具有抑制血小板凝集的作用，不利于伤口愈合。

产后按摩建议

当新妈妈感到伤口疼痛，但是不剧烈时，可以请新爸爸轻轻按摩疼痛部位，以手指的指腹部位，通常采用食指、中指、无名指3根手指轻轻按压。手掌的温度、力度和恰当的按摩可以缓解疼痛。

大龄新妈妈月子进补原则

要进食高蛋白、低脂肪的食物。乳类、蛋类、肉类（瘦肉）等都含丰富的蛋白质；杂粮、水果、蔬菜、小鱼干等属于低脂肪食物。

大龄新妈妈容易发胖，要控制体重，需避免吃高糖食物，并降低动物性脂肪食物的摄取，如肥肉、牛油、猪油、汉堡、香肠等。

注意补钙。女性的身体特征容易造成钙流失，25岁之后的女性都需要注意补钙，而30多岁的新妈妈，补钙问题更加严峻。

产后食谱推荐——百合小米粥

功效解析

小米具有健脾和中、益肾气、补虚损等功效，与红糖搭配是脾胃虚弱、精血受损的新妈妈的良好康复营养食品。

营养妙招

小米可与肉类食物混合食用，以补充小米中蛋白质氨基酸组成不理想的不足。

烹调方法

原料：小米100克，干百合、花生米各50克，干银耳20克，大枣6颗，红糖适量。

步骤：将干百合、干银耳、大枣和花生米洗净用清水泡发，花生米去掉外皮、银耳去蒂撕成小朵备用；将小米冲洗干净，放入清水中浸泡30分钟；将锅置于火上，注入适量清水，放入小米、银耳和花生米搅拌均匀；加盖大火煮沸后，改小火慢煮30分钟，其间不断翻搅，避免小米粘锅；煮至小米粥变得浓稠，再将大枣、百合和红糖放入小米粥中，注入适量开水稀释粥底，以小火续煮30分钟即可。

产后食谱推荐——虾仁镶豆腐

功效解析

虾的肌纤维比较细，组织蛋白质的结构松软，水分含量较多，所以肉质细嫩，容易消化吸收，是优质的蛋白质来源，可提高母乳的质量。

营养妙招

过敏性体质的新妈妈，可用瘦肉代替虾仁，以防止过敏反应。

烹调方法

原料：豆腐100克，虾仁50克，彩椒丝少许，香油1小匙。

步骤：豆腐洗净，切成四方块，再挖去中间的部分；虾仁洗净剁成泥状，填塞在豆腐挖空的部分中间；将做好的豆腐放入蒸锅蒸熟；将香油适量均匀淋在蒸好的豆腐上，撒上彩椒丝即可。

产后食谱推荐——什锦蔬菜粥

功效解析

这道什锦蔬菜粥含有丰富的膳食纤维，能增强肠胃的蠕动，有开胃的作用。

营养妙招

可以在材料中加入适量鳕鱼丝，味道更鲜美。

烹调方法

原料：粳米100克，西蓝花200克，洋菇、香菇、胡萝卜丝各30克，盐适量。

步骤：粳米洗净后泡水30分钟备用；洋菇、香菇、胡萝卜洗净切丝；西蓝花用开水焯烫；锅内加入米和水，用大火煮沸；加入洋菇丝、香菇丝及胡萝卜丝，改小火煮至米粒黏稠；再放入焯烫过的西蓝花及调味料，煮沸即可。

产后食谱推荐——木瓜鱼汤

功效解析

木瓜鱼汤有营养、补虚、通乳的功效，木瓜中含量丰富的木瓜酵素和维生素A，可刺激新妈妈分泌激素。

营养妙招

可以在材料中增加花生和大枣，不但增添汤汁的甜美味道，还有很好的催乳效果。

烹调方法

原料：生木瓜1个，草鱼肉1块（约300克），干莲子1小碗，盐半小匙，植物油适量。

步骤：干莲子洗净，放入冷水浸泡至软；生木瓜去皮及籽，切块备用；草鱼肉洗净，放入平底锅中用少许植物油煎至两面微黄，捞出备用；锅中倒入2 000毫升沸水，放入莲子及煎好的鱼块，大火煲滚后改小火煲2小时；待汤色变浓白色时，加入木瓜块及调味料再煲30分钟即可。

环境与产后护理

产后需要做的检查

产后检查能及时发现新妈妈的多种疾病，还能避免产妇患病对婴儿健康造成的影响，同时还能帮助新妈妈及时采取合适的避孕措施，尤其是对妊娠期间有严重并发症的新妈妈更为重要。专家建议，产后检查最好是在产后42～56天之间完成。

产后检查通常需要做这些项目：

项目	目的
量体重	如果产后体重增加过快，新妈妈应适当调整饮食，减少主食和糖类的摄入，增加含蛋白质和维生素较丰富的食物。同时应该坚持锻炼。体重较产前偏低的则应加强营养
测血压	新妈妈如果血压尚未恢复正常，应该及时查明原因，对症治疗
内科检查	对于有产后并发症的新妈妈，如患有肝病、心脏病、肾炎等，应该到内科检查
血、尿检查	对于怀孕期间有妊娠高血压综合征的新妈妈，则需要检查血和尿是否正常，检查血压是否仍在继续升高
妇产科检查	需要检查盆腔器官，看看子宫是否恢复正常、阴道分泌物的量和颜色是否正常、子宫颈有无糜烂、会阴和阴道的裂伤或缝合口是否愈合等

产后大小便的注意事项

正常情况下，顺产后2～4小时新妈妈就会排尿，产后12～24小时排尿量会大量增加。产后2～3天会排便。

由于会阴伤口疼痛及生产时膀胱和尿道受损及被压迫，新妈妈可能在产后有小便解不干净的感觉，如果产后4小时后仍没有排尿或者解小便不通畅，建议及时找医生就诊，以免发生尿液潴留。尿液潴留会增加泌尿道感染的机会，且胀满的膀胱也可能使子宫移位，影响子宫收缩，甚至造成子宫出血。

避免尿液潴留的方法

为了避免尿液潴留，建议新妈妈：

每15～20分钟收缩和放松骨盆肌肉5次，这样可以刺激排尿，避免使用导尿管；适量喝水，多吃蔬菜水果、高纤维食物；下床排尿前，要先吃点东西才能恢复体力，以免昏倒在厕所。

上厕所的时间如果较长，站起来的时候动作要慢，不要突然站起来。

如果使用导尿管，产褥垫要经常更换，3～4小时更换1次，同时清洗会阴部。

促进排便的方法

产后腹压消失、饮食中缺少纤维素、一直卧床等因素都可使胃肠蠕动减弱，排空时间延长。会阴切口的疼痛也使得新妈妈不愿意做排便的动作，产褥期出汗又多，这些原因很容易导致便秘。

为了促进产后的排便，建议新妈妈：

适量喝水，多吃新鲜水果，在产褥期应以易消化的半流质食物为主；如有条件可吃全麦或糙米食品。避免咖啡、茶、辣椒、酒等刺激性食物；避免油腻的食物。

适当下床活动，并养成每日按时排便的良好习惯；避免忍便或延迟排便的时间，以免导致便秘。如果有便秘情况，可按医生指示使用口服轻泻剂或软便剂，如肛门内挤入开塞露，能缓解大便秘结。排便之后，使用清水由前往后清洗干净。

会阴侧切后一定要认真护理

护理要点

会阴侧切术后的恢复护理非常重要，如不注意容易引起感染。

会阴侧切术后的恢复护理有以下几个要点：

拆线前，每天应该冲洗2次伤口。大便后也要冲洗1次，避免排泄物污染伤口。清洗时，可用一个消过毒的瓶子装满水，用喷射出来的水流冲洗伤口，或者用水拍打会阴周围，这样比干擦感觉要好得多。

拆线后，如恶露还没有干净，仍然应该坚持每天用温开水冲洗外阴2次。

保持大便通畅，以免伤口裂开。排便时，最好采用坐式，并尽量缩短时间。

拆线后伤口内部尚不牢固，最好不要过多地运动，也不宜做幅度较大的动作。

如果伤口出现以下情况，建议新妈妈及时去医院就诊：

缝合后1～2小时刀口部位出现严重疼痛，而且疼痛越来越剧烈，甚至出现肛门坠胀感；产后2～3天，伤口局部出现红、肿、热、痛等症状，有时伴有硬结，挤压时有脓性分泌物；伤口拆线后裂开。

产后痛的护理

产后痛是指产后腹部有抽筋般的疼痛（尤其是喂哺宝宝母乳的时候）。这主要是因为子宫收缩，使子宫正常下降至骨盆腔内所引起的。

有生产史的新妈妈比初次生产的新妈妈更容易有产后痛，子宫被过度膨胀，如羊水过多、多胞胎等也会加重产后痛；喂哺母乳者因宝宝吸吮会使体内释出缩宫素，刺激子宫收缩加重产后痛，不过4～7天这种疼痛会自然消失。

护理产后痛要注意：

新妈妈住院期间所开的药物，大多已包括子宫收缩剂在内。因此，生化汤不宜与这些药物同时服用，免得子宫收缩过强造成产后痛。

采用侧睡，避免长时间站立或久坐，以减少该部位的疼痛，坐时臀部垫个坐垫也会有所帮助。

如果是自然分娩，可以在肚脐下方触摸到一个硬块，那是子宫所在的位置。最好在产后前10天，就用手掌稍微施力做环形按摩，并用俯卧姿势来减轻疼痛。

若新妈妈仍然感觉疼痛不舒服，影响到休息及睡眠，应通知医护人员，必要时可以在医生指导下用温和的镇静药止痛。

产后下床眩晕的护理

自然分娩的新妈妈在产后即可下床活动，但要注意安全。有些新妈妈在下床时会有头晕症状，这时应注意以下事项：

为安全起见，新妈妈第1次下床时应请家属或护理人员陪伴协助。新妈妈下床前要先在床头坐5分钟，确定没有不舒服时再起身。

下床排便前，新妈妈可先吃点东西恢复体力，以免昏倒在厕所。

新妈妈上厕所的时间要尽量短，如果较久，那要注意站起来时动作要慢，千万不要突然起立。

如果新妈妈有头晕现象，要立刻坐下来，把头向前放低，待在原地休息。此时，可以喝点热水，可以请陪同的家属观察一下自己的脸色，等到血色恢复了，症状缓解了，再慢慢起身回到床上。

厕所内有紧急呼唤灯或摁铃，如果有情况新妈妈一定要立刻通知医护人员。

剖宫产新妈妈对伤口的护理

注意对伤口的清洁

一般剖宫产后14天左右，在伤口拆完线并完全愈合好，伤口无红肿、无渗出的情况下，产妇就可以淋浴，但时间不要过长，最好不要超过20分钟，并保证室温在26℃左右、水温在37℃左右。

注意剖宫产新妈妈一定不能盆浴或坐浴，洗浴时不要揉搓伤口，洗浴后可以用75％的乙醇（酒精）清洁伤口。浴后如果伤口出现红、肿、热、痛、渗血、渗液等情况一定要到医院就诊。

要少用止痛药物

剖宫产术后麻醉药的作用逐渐消失，新妈妈一般在术后数小时伤口会出现疼痛，有的人疼痛会很剧烈，一直到排气为止才缓解，所以和自然分娩的产妇比起来，剖宫产的新妈妈术后前2～3天会较不舒服。虽然很疼，但还是要尽量少用止痛药物，以免影响胃肠功能的恢复。

一般来讲，伤口的疼痛在3天后便会自行消失。

术后10天左右可以开始做常规运动

剖宫产术后10天左右，如果新妈妈身体恢复良好，可开始做一些轻柔的运动。

方法如下：

仰卧，两腿交替举起，先与身体垂直，后慢慢放下来，两腿分别做5次；

仰卧，两臂自然放在身体两侧，屈曲抬起右腿，并使其大腿尽力靠近腹部，脚跟尽力靠近臀部，左右腿交替做，各做5次；

仰卧，两膝屈曲，两臂交叉合抱在胸前，慢慢坐成半坐位，再恢复仰卧位；

仰卧，两膝屈曲，两臂上举伸直，做仰卧起坐；

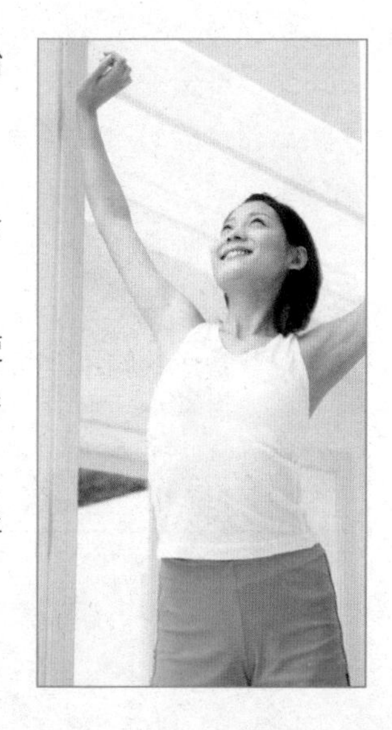

俯卧，两腿屈向胸部，大腿与床垂直并抬起臀，胸部与床贴紧。

以上恢复动作可早晚各做1次，每次做时，从2～3分钟逐渐延长到10分钟。

预防瘢痕瘙痒

剖宫产后，新妈妈腹部会留下瘢痕，这是术后伤口愈合留下的痕迹，这些瘢痕容易出现瘙痒的现象，产后要注意：

刀口的痂要耐心等待自然脱落，过早硬行揭痂会把尚停留在修复阶段的表皮细胞带走，甚至撕脱真皮组织，并刺激伤口出现瘙痒；要避免阳光直射，防止紫外线刺激形成色素沉着。

保持瘢痕处的清洁卫生，及时擦去汗液，不要用手搔抓，也不要用衣服摩擦瘢痕或用水烫洗的方法止痒，以免加剧局部刺激，促使结缔组织炎性反应，引起进一步瘙痒；必要时，可请医生开一些外用药，适量涂抹，用于止痒。

此时，新妈妈不要吃辣椒、葱、蒜等刺激性食物。瘢痕的刺痒会随着时间的延长逐渐自行消失。

产后胀奶的防治

产后胀奶主要是乳腺淋巴潴留、静脉充盈和间质水肿及乳腺导管不畅所致。一般至产后7天乳汁畅流后，痛感多能消退。

为了减少这种疼痛，防治方法如下：

早开奶、勤哺乳，使乳腺管通畅，有利于乳汁的排出。

积极排空乳房。尽量让宝宝把乳房内的乳汁吸干净。如果宝宝没有吃完奶，可用手挤出剩余的奶，或者使用吸奶器吸出余奶，使乳房变软；同时暂时减少食用鱼汤、肉汤等。

哺乳前热敷乳房，并可做些轻柔按摩，用手由四周向乳头方向轻轻按摩，以促进乳汁畅通。

佩戴合适的胸罩，将乳房托起，有利于乳房的血液循环，从而减轻疼痛。

坐月子时洗澡、洗头的注意点

新妈妈在月子期间是可以洗澡和洗头的，但是要注意避免受寒。

洗澡的注意点

1.新妈妈在月子里洗澡，要有良好的浴室环境及取暖设施，室温20℃最为适宜，洗澡水温宜保持在37～40℃，并要讲究“冬防寒、夏防暑、春秋防风”的说法，即在夏天，浴室温度保持常温即可，天冷时浴室宜暖和、避风。

2.注意浴后保暖，在擦干身体后尽快穿上御寒的衣服后再走出浴室，避免身体着凉或被风吹着。

3.如果会阴伤口大或撕裂伤严重、腹部有刀口，须等待伤口愈合再洗淋浴，可先做擦浴。

洗头的注意点

月子里洗头也要有所讲究，洗头时要注意这些问题：

洗头时的水温要适宜，最好保持在37℃左右；洗完后立即用吹风机吹干，避免受冷气吹袭；洗头时可用指腹按摩头皮，不要使用太刺激的洗发用品；洗完头后，在头发未干时不要扎头发，也不可马上睡觉，避免湿邪侵入体内，引起头痛和脖子痛；梳理头发时，最好用木梳，避免产生静电刺激头皮。

其他注意点

月子里，新妈妈的会阴部分泌物较多，可以用温开水或浓度为0.02%的高锰酸钾溶液清洗外阴部。勤换会阴垫并保持会阴部清洁和干燥。

产后新妈妈出汗多，应经常洗头、洗脚、勤换内衣裤，保持身体的清洁，另外洗澡以淋浴为宜，以免脏水流入阴道内发生感染。

在坐月子期间，新妈妈进食次数较多，吃的东西也较多，若不注意漱口刷牙，口腔内细菌很容易繁殖，进而引起口腔疾病。过去，有不少新妈妈盲目信奉坐月子不能刷牙的规矩，结果坐一次月子就毁了一口牙。因此，每次吃过东西后，新妈妈应当用温开水漱漱口，每天应刷牙一两次，可选用软毛牙刷轻柔地刷动。

正确哺乳可以防止乳房变形

注意正确的哺乳方法，乳房才不容易变形。

每次喂奶，先让宝宝吸一侧乳房，吸空后，再吸另一侧，反复轮换。并且，哺乳时不要让宝宝过度牵拉乳头，每次哺乳后，用手轻轻托起乳房按摩10分钟。这样，断乳后乳房仍旧能保持丰满，并能保持两边乳房一样大。

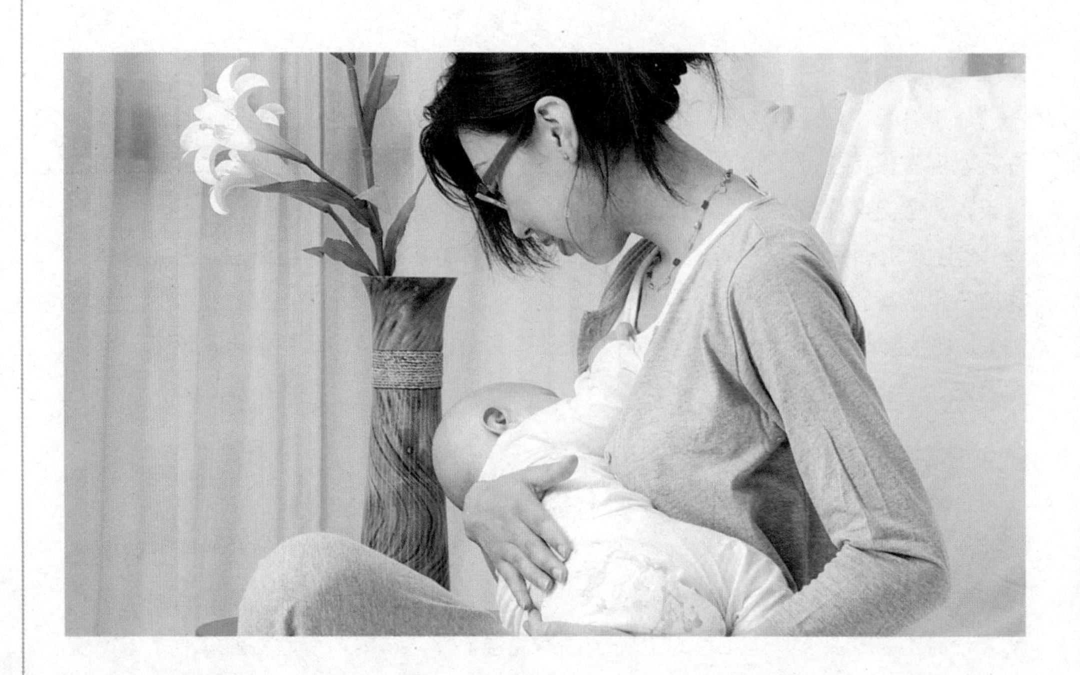

值得注意的是孩子断奶的时间不宜太迟，最好在周岁左右断奶。过分延长哺乳时间，乳汁分泌量减少，会使乳房变得干瘪，断奶后乳房会失去丰满，影响曲线美。

此外，每日用温水洗乳房两次，并进行适当的按摩，可以保证乳房的清洁卫生，并能防止乳房下垂。

进行适当的锻炼，如坚持做俯卧撑等扩胸运动，锻炼胸肌，也能增强对乳房的支撑作用。

产后运动

一般说来，产后运动分为两个阶段，第一阶段是从产后3天到3个月，第二阶段是从3个月到6个月。

产后运动开始的时间

第一阶段：从产后3天到3个月，主要做一些轻松、简单的动作。

运动项目：骨盆腔底部肌肉训练、腹部肌肉运动、腿部肌肉运动、胸部运动等。

建议新妈妈最好在床上做，从最简单的运动做起，根据自己的身体状况决定运动量的大小，以不累不痛为原则。如果是剖宫产，则需要推迟运动的时间，应根据医生的指示，在伤口愈合良好之后再进行适量的运动。

第二阶段：从3个月到6个月，可开始增加运动量。

运动项目：最好进行全身肌肉力量的恢复训练，并加强腹部和骨盆腔底部肌肉锻炼，运动量还是根据个人体能而定。

产后运动禁忌

产后运动要注意以下要点：

应该从最简单的动作开始，在前6周尽量避免采用趴着、膝盖和胸部着地的姿势，以免导致空气栓塞的发生。

要注意运动量的大小，新妈妈应该根据自己的身体状况，以不痛不累为准则，一定不能急于求成，使自己过于疲劳。

新妈妈如果在运动中出现流血量变大或血呈鲜红色的情况，要立即停下来休息，并咨询医护人员，延迟运动。

母乳喂养期间，新妈妈应该注意保护关节，尽量不做单脚用力的动作，如跳跃等。

饭后过1个小时才能进行运动，而且不要吃得太饱，运动后要注意补充水分。

产后性生活

产后生殖器官要恢复到没有怀孕时期的状态一般需要2个月以上的时间，因此产后2个月内，新妈妈最好避免性生活，避免增加产褥感染的机会。

新爸爸要多多体谅新妈妈的辛苦，双方都应克制一下自己的欲望。年轻的夫妻也许不容易做到，但是也应尽力等到恶露排尽后再进行，不然过早的性生活会对新妈妈的身体健康带来很大的影响。

2个月后进行性生活时，夫妻双方一定要注意避孕。这是一件非常重要的事情，对新生儿、新妈妈、新爸爸都很重要。

如果避孕措施不到位，致使新妈妈产后不久再次怀孕，将会面临人流的危险，而且新妈妈刚刚恢复不久的身体也容易受到影响，不利于身体健康。对于新生儿而言，新妈妈的再次怀孕意味着母乳的中断，这对新生儿的发育非常不利。新妈妈此时也可能会因为再次怀孕而对新爸爸充满怨气，如果处理不好可能会因此产生性生活恐惧或者性冷淡，影响日后的生活。

专家建议产后进行性生活时，夫妻双方一定要在避孕问题上做好沟通工作，只有齐心协力才能保证身体健康与生活和谐。

产后常见不适

产褥感染

产褥感染是指分娩时或产褥期生殖道受病原体感染，引起局部或全身的炎性反应。产褥感染不仅会引发产妇生殖系统的炎症，而且如果进一步感染，则可以累及周围的组织器官，甚至细菌进入血液中，引起败血症等，可引起中毒性休克，威胁产妇的生命健康。

防治产褥感染的方法如下：

1. 不要在妊娠末期进行性生活，注意保持外阴清洁。

2. 阴道助产的产妇要对伤口加强护理，每天冲洗外阴2次。

3. 要注意加强营养，保证床铺的干净卫生，积极进行体质锻炼，可以有效地防治产褥感染。

子宫脱垂

坐月子时，子宫正在慢慢恢复，为了防止子宫脱垂，新妈妈要多卧床休息，不要过早地参加重体力劳动，不要过早地走远路或跑步。

子宫脱垂的几种情况

子宫脱垂因程度不同有轻、中、重度之分。

轻度子宫脱垂：大多数没有什么感觉，但在长期站立或重体力劳动后会感到腰酸，腹部有下坠感。

中度子宫脱垂：宫颈和部分宫体脱出于阴道口外，特别在用力屏气后明显。多数子宫脱垂者在大笑、剧烈咳嗽、用力时，腹腔压力突然增加，引起尿失禁。

重度子宫脱垂：即整个宫颈和宫体全部暴露于阴道口之外。子宫充血，水肿，严重者甚至发热、口渴、便结等。很容易发生感染。

防治子宫脱垂要注意以下几点

1. 产后下床劳动不可过早，避免过度体力劳动，不可做上举动作，但并不要求绝对卧床休息。

2. 保持大便通畅，可早、晚各服蜂蜜1匙，以润肠通便。绝对禁止用力大便。

3. 注意保暖防寒，防止感冒咳嗽。患有慢性咳嗽者应积极治疗。

4. 加强盆底肌和肛提肌的收缩运动。如抬臀运动，产妇可以仰卧屈腿，有节律地抬高臀部，使臀部离开床面，然后放下，每日2次，每次连抬10～15下，这项运动能使盆底肌、肛提肌逐渐恢复其紧张度，凡产褥体操均可采用。

5. 若已经发生子宫下垂，应绝对卧床休息，可适当食用补气升阳益血的药膳，如人参粥、人参山药乌鸡汤、人参肘子汤、黄芪羊肉汤等。

急性乳腺炎

急性乳腺炎是指由于细菌进入乳房而引起的乳房急性炎症反应性疾病，包括乳头炎、乳晕炎及乳腺炎。绝大多数发生在产后哺乳的新妈妈身上。

预防乳腺炎，新妈妈应从妊娠后期开始注意乳头护理。

经常用温水清洗两侧乳头，清洗后涂上油脂。

有乳头内陷者要加以适当的纠正，如果内陷严重，要请医生帮助纠正。

产后哺乳时，新妈妈应让宝宝将乳汁吸尽，如未吸尽，新妈妈可以用手挤尽或用吸奶器吸出。不要使宝宝含乳头而睡，并防止乳头破裂。如果乳头已破，须及时治疗，严重者暂停喂哺，用吸奶器吸尽淤积的乳汁。

如果新妈妈已经患有乳腺炎，要注意卧床休息，多饮水。此期间要暂停哺乳，加强营养。乳房用舒适宽松的乳罩托起，其他在医生指导下进行治疗。

产后腹痛

经历了艰难的分娩后，新妈妈可能会发生腹部阵发性疼痛，这是正常现象，一般在产后1～4天消失。产后腹痛分出血后产后腹痛与瘀血停滞型产后腹痛两种情况。

出血后产后腹痛的应对方法

当新妈妈发生出血后产后腹痛时，可以采取以下措施来缓解：

卧床休息，保证充分睡眠，避免久站、久坐、久蹲，防止子宫下垂、脱肛等病的发生。

加强营养，可选择食用一些药膳，如人参粥、扁豆粥、猪肾粥、枸杞鲫鱼汤、当归生姜羊肉汤等。

大便燥结者可服麻仁丸，早晚服蜂蜜1匙。多吃新鲜蔬菜、水果，如香蕉、红薯、西瓜、西红柿等，以润肠通便。

用热毛巾热敷痛处，或用灸条灸关元穴(脐下3寸，即脐下约3横指)，中极穴(脐下4寸，即脐下4横指)，或把盐炒热装布袋热熨痛处，或熨关元穴，中极穴。

若恶露量多，或有创伤流血不止者，必须尽快请医生止血。

瘀血停滞产后腹痛的应对方法

新妈妈在月子里若起居不慎，受生冷，或腹部受风寒，或用冷水洗浴，容易使寒气进入身体，导致气血运行不畅，发生瘀血停滞引起的产后腹痛。有的新妈妈因为产后过悲、过忧、过怒，致使肝郁气滞，使气血瘀阻，造成腹痛。如果新妈妈在产后没有得到良好的护理，站立、蹲下、坐、卧时间过长，保持同一个姿势时间过久，也容易引起瘀血停留，造成下腹疼痛坠胀，甚至引起腰酸、骶尾部疼痛。

发生瘀血停滞引起的腹痛时，可用以下方法进行镇痛和缓解

小腹部热敷：用热毛巾热敷痛处，或热敷脐下1寸半处的气海穴，脐下4寸的中极穴。

按摩：把手搓热，然后将手从心下慢慢揣至肚脐，在肚脐四周轻柔画圆数遍，再将手慢慢向下移到阴毛处的耻骨联合上方，同样画圆揉按数遍，然后将手放在疼痛的地方，从相反的方向做同样的圆形按摩。如此反复按摩，每次10～15遍，早晚各1次。

食疗：可食用生姜红糖汤、当归生姜羊肉汤等。小腹胀痛、胸肋胀满的新妈妈可多食金橘饼、韭菜。忌食生冷瓜果、饮料。

一定要保持心情愉快，避免各种精神刺激因素。

注意保暖防风，尤其要保护下腹部，忌用冷水洗浴。

不可久站、久蹲、久坐，应变换多种睡姿，持久体位容易造成盆腔瘀血。

产后关节痛

很多人认为产后常出现的腕部、手指关节及足跟部疼痛，是因为在“月子”里受了风所致。其实，这种认识是错误的。

腕部、手指关节痛，是由于产后新妈妈的内分泌改变，使新妈妈的手部肌肉及肌腱的力量、弹性出现程度不同的下降，关节囊及关节附近的韧带张力减弱等，这些原因便导致了关节的松弛和功能的减弱。

当新妈妈在产后过早、过多地从事家务劳动或接触冷水时，就会使关节、肌腱和韧带负担过重，引起手腕部及手指关节痛，且经久不愈。

足跟部痛是由于新妈妈在“坐月子”期间活动减少，甚至很少下床行走，致使足跟部的脂肪垫发生废用性退化而变得薄弱。月子过后，新妈妈下床活动时，足跟部脂肪垫的薄弱就使之对体重的支持和运动时震动的缓冲作用大为减弱，脂肪垫也会因此而产生充血、水肿等非特异性炎症，以致足跟部的疼痛。

防治产后关节痛关键在于产后要注意休息，不要过早、过多地用手干重活，尤其是不要使手、足部受凉，受寒。

新妈妈在休养的同时应适当地下床活动，特别是“坐月子”后期和出满月后，要经常下地走动。如果新妈妈不慎患上产后手足痛，可以采用一些自我温灸、热敷、按摩等方法，进行处理，如果不能缓解，则要求助于医生。

产后痔疮、肛裂等

产后新妈妈患痔疮大多是孕期的“后遗症”，而肛裂多与饮食不当、卧床过久、大便干结难解有关。不管是痔疮还是肛裂都会给新妈妈带来不适，因此要注意防治。

防治方法如下：

1. 产后尽早起床活动，自然分娩者产后1～2天即可下床，初起床时可进行一些轻微的活动，如抬腿、仰卧起坐、缩肛（像忍大便那样）等。

2. 要适当多吃新鲜果蔬，多喝汤类食物，补充足够的水分，润滑肠道以防止便秘。

3. 对已患肛疾者，应及时去医生进行相关的诊治，不可在家乱用药治疗。

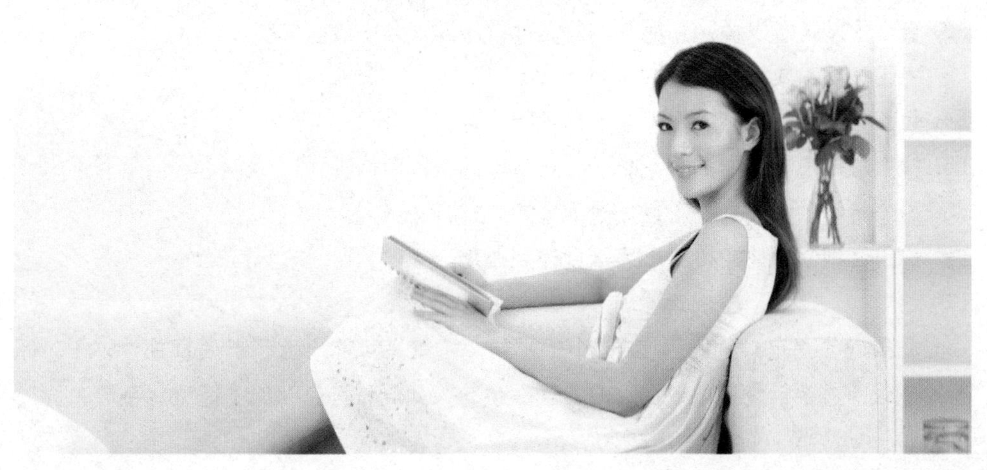

产后抑郁症

十月怀胎终于修成正果，宝宝的健康出生本应该带给新妈妈更多喜悦，但是有些新妈妈却由于生理和心理因素患上产后抑郁症，不仅时有紧张、疑虑、内疚、恐惧等情绪，极少数的新妈妈还有可能出现绝望、离家出走、伤害孩子或自杀的想法和行为。健康度过产后时间，预防产后抑郁症是非常重要的。

如何判断是否有产后抑郁症

通过以下自测题，新妈妈可以及时发现自己是否患有产后抑郁症。测试方式很简单，只需答“是”或“否”即可。

1. 入睡很困难，翻来覆去好不容易睡着了，往往一有响动就惊醒了。（ ）
2. 每天的大多数时间都感觉没有精神，很容易疲倦。（ ）
3. 食欲缺乏，吃不下东西或者吃一点儿东西就不想吃了。（ ）
4. 以前根本不在乎的小事情，现在能让你一整天耿耿于怀。（ ）
5. 认为孩子到来后，永远不可能再有属于自己的私人时间。（ ）
6. 孩子如果没有我照顾是不是会更好、更健康。（ ）
7. 对自己缺乏足够的信心，担心丈夫对自己感到厌烦。（ ）
8. 经常无缘无故地对丈夫和孩子发火，虽然事后也后悔，但就是克制不住自己的情绪，常常有莫名其妙的怒火想发泄。（ ）
9. 总觉得别的新妈妈做得比自己好。（ ）
10. 一点儿小事都会让自己哭好久。（ ）
11. 好像对什么都提不起兴趣，以前非常感兴趣的事现在都感到很乏味。（ ）
12. 自从生了孩子以后，和朋友、邻居都很淡漠，几乎没有交往过。（ ）
13. 害怕离开家或独自在家。（ ）
14. 每天都处于焦躁不安，不能安静地待一会儿。（ ）
15. 精力总是不能集中，更不能一心一意地做一件事情。（ ）
16. 想一想你的婚姻是否还有其他不妥的地方。（ ）
17. 你是否担心目前的状况永远不会得到改善。（ ）

如果回答“是”的问题多于3个，那新妈妈就有可能患上了产后抑郁症，千万不要掉以轻心，要自我调适或及时看心理医生。（此测试选自《母子健康》杂志）

积极预防产后抑郁症

大多数女性分娩后都经历过所谓的“产后抑郁症”，具体表现为感觉悲伤，总有一种哭泣的冲动。这种状况通常发生在产后4天。对大多数新妈妈来说，产后抑郁症只持续几天的时间，若产后长期抑郁，应及时看心理医生。

当新妈妈出现产后抑郁症时，应寻求家庭成员、朋友和专家的帮助，新妈妈本人也要积极努力地调整自己的情绪，可以这么做：

关爱自己

由于要忙于照顾孩子，新妈妈可能休息不够。在宝宝睡觉的时间，可以暂时将宝宝托付给亲人看管，自己抓紧时间去休息一下，不要占用这段时间去处理别的事。只有休息好了，心情才会更容易放松。

出去走走，呼吸新鲜空气

像散步或瑜伽之类比较轻柔的运动可以使新妈妈的心灵变得沉静。新妈妈尽量每天都抽出一点时间来放松一下，而不要总是把自己闷在昏暗的室内睡觉、吃饭或者给孩子喂奶。长期如此，得不到有效的情绪宣泄，很容易导致抑郁。

和其他新妈妈多沟通

去找自己认识的新妈妈一起聊聊天，有相同经历的人会让新妈妈感觉到自己并不孤独。

将自己的焦虑对新爸爸说出来

有些新妈妈担心自己生孩子后因为体型不好看而使得新爸爸不喜爱自己了，也有的新妈妈担心孩子以后的上学、工作等。把这些令自己焦虑的事情对新爸爸说一说，会发现事情其实并没有那么坏。

如果新妈妈感觉自己的忧郁状况十分严重，自己已经无法应对的话，一定要积极向医生求助，进行有效的产后抑郁症治疗。

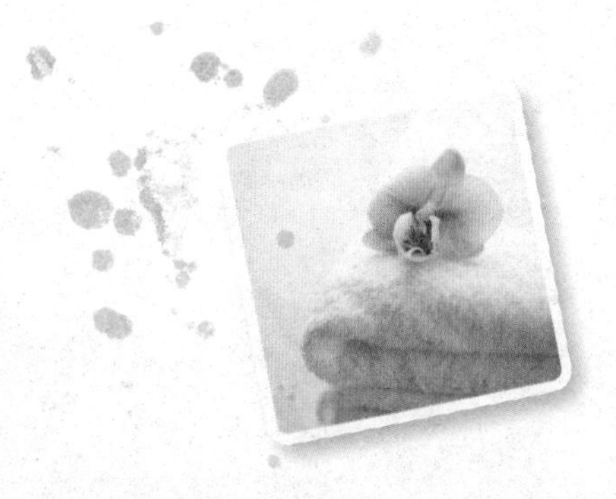

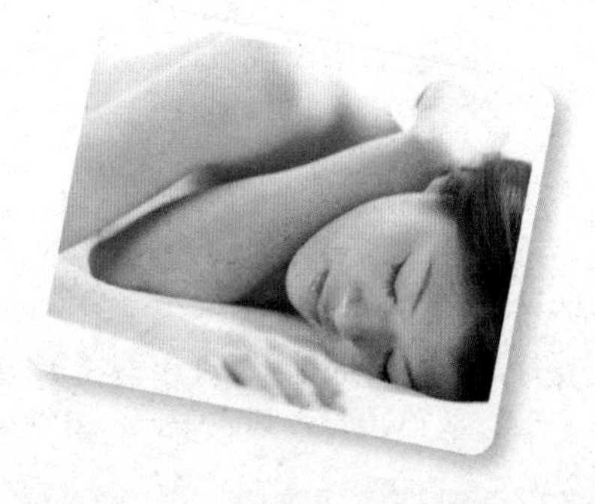

图书在版编目（C I P）数据

怀孕40周全程指导 / 艾贝母婴研究中心编著. -- 成都 : 四川科学技术出版社, 2016.11（2017.4重印）
ISBN 978-7-5364-8390-3

Ⅰ. ①怀… Ⅱ. ①艾… Ⅲ. ①妊娠期—妇幼保健 Ⅳ. ①R715.3

中国版本图书馆CIP数据核字（2016）第221737号

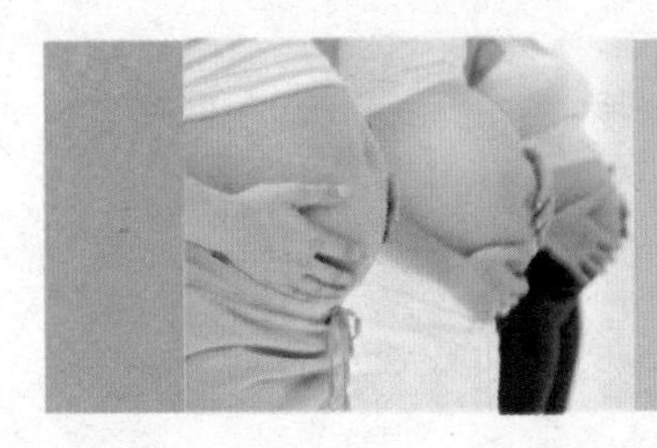

怀孕40周
全程指导

书名：怀孕40周全程指导
HUAIYUN SISHIZHOU QUANCHENG ZHIDAO

出 品 人：钱丹凝
编 著 者：艾贝母婴研究中心
责任编辑：吴晓琳 杜 宇
封面设计：高 婷
责任出版：欧晓春
出版发行：四川科学技术出版社
地址：成都市槐树街2号 邮政编码：610031
官方微博：http://weibo.com/sckjcbs
官方微信公众号：sckjcbs
传真：028-87734039
成品尺寸：170mm×230mm
印 张：18
字 数：380千
印 刷：北京毕氏风范印刷技术有限公司
版次/印次：2016年11月第1版 2017年4月第2次印刷
定 价：32.80元

ISBN 978-7-5364-8390-3

本社发行部邮购组地址：成都市槐树街2号
电话：028-87734035 邮政编码：610031